受験生の皆さん

　過去の問題に取り組む目的は、(1)出題傾向(2)出題方式(3)難易度(4)合格点を知り、これからの受験勉強に役立てることにあります。出題傾向などがつかめれば目的は達成したことになりますが、それを一歩深く進めるのが、受験対策の極意です。

　せっかく志望校の出題と取り組むのですから、本番に即した受験対策の場に活用すべきです。では、どうするのか。

　第一は、実際の入試と同じ制限時間を設定して問題に取り組むこと。試験時間が六十分なら六十分以内で挑戦し、時間配分を感覚的に身に付ける訓練です。

　二番目は、きっちりとした正答チェック。正解出来なかった問題は、正解できるまで、徹底的に攻略する心構えが必要です。間違えた場合は、単なるケアレスミスなのか、知識不足が原因のミスなのか、考え方が根本的に間違えていたためのミスなのか、きちんと確認して、必ず正解が書けるようにしておく。

　正答が手元にある過去問題にチャレンジしながら、正解できなかった問題をほったらかしにする受験生もいます。そのような受験生に限って、他の問題集をやっても、間違いを放置したまま、次の問題、次の問題と単に消化することだけに走っているのではないかと思います。過去問題であれ問題集であれ、間違えた問題は、正解できるまで必ず何度も何度も繰り返しチャレンジする。これが必勝の受験勉強法なことをお忘れなく。

入試問題検討委員会

【本書の内容】

1. 本書は過去３年間の海洋生命科学部の入試問題と解答を収録しています。
2. 英語・数学・物理・化学・生物の問題と解答を収録しています。尚、大学当局より非公表の問題は掲載していません。
3. 現在受験生を指導している、すぐれた現場の先生方による解答解説を掲載しています。
4. 本書は問題の微細な誤りをなくすため、大学より提供を受けた実物の入試問題を画像化して印刷しています。
5. 解答後の記録、分析のためにチェックシートを掲載しています。　実力分析、課題発見等にご活用ください。（目次の後に掲載しています。コピーをしてご活用ください。）

　尚、本書発行にご協力いただきました先生方に、この場を借り、感謝申し上げる次第です。

目　　次

	〔前期〕		問題		解答	〔後期〕		問題		解答
令和 5 年度 [2月1日・ 3月4日試験掲載]	英　語	・・・・	1	・・・・・	82	英　語	・・・・	42	・・・・・	84
	数　学	・・・・	12	・・・・・	86	数　学	・・・・	52	・・・・・	88
	物　理	・・・・	15	・・・・・	90	物　理	・・・・	54	・・・・・	93
	化　学	・・・・	24	・・・・・	95	化　学	・・・・	64	・・・・・	98
	生　物	・・・・	32	・・・・・	101	生　物	・・・・	72	・・・・・	104
	解答用紙 ・・・・・・・・・・・・・・・・・・・・・・・・・・・・・・・・・・・・ 107									
令和 4 年度 [2月1日・ 3月5日試験掲載]	英　語	・・・・	1	・・・・・	78	英　語	・・・・	42	・・・・・	80
	数　学	・・・・	10	・・・・・	82	数　学	・・・・	50	・・・・・	84
	物　理	・・・・	13	・・・・・	86	物　理	・・・・	52	・・・・・	89
	化　学	・・・・	22	・・・・・	92	化　学	・・・・	61	・・・・・	95
	生　物	・・・・	30	・・・・・	98	生　物	・・・・	68	・・・・・	101
	解答用紙 ・・・・・・・・・・・・・・・・・・・・・・・・・・・・・・・・・・・・ 104									
令和 3 年度 [2月1日・ 3月6日試験掲載]	英　語	・・・・	1	・・・・・	81	英　語	・・・・	45	・・・・・	83
	数　学	・・・・	10	・・・・・	85	数　学	・・・・	55	・・・・・	87
	物　理	・・・・	13	・・・・・	89	物　理	・・・・	57	・・・・・	92
	化　学	・・・・	23	・・・・・	95	化　学	・・・・	66	・・・・・	97
	生　物	・・・・	31	・・・・・	98	生　物	・・・・	72	・・・・・	100
	解答用紙 ・・・・・・・・・・・・・・・・・・・・・・・・・・・・・・・・・・・・ 102									

　　　　　　年度　　　　　　大学　　　　　学部　　　　科目　　　　　　

月　　日実施

【問題No.　】	目標	実際	〈評価と気付き〉
時間	分	分	
得点率	％	％	
【問題No.　】	目標	実際	〈評価と気付き〉
時間	分	分	
得点率	％	％	
【問題No.　】	目標	実際	〈評価と気付き〉
時間	分	分	
得点率	％	％	
【問題No.　】	目標	実際	〈評価と気付き〉
時間	分	分	
得点率	％	％	
【問題No.　】	目標	実際	〈評価と気付き〉
時間	分	分	
得点率	％	％	
【問題No.　】	目標	実際	〈評価と気付き〉
時間	分	分	
得点率	％	％	
【問題No.　】	目標	実際	〈評価と気付き〉
時間	分	分	
得点率	％	％	
【問題No.　】	目標	実際	〈評価と気付き〉
時間	分	分	
得点率	％	％	
【問題No.　】	目標	実際	〈評価と気付き〉
時間	分	分	
得点率	％	％	
【Total】	目標	実際	《総合評価》　（解答の手順・時間配分、ケアレスミスの有無、得点の獲得状況等）
時間	分	分	
得点率	％	％	

【得点アップのための対策】　　　　　　　　　　　　　　　　　　　　実行完了日

・　　　　　　　　　　　　　　　　　　　　　　　　　　　　　　　　　　／

・　　　　　　　　　　　　　　　　　　　　　　　　　　　　　　　　　　／

・　　　　　　　　　　　　　　　　　　　　　　　　　　　　　　　　　　／

・　　　　　　　　　　　　　　　　　　　　　　　　　　　　　　　　　　／

《チェックシート》　※解答後の分析にご活用ください

令和5年度

問 題 と 解 答

英　語

問題
（60分）

前期　２月１日　試験

5年度

I　次の [A] と [B] の英文を読み，下記の設問に答えなさい。

[A]

Do you know the first step to changing the world? Believing you can change it. (　1　) Sure. It's easy to see obstacles and feel defeated before you've even begun. But if you train yourself to see challenges instead, you'll know that you can rise to meet them.

That's how Jane Cooke Wright lived her life — seeing challenges where others saw obstacles. According to her daughter, "She never (　2　)." And as a woman of color in medicine in the 1960s, Jane definitely had (　3　). She had to work (　4　) men, but she never let racism or sexism stop her. She used her determination and passion for science to make breakthroughs the world had never seen, like unlocking cancer treatments.

In the 1940s, chemotherapy (the use of chemicals to kill cancer cells) was seen as (9) a last resort. It was new and experimental, and doctors had yet to figure out the best ways to use it. Surgery was considered the best treatment option. But cutting out the cancer didn't always solve the fundamental problem with the disease: cancers grow uncontrollably. Plus, surgery only worked with tumors. You couldn't take a scalpel*1 to blood cancers like leukemia, lymphoma*2, and myeloma*3.

Jane pioneered a method of delivering chemotherapeutic drugs directly to hard-to-reach tumors by injecting them into a patient's bloodstream. She also developed use of a drug that could starve cancer cells of the folic acid*4 they needed to grow and reproduce. To this day, we still use that drug — methotrexate*5 — to treat breast cancer, leukemia, lung cancer, osteosarcoma, and more.

When Jane took over for her father as head of the Cancer Research Foundation at Harlem Hospital in 1955, she turned her attention to personalized medicine. Never before had doctors been able to tailor their cancer treatment protocols to both the patient and the patient's particular type of cancer. By removing a piece of cancerous tissue from a patient and testing treatments against it, Jane discovered she (12) could do just that.

But for Jane's research to do the most good, she'd have to tackle one more challenge: (10) getting the word out about it. Lack of communication between researchers, hospitals, and medical schools was a serious problem. And Jane wasn't the only one who'd noticed. Together with six other oncologists*6 (all of whom were white men), she founded the American Society of Clinical Oncology in 1964. This organization would help educate doctors, provide (11) grants for training and research, and create a higher standard of care across the country.

Jane's tireless work as both a researcher and a leader in her field revolutionized the way we treat cancer today, saving millions of lives. Although she found the work fascinating, Jane's main source of motivation was the patients who would benefit from her work. (17) {the challenges / faced / helped her / in / keeping / many of / mind / overcome / she / them }.

[B]

[　13　] is caring

　　Knowledge is like pie — it's best when [　13　]. And that's especially true (　5　) scientific knowledge. That's why, in addition to ensuring that her cancer treatments (　6　) into hospitals around the country, Jane also [　13　] her work with the world. She regularly traveled with oncologists to China, the former Soviet Union, Africa and Eastern Europe to treat cancer patients. By [　13　] her discoveries, she saved countless lives. So, the next time you (　7　) about something — whether you're afraid of being wrong or waiting for things to be perfect — speak up. Jane's innovative research (　8　). And your brilliant ideas can't do anyone any good if they stay in your head!

注：*1 scalpel「メス」　　　　*2 lymphoma「リンパ腫」　　　*3 myeloma「骨髄腫」
　　*4 folic acid「葉酸」　　　*5 methotrexate「メトトレキサート」薬の名称
　　*6 oncologist「がん専門医，腫瘍学者」

問1　本文中の空欄（1）～（8）に当てはまる語句や文として最も適切なものを，それぞれ ①～⑤の中から一つずつ選びなさい。

（1）① Mindset is everything.

　　② Attitude doesn't work.

　　③ Dreams do harm to your health.

　　④ Belief is nothing.

　　⑤ Intolerance matters.

（2）① let nothing stand in the way of her doing that she wanted to do

　　② let anything stand in the way of her doing what she wanted to do

　　③ let fair amount stand in the way of their doing what they wanted to do

　　④ let quite a few stand in the way of her doing what they wanted to do

　　⑤ let all stand in the way of their doing what she wanted to do

（3）① a falling apple above her

　　② a skyward cooperation beneath her

　　③ an uphill battle ahead of her

　　④ a rolling stone with her

　　⑤ a mounting partnership around her

（4）① twice as hard as　　　② as twice hard as　　　③ twice harder than
　　④ harder doubly than　　⑤ two times hardest of

(5)　① not to mention　　　② regardless of　　　③ when it comes to

　　　④ except for　　　　　⑤ in other words

(6)　① gave it　　　② took it　　　③ came it

　　　④ made it　　　⑤ got it

(7)　① are tempted to keep quiet

　　　② are attempted keeping quiet

　　　③ feel inclined keeping quiet

　　　④ are declined to keep quiet

　　　⑤ lose temper to keep quiet

(8)　① could do anyone any good if it stayed in the lab

　　　② couldn't do anyone any good if it didn't stayed in the lab

　　　③ couldn't have anyone done any good if it stayed in the lab

　　　④ couldn't have done anyone any good if it had stayed in the lab

　　　⑤ could have anyone done any good if it had not stayed in the lab

問2　本文中の下線部(9)〜(11)の語(句)に意味が最も近いものを，それぞれ①〜⑤の中
　　から一つずつ選びなさい。

(9)　a last resort

　　　　① a desperate remedy　　② the best choice　　③ an escape hatch

　　　　④ a heavenly place　　　⑤ a hopeless weapon

(10)　getting the word out

　　　　① holding her tongue　　② letting people know　　③ sending an email

　　　　④ writing a paper　　　⑤ keeping the document secret

(11)　grants

　　　　① official permissions　　② financial aids　　③ mental supports

　　　　④ technical advantages　　⑤ public fund-raisings

問3　本文中の二重下線部(12)の内容として最も適切なものを，①〜⑤の中から一つ選びなさい。

(12) <u>could do just that</u>

　① could make a personal outfit that would perfectly match a patient's body

　② could create an individualized treatment plan that would target a specific type of cancer

　③ could develop a new surgical method that would cure cancer outside of a patient's body

　④ could invent a unique system that would allow cancer patients to be cared for at home

　⑤ could innovate a customized medicine that would deliver drugs into a patient's bloodstream

問4　本文中の角括弧[　13　]には共通の単語の異なる変化形（過去形，現在・過去分詞形など）が入る。括弧に当てはまる単語として最も適切なものを①〜⑤の中から一つ選びなさい。

　① gain　　　　② acquire　　　③ distinguish　　④ share　　　⑤ assess

問5　本文に関する(14)〜(16)の問いに対する答えとして最も適切なものを，それぞれ①〜⑤の中から一つずつ選びなさい。

(14) Which of the following statements is mentioned about the situation surrounding Jane at the time she worked?

　① Chemotherapy was an established treatment of small and local cancers.

　② Women of color faced discrimination on the job because of their gender and race.

　③ Researchers, hospitals and medical schools normally worked as a team in order to treat patients with state-of-the-art technology.

　④ Surgery was always a perfect solution to cancer treatment.

　⑤ Patients with blood cancers underwent surgical treatment.

(15) Which of the following statements is **NOT** mentioned in the article as the achievement by Jane?

　① She won an award in the medical field for helping many patients to survive cancer.

　② She created a medicine which caused a lack of nutrition required for cancer cells to survive.

　③ She ended up running the prominent cancer research center her father ran previously.

　④ She established an association which encouraged people in medical fields to work together toward the development of medicine.

　⑤ She saved millions of lives, not only in America but also in African, European, and Asian countries.

(16) Which of the following statements is true for the description of Jane?

① She discovered two new chemical elements and advanced both X-ray technology and cancer treatment.

② She became the first female physician in the United States and pioneered the education of women in medicine.

③ She founded a hospital and a college. Both of them have evolved into highly respected institutions today.

④ She developed drugs to treat leukemia, infections, malaria, gout, herpes, and AIDs and to prevent kidney transplant rejection.

⑤ She developed cancer treatments still in use today and pioneered personalized medicine.

問6　本文中の二重下線部(17)の語(句)を以下の日本語の意味に合うように並べ替えたとき，4番目と9番目にくる語(句)の組合わせとして最も適切なものを，①〜⑤の中から一つ選びなさい。ただし，文頭の語も小文字の書き出しとなっています。

（患者たちのことを）心に留めておくことで，ジェーンは自分が直面した課題の多くを乗り越えることができた。

① them — keeping

② mind — she

③ helped her — faced

④ mind — the challenges

⑤ them — overcome

問7　本文中で紹介された功績に関係する次の文章を読み，各問に答えなさい。

　　Although most dieticians would likely recommend limits on the amount of [　20　] a person eats, cancer patients (　18　). ⑦ Because of the importance of getting enough calories each day, foods that are both easy to eat and high in calories — [　20　], for example — are considered especially beneficial options. ⑦

　　One major benefit is the fact that [　20　] is soft, which means that it requires little to no chewing — perfect for those who have mouth sores induced by chemotherapy, as chewing can be painful or even impossible for those patients, plus the cold temperature of [　20　] can provide some amount of relief from the pain and inflammation. ⑦ Though it may seem relatively unimportant, a significant number of cancer patients report changes in their sense of taste because of their treatments, which makes them lose their appetite. ⑦ The wide variety of [　20　] flavors out there may make it more likely that a patient finds something that appeals to their adjusted senses and helps them enjoy their food. ⑦

(18)　Which of the following best fits into (　18　)?

　　① have something in common
　　② are not exceptional
　　③ are something of a special case
　　④ go without saying
　　⑤ are exempt from a high-calorie diet

(19)　本文中⑦〜⑦のいずれかに Another key consideration is taste. という一文が入ります。英文が入る位置として最も適切なものを，①〜⑤の中から一つ選びなさい。

　　①⑦　　　　　　　　②⑦　　　　　　　　③⑦
　　④⑦　　　　　　　　⑤⑦

(20)　空欄[　20　]には全て共通の語(句)が入ります。最も適切なものを，①〜⑤の中から一つ選びなさい。

　　① pizza　　　　　　② ice cream　　　　　③ hot chocolate
　　④ sushi　　　　　　⑤ frozen ready meals

Ⅱ　互いに関連した次の英文 [A] と [B] を読んで，下記の設問に答えなさい。

[A]

STOP THE MALL!

In August, Makerstown County Council approved a plan to build an enormous shopping outlet in the fields and woodland area south of our village.

This plan **will destroy habitats** vital for the rare bee species that live in our area.

It will also bring a large amount of traffic to roads around the area. **There are too many cars** on our narrow roads already!

If you want to keep our area beautiful, clean, and quiet, contact us at:

stopthemakersgreenmall@local.com

Join us for a meeting to help us plan our response to this **terrible decision:**

Makersgreen Community Center

Friday, September 19th at 7 PM

[B]

Elsie:　OK, I'm leaving here around (　21　). I'll be back in about three hours.

Annie:　What's going on?

Elsie:　I'm going to the (　22　) for the meeting about stopping the mall.

Annie:　I saw a flyer about that in the café. I didn't know you cared so much about the fields down there. It's just a bunch of mud and weeds.

Elsie:　Don't forget they are trying to cut down the Makersgreen woods too!

Annie:　There are only about five (　23　) there. Calling the area the woods is a bit of a joke really.

Elsie:　Are you saying you want there to be a massive mall sitting a few meters from this house?

Annie:　Mom, you might like the peace and quiet, but it's really (　24　) here. If they build a mall, I will have a place to meet my friends at.

Elsie:　You have the café and the park here. If they build a mall with lots of restaurants, the café might have to close.

Annie:　Yeah, but most of my friends from school don't want to take a bus to get here just to have tea and cakes in the café. But if we had clothes shops and coffee shops in the mall, everyone would come here! Every weekend too!

Elsie:　That's part of the problem. They would bring all their noisy, polluting (　25　) here and make a lot of mess too.

Annie:　Well, the tax the mall pays can be used to clean up the area and build better roads. Also, I will be able to get a part-time job in (　26　). Think about it from a young person's point of view.

Elsie:　I'm shocked. You used to love playing in the grass and by the trees down there. Also, what about the (　27　)?

問1 **[B]** の空欄 (21) ～ (27) に当てはまる語 (句) として最も適切なものを，それぞれ ① ～ ④ の中から一つずつ選びなさい。

(21) ① six-thirty   ② two-thirty   ③ eight-thirty   ④ eleven-thirty

(22) ① bank   ② outlet   ③ woods   ④ community center

(23) ① jobs   ② people   ③ shops   ④ trees

(24) ① noisy   ② boring   ③ convenient   ④ romantic

(25) ① money   ② bees   ③ bicycles   ④ cars

(26) ① the café   ② the council   ③ walking distance   ④ two minutes

(27) ① bees   ② email   ③ river   ④ school

問2 会話の内容について， (28) ～ (30) の問いの答えとして最も適切なものを，それぞれ ① ～ ④ の中から一つずつ選びなさい。

(28) Based on the flyer and the conversation, who are Elsie and Annie?

① Teachers at the local school

② Environmental activists

③ Residents of Makersgreen

④ Members of a family business

(29) Based on the flyer and the conversation, which statement is true?

① Annie agrees with the flyer and Elsie disagrees.

② Elsie agrees with the flyer and Annie disagrees.

③ Annie and Elsie both disagree with the flyer.

④ Annie and Elsie both agree with the flyer.

(30) Based on the flyer and the conversation, what can we learn about Elsie?

① She is concerned about the lack of jobs in her local area.

② She is a person who is uncomfortable outside the city.

③ She wants to cooperate with others to take social action.

④ She is planning to start a business in the mall.

Ⅲ　次の各会話の質問として最も適切なものを，それぞれ ① ～ ⑤ の中から一つずつ選びなさい。
　　ただし，各選択肢は一度ずつしか使えません。

A:（　　31　　）

B: I'm not sure, but the textbook said something about religious differences.

A:（　　32　　）

B: Keep going until you see the town hall. It's behind there.

A:（　　33　　）

B: Here you are. We reopen at six.

A:（　　34　　）

B: Ah… I have one, but it's not working. Can I borrow yours?

A:（　　35　　）

B: Sorry, the garden is private and not open to guests.

　　① Can I see the dinner menu, please?

　　② Can you tell me one reason why it might have started?

　　③ Do you know where the post office is?

　　④ Do you need a cable for the projector?

　　⑤ Can we use a tripod to take a photo of ourselves standing there?

Ⅳ　次の会話を読み，下記の設問に答えなさい。

Judy Woodruff: Waves of (　36　) and remembrances of Queen Elizabeth are part of conversations everywhere, as Americans and the rest of the world come to grips with her death. Separately, results from a "PBS NewsHour"/NPR/Marist poll are pointing a fresh picture of [41] just two months ahead of the general election. (　37　) analysis of these and other developments this week, we turn to Capehart and Gerson. That is Washington Post associate editor Jonathan Capehart and his Post colleague opinion columnist Michael Gerson.

Jonathan Capehart: Hi, Judy.

Judy Woodruff: And let's start by talking about (　38　), no one else like her that we know of, Jonathan, on the throne for 70 years at a time when not just Great Britain, but the world is going through enormous change. What are you thinking about her, what she stood for?

Jonathan Capehart: Well, to my mind, she stood for [42], in that she, for her people, was someone who was never-changing or slow to change. I love the fact that we watched this monarch, (　39　) became queen as a young woman, and watched her change, evolve, age. And I think that "The Crown" coming out when it did in her later years…

Judy Woodruff: The TV…

Jonathan Capehart: … the TV show — TV series (　40　) Netflix, which I have watched in its entirety twice, is…

Michael Gerson: [43], by the way.

Jonathan Capehart: It's really good. It's really good and really fascinating to watch. But [44]? Because there's one person at this table who has actually interviewed a member of the royal family. (LAUGHTER)

Judy Woodruff: He was just telling us that he's talked to, interviewed King Charles III.

Michael Gerson: Right.

Judy Woodruff: So, Michael, first of all, his — what about the king's mother? And then let's talk about him.

問 1　本文中の (36) ～ (40) の空欄に入る最も適切なものを，それぞれ ① ～ ④ の中から
一つずつ選びなさい。

(36)　① sad　　　　　② sadden　　　　③ saddened　　　④ sadness

(37)　① Be　　　　　② For　　　　　　③ If　　　　　　④ What

(38)　① woman　　　② women　　　　③ a woman　　　④ the woman

(39)　① what　　　　② who　　　　　③ whom　　　　④ where

(40)　① on　　　　　② were　　　　　③ has　　　　　④ a

問 2　本文中の　41　～　44　の空欄に入る最も適切なものを，それぞれ ① ～ ④ の中から
一つずつ選びなさい。

(41)　① does where the American electorate stand
　　　② is where the American electorate stand
　　　③ where is the American electorate stands
　　　④ where the American electorate stands

(42)　① consistency, stability, and conservatism
　　　② consistency, stable, and conserve
　　　③ consistent, stability, conservatism
　　　④ consistent, and stable, conserve

(43)　① I am, too
　　　② I have, too
　　　③ So am I
　　　④ So did too

(44)　① do you think what she leaves us with
　　　② what did she do you think leaves us with
　　　③ what do you think she leaves us with
　　　④ what she leaves us do you think with

数　学

問題
（70分）

前期　2月1日 試験

(全受験者共通)

問題 1. 以下の □ に当てはまる答えを求めよ。

(1) a, b を実数として、2 次方程式 $x^2 + 2ax + b = 0$ の 2 つの解を α, β とする。$\alpha^2 + \beta^2$, $\alpha^3 + \beta^3$ を a, b を用いて表すと、$\alpha^2 + \beta^2 = \boxed{\text{ア}}$ であり、$\alpha^3 + \beta^3 = \boxed{\text{イ}}$ である。さらに、$a > 0$, $\alpha - \beta = 2$ であり、方程式 $x^2 + 2bx + 4a^2 + 1 = 0$ が重解をもつとすると、a, b の値は $a = \boxed{\text{ウ}}$, $b = \boxed{\text{エ}}$ である。

(2) 不等式 $2x + y - 2 \leqq 0$, $x - y + 1 \geqq 0$, $x + 2y - 1 \geqq 0$ の表す領域を D とする。点 (x, y) が領域 D を動くとき、$x + y$ の最小値は $\boxed{\text{オ}}$ であり、$x^2 + y^2$ の最大値は $\boxed{\text{カ}}$ である。

(3) AB= 2, BC= 3, CA= 4 である三角形 ABC がある。$\cos A = \boxed{\text{キ}}$ であり、三角形 ABC の外接円の半径は $\boxed{\text{ク}}$ である。また、三角形 ABC の垂心を O とするとき、$\overrightarrow{\text{AO}}$ を $\overrightarrow{\text{AB}}$, $\overrightarrow{\text{AC}}$ を用いて表すと $\overrightarrow{\text{AO}} = \boxed{\text{ケ}} \overrightarrow{\text{AB}} - \boxed{\text{コ}} \overrightarrow{\text{AC}}$ である。

(4) $0 \leqq x \leqq \pi$ として、$t = \sqrt{3} \sin x + \cos x$ とする。このとき t のとりうる値の範囲は $\boxed{\text{サ}}$ である。$f(x) = 2 \sin^2 x + \sqrt{3} \sin 2x + \sqrt{3} \sin x + \cos x + 1 \ (0 \leqq x \leqq \pi)$ とする。$f(x)$ を t を用いて表すと $f(x) = \boxed{\text{シ}}$ となり、$f(x)$ の最小値は $\boxed{\text{ス}}$ である。また、方程式 $f(x) = k$ の異なる実数解がちょうど 2 個存在するとき、定数 k のとりうる値の範囲は $\boxed{\text{セ}}$ である。

「獣医学部獣医学科」及び「未来工学部 データサイエンス学科」受験者用

(5) 一般項が $a_n = \dfrac{1}{(n+1)(n+2)}$ と表される数列 $\{a_n\}$ について，初項から第 n 項までの和

を求めると $\displaystyle\sum_{k=1}^{n} a_k = \boxed{\text{ソ}}$ である。$b_1 = 0,\ b_{n+1} = \dfrac{n+2}{n} b_n + 2\ (n = 1, 2, 3, \cdots)$ で

定められた数列 $\{b_n\}$ を考える。$c_n = \dfrac{b_n}{n(n+1)}$ とおくとき，c_{n+1} を c_n と n を用いて表す

と $c_{n+1} = \boxed{\text{タ}}$ となる。数列 $\{b_n\}$ の一般項は $b_n = \boxed{\text{チ}}$ である。

(6) $x + y + z = 15$ を満たす正の整数 x, y, z の組 (x, y, z) の総数は $\boxed{\text{ツ}}$ である。

$x + y + z = 15,\ x \geqq 0,\ y \geqq 0,\ z \geqq 0$ を満たす整数 x, y, z の組 (x, y, z) の総数は $\boxed{\text{テ}}$ で

ある。$x + y + z \leqq 15,\ x \geqq 0,\ y \geqq 0,\ z \geqq 0$ を満たす整数 x, y, z の組 (x, y, z) の総数は

$\boxed{\text{ト}}$ である。

(全受験者共通)

問題 2. a は $0 < a < 1$ を満たす定数とし，関数 $f(x) = x^2 + 2ax - \dfrac{2}{3}a^2 + \dfrac{11}{12}a$ を考える。

O を原点とし，点 $A(a, a^2)$ をとる。放物線 $C : y = f(x)$ 上を点 P が動くとき，三角形 OAP の面積の最小値を $S(a)$ とする。このとき次の問いに答えよ。

(1) 放物線 C の頂点の座標を a を用いて表せ。

(2) 放物線 C 上の点 $Q(q, f(q))$ における接線の傾きが a であるとき，q を a を用いて表せ。

(3) $S(a)$ を a を用いて表せ。

(4) $S(a)$ の値が最大となるときの a の値と，そのときの $S(a)$ の値を求めよ。

物　理

問題
(60分)

5年度

前期　2月1日　試験

Ⅰ　次の問い（問1〜問5）の空所 [　] に入る適語を解答群から選択せよ。（解答番号 [1] 〜 [11]）

問1　図1(a)のように，長さ L〔m〕の軽い棒Aの両端の点aと点bに，それぞれ軽いひもでおもりPとQをつり下げ，点bから距離 $\dfrac{3L}{7}$〔m〕だけ離れた点cでAを支えたところ，Aは水平となって静止した。このとき，Pの質量は，Qの質量の [1] 倍である。つぎに図1(b)のように，点cの支えを取り除き，点aから距離 $\dfrac{L}{4}$〔m〕の点dと，点bから距離 $\dfrac{L}{4}$〔m〕の点eでAを支えたところ，Aは水平となって静止した。このとき，点dを支える力の大きさは点eを支える力の大きさの [2] 倍である。

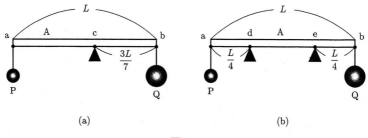

(a)　　　　　　　　　　　　　(b)

図1

解答群
① $\dfrac{1}{9}$　② $\dfrac{1}{7}$　③ $\dfrac{1}{5}$　④ $\dfrac{2}{9}$　⑤ $\dfrac{1}{4}$　⑥ $\dfrac{2}{7}$　⑦ $\dfrac{1}{3}$　⑧ $\dfrac{2}{5}$　⑨ $\dfrac{3}{7}$
⑩ $\dfrac{4}{9}$　⑪ $\dfrac{1}{2}$　⑫ $\dfrac{5}{9}$　⑬ $\dfrac{4}{7}$　⑭ $\dfrac{3}{5}$　⑮ $\dfrac{2}{3}$　⑯ $\dfrac{5}{7}$　⑰ $\dfrac{3}{4}$　⑱ $\dfrac{4}{5}$

問2　図2のように，質量 M〔kg〕の天体Aと質量 $3M$〔kg〕の天体Bが距離 R〔m〕だけ離れており，AとBを結ぶ直線上の点Cのまわりで，AとBは等しい周期でそれぞれ等速円運動をしている。このとき，Aの点Cのまわりでの回転半径は [3] $\times R$〔m〕であり，万有引力定数を G〔N·m²/kg²〕とすると，Aの速さは [4] $\times \sqrt{\dfrac{GM}{R}}$〔m/s〕である。ただし，AとBは質点とみなせるものとする。

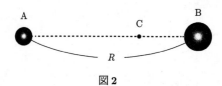

図2

解答群
① $\dfrac{1}{4}$　② $\dfrac{1}{3}$　③ $\dfrac{\sqrt{2}}{4}$　④ $\dfrac{\sqrt{3}}{4}$　⑤ $\dfrac{\sqrt{2}}{3}$　⑥ $\dfrac{1}{2}$　⑦ $\dfrac{\sqrt{3}}{3}$　⑧ $\dfrac{2}{3}$　⑨ $\dfrac{\sqrt{2}}{2}$
⑩ $\dfrac{3}{4}$　⑪ $\dfrac{\sqrt{3}}{2}$　⑫ 1　⑬ $\dfrac{4}{3}$　⑭ $\sqrt{2}$　⑮ $\dfrac{3}{2}$　⑯ $\sqrt{3}$　⑰ 2　⑱ 3

問3　図3のように，抵抗値がすべて R〔Ω〕の電気抵抗 R_1，R_2，R_3，R_4，R_5 と，内部抵抗の無視できる直流電源 E からなる回路がある。点 a と点 b を回路上の点とすると，ab 間の合成抵抗は $\boxed{}\times R$〔Ω〕であり，R_1，R_2，R_3，R_4 で1秒間に発生するジュール熱の合計は，R_5 で1秒間に発生するジュール熱の $\boxed{}$ 倍である。

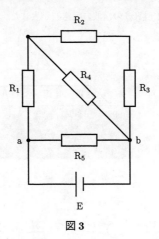

図3

解答群

① $\dfrac{1}{8}$　　② $\dfrac{1}{5}$　　③ $\dfrac{1}{3}$　　④ $\dfrac{3}{8}$　　⑤ $\dfrac{3}{5}$　　⑥ $\dfrac{5}{8}$　　⑦ 1　　⑧ $\dfrac{8}{5}$

⑨ $\dfrac{5}{3}$　　⑩ 2　　⑪ $\dfrac{8}{3}$　　⑫ 3　　⑬ 5　　⑭ 8

問4　図4のように，一端におもりAをつけた一様な弦を台に固定された滑車に通し，他端を台に固定して，こまPとQの間が距離 L〔m〕になるように弦を張った。PQ間の弦を振動させたところ，PQ間に腹が3つある振動数 $2f$〔Hz〕の横波の定常波が生じた。このとき，この定常波の波長は　　**7**　　〔m〕であり，弦を伝わる横波の速さは　　**8**　　〔m/s〕である。つぎに，Aを別のおもりBに替えてPQ間の弦を振動させたところ，PQ間に腹が2つで振動数 f〔Hz〕の横波の定常波が生じた。このとき，弦を伝わる横波の速さは　　**8**　　の　　**9**　　倍である。

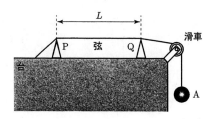

図4

7 の解答群

① $\dfrac{L}{5}$　　② $\dfrac{L}{3}$　　③ $\dfrac{2L}{5}$　　④ $\dfrac{L}{2}$　　⑤ $\dfrac{3L}{5}$　　⑥ $\dfrac{2L}{3}$　　⑦ $\dfrac{4L}{5}$　　⑧ L　　⑨ $\dfrac{4L}{3}$

8 の解答群

① $\dfrac{Lf}{5}$　　② $\dfrac{Lf}{3}$　　③ $\dfrac{2Lf}{5}$　　④ $\dfrac{Lf}{2}$　　⑤ $\dfrac{3Lf}{5}$　　⑥ $\dfrac{2Lf}{3}$

⑦ $\dfrac{4Lf}{5}$　　⑧ Lf　　⑨ $\dfrac{4Lf}{3}$　　⑩ $\dfrac{L}{5f}$　　⑪ $\dfrac{L}{3f}$　　⑫ $\dfrac{2L}{5f}$

⑬ $\dfrac{L}{2f}$　　⑭ $\dfrac{3L}{5f}$　　⑮ $\dfrac{2L}{3f}$　　⑯ $\dfrac{4L}{5f}$　　⑰ $\dfrac{L}{f}$　　⑱ $\dfrac{4L}{3f}$

9 の解答群

① $\dfrac{1}{9}$　　② $\dfrac{1}{6}$　　③ $\dfrac{1}{4}$　　④ $\dfrac{1}{3}$　　⑤ $\dfrac{4}{9}$　　⑥ $\dfrac{1}{2}$

⑦ $\dfrac{2}{3}$　　⑧ $\dfrac{3}{4}$　　⑨ 1　　⑩ $\dfrac{4}{3}$　　⑪ $\dfrac{3}{2}$　　⑫ 2

⑬ $\dfrac{9}{4}$　　⑭ 3　　⑮ 4　　⑯ 6　　⑰ 9

問5　図5は，なめらかに動くピストンのついたシリンダーに単原子分子理想気体を封入し，気体の圧力と体積の状態を A→D，B→D，C→D の3通りの過程で変化させたときのようすを表している。ただし，状態 A，B，C における気体の体積は V〔m^3〕，状態 D における気体の体積は $2V$〔m^3〕であり，状態 C，D における気体の圧力は p〔Pa〕である。また，A→D，B→D，C→D は等温変化，定圧変化，断熱変化のいずれかである。このとき，A→D，B→D，C→D の変化を表す組み合わせとして正しいものは $\boxed{10}$ であり，状態 A での圧力は状態 B での圧力の $\boxed{11}$ 倍である。ただし，単原子分子理想気体の比熱比は $\dfrac{5}{3}$ である。

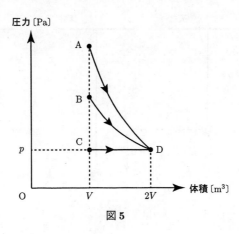

図5

$\boxed{10}$ の解答群

① A→D：等温変化，B→D：定圧変化，C→D：断熱変化

② A→D：等温変化，B→D：断熱変化，C→D：定圧変化

③ A→D：定圧変化，B→D：断熱変化，C→D：等温変化

④ A→D：定圧変化，B→D：等温変化，C→D：断熱変化

⑤ A→D：断熱変化，B→D：等温変化，C→D：定圧変化

⑥ A→D：断熱変化，B→D：定圧変化，C→D：等温変化

$\boxed{11}$ の解答群

① $2^{\frac{2}{5}}$ 　② $2^{\frac{3}{5}}$ 　③ $2^{\frac{2}{3}}$ 　④ 2 　⑤ $2^{\frac{3}{2}}$ 　⑥ $2^{\frac{7}{5}}$ 　⑦ $2^{\frac{5}{3}}$ 　⑧ $2^{\frac{5}{2}}$

⑨ $2^{-\frac{2}{5}}$ 　⑩ $2^{-\frac{3}{5}}$ 　⑪ $2^{-\frac{2}{3}}$ 　⑫ 2^{-1} 　⑬ $2^{-\frac{3}{2}}$ 　⑭ $2^{-\frac{7}{5}}$ 　⑮ $2^{-\frac{5}{3}}$ 　⑯ $2^{-\frac{5}{2}}$

II 次の問い（問1〜問5）の空所 [　　] に入る適語を解答群から選択せよ。（解答番号 [1] 〜 [8]）

　図6(a) のように，伸ばしたときの復元力がフックの法則にしたがう軽いゴムひも S の一端を天井に固定し，他端に質量 m〔kg〕の小球 A を取り付けてつり下げたところ，A はつり合いの位置で静止した。つぎに，A に鉛直下方に力を加え，図6(b) のように S をつり合いの位置から長さ L〔m〕だけ伸ばしてから A を静かに放したところ，A は運動を始め，やがて図6(c) のように S はたるみ，A は最高点に達した。ただし，フックの法則の比例定数を k〔N/m〕，重力加速度の大きさを g〔m/s²〕とし，A の運動は同じ鉛直線上で起きるものとする。

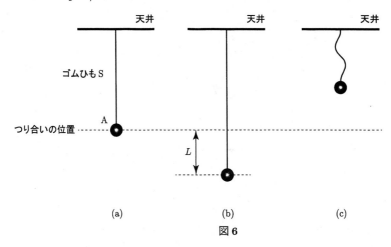

(a)　　　　　　(b)　　　　　　(c)

図 6

問 1　A がつり合いの位置にあるとき，S の自然長からの伸びは [1] 〔m〕である。

解答群

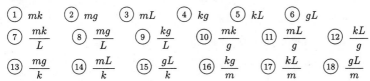

① mk　　② mg　　③ mL　　④ kg　　⑤ kL　　⑥ gL

⑦ $\dfrac{mk}{L}$　⑧ $\dfrac{mg}{L}$　⑨ $\dfrac{kg}{L}$　⑩ $\dfrac{mk}{g}$　⑪ $\dfrac{mL}{g}$　⑫ $\dfrac{kL}{g}$

⑬ $\dfrac{mg}{k}$　⑭ $\dfrac{mL}{k}$　⑮ $\dfrac{gL}{k}$　⑯ $\dfrac{kg}{m}$　⑰ $\dfrac{kL}{m}$　⑱ $\dfrac{gL}{m}$

問2　Sをつり合いの位置から長さ L〔m〕だけ伸ばしたとき，Aに鉛直下方に加えた力の大きさは　**2**　〔N〕であり，このときSにたくわえられている弾性エネルギーは　**3**　〔J〕である。

2 の解答群

① $\dfrac{mg}{2}$　② mg　③ $2mg$　④ $\dfrac{kL}{2}$　⑤ kL　⑥ $2kL$

⑦ $\dfrac{mg+kL}{2}$　⑧ $mg+kL$　⑨ $2(mg+kL)$　⑩ $\dfrac{mg-kL}{2}$　⑪ $mg-kL$　⑫ $2(mg-kL)$

⑬ $\dfrac{kL-mg}{2}$　⑭ $kL-mg$　⑮ $2(kL-mg)$

3 の解答群

① $\dfrac{m^2g^2}{2k}$　② $\dfrac{m^2g^2}{k}$　③ $\dfrac{2m^2g^2}{k}$　④ $\dfrac{kL^2}{2}$　⑤ kL^2　⑥ $2kL^2$

⑦ $\dfrac{m^2g^2}{2k}+\dfrac{kL^2}{2}$　⑧ $\dfrac{m^2g^2}{k}+kL^2$　⑨ $\dfrac{2m^2g^2}{k}+2kL^2$　⑩ $\dfrac{(mg+kL)^2}{2k}$

⑪ $\dfrac{(mg+kL)^2}{k}$　⑫ $\dfrac{2(mg+kL)^2}{k}$　⑬ $\dfrac{(mg-kL)^2}{2k}$　⑭ $\dfrac{(mg-kL)^2}{k}$

⑮ $\dfrac{2(mg-kL)^2}{k}$

問3　Aを静かに放した直後の，Aの加速度の大きさは　**4**　〔m/s²〕である。

解答群

① $\dfrac{g}{2}$　② g　③ $2g$　④ $\dfrac{kL}{2m}$　⑤ $\dfrac{kL}{m}$　⑥ $\dfrac{2kL}{m}$

⑦ $\dfrac{1}{2}\left(g+\dfrac{kL}{m}\right)$　⑧ $g+\dfrac{kL}{m}$　⑨ $2\left(g+\dfrac{kL}{m}\right)$　⑩ $\dfrac{1}{2}\left(g-\dfrac{kL}{m}\right)$

⑪ $g-\dfrac{kL}{m}$　⑫ $2\left(g-\dfrac{kL}{m}\right)$　⑬ $\dfrac{1}{2}\left(\dfrac{kL}{m}-g\right)$　⑭ $\dfrac{kL}{m}-g$　⑮ $2\left(\dfrac{kL}{m}-g\right)$

問4　Aを放してから，Aがつり合いの位置に達するまでの時間は　**5**　〔s〕であり，Aがつり合いの位置に達したときのAの速さは　**6**　〔m/s〕である。

5 の解答群

① $\dfrac{\pi}{2}\sqrt{\dfrac{k}{m}}$　② $\pi\sqrt{\dfrac{k}{m}}$　③ $2\pi\sqrt{\dfrac{k}{m}}$　④ $\dfrac{\pi}{2}\sqrt{\dfrac{m}{k}}$　⑤ $\pi\sqrt{\dfrac{m}{k}}$　⑥ $2\pi\sqrt{\dfrac{m}{k}}$

⑦ $\dfrac{\pi}{2}\sqrt{\dfrac{L}{g}}$　⑧ $\pi\sqrt{\dfrac{L}{g}}$　⑨ $2\pi\sqrt{\dfrac{L}{g}}$　⑩ $\dfrac{\pi}{2}\sqrt{\dfrac{g}{L}}$　⑪ $\pi\sqrt{\dfrac{g}{L}}$　⑫ $2\pi\sqrt{\dfrac{g}{L}}$

6 の解答群

① $\sqrt{gL}$　② $\sqrt{2gL}$　③ $L\sqrt{\dfrac{k}{m}}$　④ $L\sqrt{\dfrac{2k}{m}}$　⑤ $\sqrt{gL+\dfrac{kL^2}{m}}$　⑥ $\sqrt{2gL+\dfrac{kL^2}{m}}$

⑦ $\sqrt{gL+\dfrac{2kL^2}{m}}$　⑧ $\sqrt{2gL+\dfrac{2kL^2}{m}}$　⑨ $\sqrt{gL-\dfrac{kL^2}{m}}$　⑩ $\sqrt{2gL-\dfrac{kL^2}{m}}$

⑪ $\sqrt{gL-\dfrac{2kL^2}{m}}$　⑫ $\sqrt{2gL-\dfrac{2kL^2}{m}}$　⑬ $\sqrt{\dfrac{kL^2}{m}-gL}$　⑭ $\sqrt{\dfrac{kL^2}{m}-2gL}$

⑮ $\sqrt{\dfrac{2kL^2}{m}-gL}$　⑯ $\sqrt{\dfrac{2kL^2}{m}-2gL}$

問5　問4の最後の状態のあと，Sが自然長になったときのAの速さは　7　〔m/s〕であり，つり合いの位置を基準としたときの，Aの最高点の高さは　8　〔m〕である。

7　の解答群

① $\sqrt{\dfrac{m^2g^2+k^2L^2}{2mk}}$　② $\sqrt{\dfrac{m^2g^2+k^2L^2}{mk}}$　③ $\sqrt{\dfrac{2(m^2g^2+k^2L^2)}{mk}}$

④ $\sqrt{\dfrac{m^2g^2+2k^2L^2}{2mk}}$　⑤ $\sqrt{\dfrac{m^2g^2+2k^2L^2}{mk}}$　⑥ $\sqrt{\dfrac{2(m^2g^2+2k^2L^2)}{mk}}$

⑦ $\sqrt{\dfrac{m^2g^2-k^2L^2}{2mk}}$　⑧ $\sqrt{\dfrac{m^2g^2-k^2L^2}{mk}}$　⑨ $\sqrt{\dfrac{2(m^2g^2-k^2L^2)}{mk}}$

⑩ $\sqrt{\dfrac{m^2g^2-2k^2L^2}{2mk}}$　⑪ $\sqrt{\dfrac{m^2g^2-2k^2L^2}{mk}}$　⑫ $\sqrt{\dfrac{2(m^2g^2-2k^2L^2)}{mk}}$

⑬ $\sqrt{\dfrac{k^2L^2-m^2g^2}{2mk}}$　⑭ $\sqrt{\dfrac{k^2L^2-m^2g^2}{mk}}$　⑮ $\sqrt{\dfrac{2(k^2L^2-m^2g^2)}{mk}}$

⑯ $\sqrt{\dfrac{2k^2L^2-m^2g^2}{2mk}}$　⑰ $\sqrt{\dfrac{2k^2L^2-m^2g^2}{mk}}$　⑱ $\sqrt{\dfrac{2(2k^2L^2-m^2g^2)}{mk}}$

8　の解答群

① $\dfrac{kL^2}{2mg}-L$　② $\dfrac{kL^2}{mg}-L$　③ $\dfrac{2kL^2}{mg}-L$

④ $\dfrac{kL^2}{2mg}-2L$　⑤ $\dfrac{kL^2}{mg}-2L$　⑥ $\dfrac{2kL^2}{mg}-2L$

⑦ $\dfrac{m^2g^2+k^2L^2}{2mkg}$　⑧ $\dfrac{m^2g^2+k^2L^2}{mkg}$　⑨ $\dfrac{m^2g^2+2k^2L^2}{2mkg}$

⑩ $\dfrac{m^2g^2+2k^2L^2}{mkg}$　⑪ $\dfrac{m^2g^2-k^2L^2}{2mkg}$　⑫ $\dfrac{m^2g^2-k^2L^2}{mkg}$

⑬ $\dfrac{m^2g^2-2k^2L^2}{2mkg}$　⑭ $\dfrac{m^2g^2-2k^2L^2}{mkg}$　⑮ $\dfrac{k^2L^2-m^2g^2}{2mkg}$

⑯ $\dfrac{k^2L^2-m^2g^2}{mkg}$　⑰ $\dfrac{2k^2L^2-m^2g^2}{2mkg}$　⑱ $\dfrac{2k^2L^2-m^2g^2}{mkg}$

III 次の問い（問1〜問5）の空所 [ ] に入る適語を解答群から選択せよ。（解答番号 [1]〜[9]）

　図7のように，真空中に極板 A と B を距離 d〔m〕だけ離して平行に置き，平行板コンデンサーをつくった。この
コンデンサーの電気容量は C〔F〕であり，A には正の電気量 $+Q$〔C〕，B には負の電気量 $-Q$〔C〕の電荷がたくわ
えられている。ただし，A と B の面積はじゅうぶん広く，極板間の距離はじゅうぶん短いものとする。

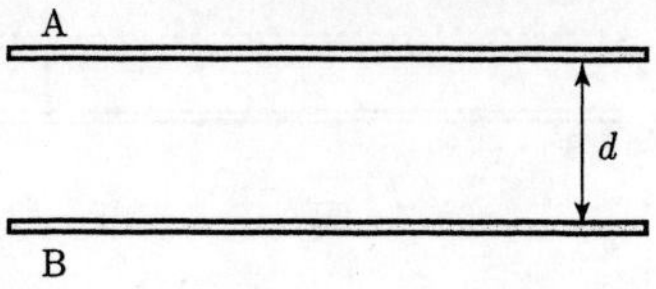

図7

問1　AB 間の電位差は [1]〔V〕である。また，AB 間の電場の向きは [2] であり，その大きさは
[3]〔N/C〕である。

　[1] と [3] の解答群

① $\dfrac{C}{Q}$　　② CQ　　③ $\dfrac{Q}{C}$　　④ $\dfrac{C^2}{2Q}$　　⑤ $\dfrac{C^2Q}{2}$　　⑥ $\dfrac{Q}{2C^2}$　　⑦ $\dfrac{C}{2Q^2}$

⑧ $\dfrac{CQ^2}{2}$　　⑨ $\dfrac{Q^2}{2C}$　　⑩ $\dfrac{Cd}{Q}$　　⑪ CQd　　⑫ $\dfrac{Q}{Cd}$　　⑬ $\dfrac{C^2d}{2Q}$　　⑭ $\dfrac{C^2Qd}{2}$

⑮ $\dfrac{Q}{2C^2d}$　　⑯ $\dfrac{Cd}{2Q^2}$　　⑰ $\dfrac{CQ^2d}{2}$　　⑱ $\dfrac{Q^2}{2Cd}$

　[2] の解答群

① A から B　　② B から A

問2　この平行板コンデンサーにたくわえられている静電エネルギーは [4]〔J〕である。

　解答群

① $\dfrac{C}{Q}$　　② CQ　　③ $\dfrac{Q}{C}$　　④ $\dfrac{C^2}{2Q}$　　⑤ $\dfrac{C^2Q}{2}$　　⑥ $\dfrac{Q}{2C^2}$　　⑦ $\dfrac{C}{2Q^2}$

⑧ $\dfrac{CQ^2}{2}$　　⑨ $\dfrac{Q^2}{2C}$　　⑩ $\dfrac{Cd}{Q}$　　⑪ CQd　　⑫ $\dfrac{Q}{Cd}$　　⑬ $\dfrac{C^2d}{2Q}$　　⑭ $\dfrac{C^2Qd}{2}$

⑮ $\dfrac{Q}{2C^2d}$　　⑯ $\dfrac{Cd}{2Q^2}$　　⑰ $\dfrac{CQ^2d}{2}$　　⑱ $\dfrac{Q^2}{2Cd}$

つぎに，図8のように，極板AとBにたくわえられた電荷の電気量を保ったまま，AB間の間隔をさらにΔd〔m〕だけ広げた。

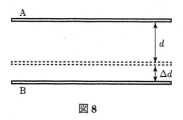

図8

問3　AB間の間隔を広げた後の平行板コンデンサーの電気容量は，AB間の間隔を広げる前の平行板コンデンサーの電気容量の　**5**　倍であり，AB間の間隔を広げた後のAB間の電位差はAB間の間隔を広げる前のAB間の電位差の　**6**　倍である。

解答群

①　d　　②　Δd　　③　$\dfrac{d}{\Delta d}$　　④　$\dfrac{\Delta d}{d}$　　⑤　$\dfrac{d}{d+\Delta d}$　　⑥　$\dfrac{d+\Delta d}{d}$　　⑦　$\sqrt{d}$　　⑧　$\sqrt{\Delta d}$

⑨　$\sqrt{\dfrac{d}{\Delta d}}$　　⑩　$\sqrt{\dfrac{\Delta d}{d}}$　　⑪　$\sqrt{\dfrac{d}{d+\Delta d}}$　　⑫　$\sqrt{\dfrac{d+\Delta d}{d}}$

問4　AB間の間隔を広げた後の平行板コンデンサーにたくわえられている静電エネルギーは　**7**　〔J〕である。

解答群

①　$\dfrac{Q^2 d}{2C}$　　②　$\dfrac{Q^2 \Delta d}{2C}$　　③　$\dfrac{Q^2}{2Cd}$　　④　$\dfrac{Q^2}{2C\Delta d}$　　⑤　$\dfrac{Q^2 \Delta d}{2Cd}$　　⑥　$\dfrac{Q^2 d}{2C\Delta d}$

⑦　$\dfrac{Q^2(d+\Delta d)}{2C}$　　⑧　$\dfrac{Q^2}{2C(d+\Delta d)}$　　⑨　$\dfrac{Q^2(d+\Delta d)}{2Cd}$　　⑩　$\dfrac{Q^2 d}{2C(d+\Delta d)}$

⑪　$\dfrac{Q^2}{2C}\sqrt{\dfrac{\Delta d}{d}}$　　⑫　$\dfrac{Q^2}{2C}\sqrt{\dfrac{d}{\Delta d}}$　　⑬　$\dfrac{Q^2}{2C}\sqrt{\dfrac{d+\Delta d}{d}}$　　⑭　$\dfrac{Q^2}{2C}\sqrt{\dfrac{d}{d+\Delta d}}$

問5　AB間の間隔を広げた後にAB間にはたらく引力の大きさは　**8**　〔N〕であり，この引力の大きさは，AB間の間隔を広げる前にAB間にはたらいていた引力の大きさと比べて　**9**　。

8　の解答群

①　$\dfrac{Q^2 d}{2C}$　　②　$\dfrac{Q^2 \Delta d}{2C}$　　③　$\dfrac{Q^2}{2Cd}$　　④　$\dfrac{Q^2}{2C\Delta d}$　　⑤　$\dfrac{Q^2 \Delta d}{2Cd}$　　⑥　$\dfrac{Q^2 d}{2C\Delta d}$

⑦　$\dfrac{Q^2(d+\Delta d)}{2C}$　　⑧　$\dfrac{Q^2}{2C(d+\Delta d)}$　　⑨　$\dfrac{Q^2(d+\Delta d)}{2Cd}$　　⑩　$\dfrac{Q^2 d}{2C(d+\Delta d)}$

⑪　$\dfrac{Q^2}{2C}\sqrt{\dfrac{\Delta d}{d}}$　　⑫　$\dfrac{Q^2}{2C}\sqrt{\dfrac{d}{\Delta d}}$　　⑬　$\dfrac{Q^2}{2C}\sqrt{\dfrac{d+\Delta d}{d}}$　　⑭　$\dfrac{Q^2}{2C}\sqrt{\dfrac{d}{d+\Delta d}}$

9　の解答群

①　小さい　　②　変わらない　　③　大きい

化 学

問題

（60分）

5年度

前期　2月1日　試験

注意：必要があれば次の値を用いよ。

原子量　H：1.0　C：12.0　N：14.0　O：16.0　Ca：40.0

0℃：273 K

0℃，$1.013×10^5$ Pa における気体 1 mol の体積：22.4 L

気体定数：$8.31×10^3$ Pa・L/(K・mol)

問題文中の気体はすべて理想気体としてふるまうものとする。

Ⅰ　次の問1〜問4に答えよ。

問1　次のうちから，誤っている記述を2つ選べ。　$\boxed{1}$

① 窒素原子は，3個の不対電子をもつ。

② アンモニウムイオンは，アンモニア分子中の窒素原子が，水素結合で水素イオンと結合して生じる。

③ アンモニウムイオン中のN−H結合の結合距離は，すべて等しい。

④ アンモニウムイオンは，イオン中の窒素原子の非共有電子対を介して金属イオンと結合する。

⑤ アンモニア分子のN−H結合には極性がある。

問2　アンモニア分子の水素原子を炭化水素基で置換した構造の化合物を総称してアミンという。アミンの分子中では，窒素1原子に1つ，2つあるいは3つの炭化水素基が結合している。分子式 $C_4H_{11}N$ のアミンには，構造異性体が全部でいくつあるか。次のうちから選べ。

$\boxed{2}$

①1　　②2　　③3　　④4　　⑤5　　⑥6　　⑦7　　⑧8

問3　次のうちから，下線部が単体を意味している記述を3つ選べ。　$\boxed{3}$

① カルシウムは，ヒトにとって必要不可欠な栄養素である。

② ヨウ素の酸化力は，塩素の酸化力よりも弱い。

③ 金のイオン化傾向は，銀のイオン化傾向と比べて小さい。

④ ナトリウムは，水と激しく反応する。

⑤ アンモニアは，窒素と水素から構成されている。

⑥ ケイ素は，地殻に多量に含まれる。

問4　次のうちから，熱硬化性樹脂を3つ選べ。　$\boxed{4}$

① アルキド樹脂　　　　　　　② シリコーン樹脂

③ ナイロン66　　　　　　　 ④ 尿素樹脂（ユリア樹脂）

⑤ ポリエチレンテレフタラート　⑥ ポリメタクリル酸メチル

Ⅱ　次の問1〜問3に答えよ。

問1　次の分離操作（1）〜（4）に最も適する方法を，下記の＜選択肢＞からそれぞれ選べ。

（1）白濁した石灰水から透明な石灰水を得る。 ⬚ 1

（2）少量の塩化ナトリウムを含む硝酸カリウムから，硝酸カリウムだけを取り出す。 ⬚ 2

（3）原油から，含まれる成分の沸点の違いを利用して，成分を分離する。 ⬚ 3

（4）インクに含まれるいろいろな色素を分離する。 ⬚ 4

　　＜選択肢＞
　　① クロマトグラフィー　　　② 再結晶　　　　　　③ 昇華
　　④ 分留　　　　　　　　　　⑤ 抽出　　　　　　　⑥ ろ過

問2　次の（1）〜（3）に当てはまる物質を，下記の＜選択肢＞からそれぞれすべて選べ。ただし，同じ選択肢を繰り返し選んでもよい。

（1）極性分子であり，水によく溶ける。 ⬚ 5

（2）水によく溶けて電離する。 ⬚ 6

（3）無極性分子であり，水にほとんど溶けない。 ⬚ 7

　　＜選択肢＞
　　① エタノール　　　　　　　② 塩化水素　　　　　③ 塩化ナトリウム
　　④ グルコース　　　　　　　⑤ ナフタレン　　　　⑥ ヨウ素

問3　次の（ア）〜（オ）の文中のA〜Gは，下記の＜選択肢＞に示す金属元素のいずれかの単体である。A〜Gはそれぞれどの金属に該当するか。

（ア）A，D，Fは希硫酸と反応して水素を発生するが，B，E，Gは反応しない。

（イ）BとGは希硝酸に溶解するが，Eは希硝酸に溶解しない。

（ウ）Cは常温の水と反応するが，他は反応しない。

（エ）Bの金属塩の水溶液中にGを入れると，Gの表面にBが析出する。

（オ）Aの表面をDでめっきしたものと，Aの表面をFでめっきしたものを比べると，それらの表面に傷が付いたとき，Dでめっきしたもののほうが，Fでめっきしたものよりも内部のAが腐食しやすい。

A：⬚ 8　　　B：⬚ 9　　　C：⬚ 10　　　D：⬚ 11

E：⬚ 12　　F：⬚ 13　　G：⬚ 14

　　＜選択肢＞
　　① 亜鉛　　　　　　② 銀　　　　　　③ スズ　　　　　④ 鉄
　　⑤ 銅　　　　　　　⑥ ナトリウム　　⑦ 白金

Ⅲ　次の問1～問4に答えよ。

問1　ある不揮発性の非電解質9.20 gを1.00 kgの水に溶かした。この水溶液の凝固点を測定したところ，質量モル濃度5.00×10^{-2} mol/kgの塩化カリウム水溶液の凝固点と同じであった。この非電解質の分子量は次のうちのどれか。ただし，これらの水溶液は希薄溶液とみなし，塩化カリウムは水溶液中で完全に電離するものとする。　$\boxed{1}$

①60.0　②62.0　③92.0　④128　⑤162　⑥184

問2　エタノールとメタノールの混合物を完全燃焼させたところ，二酸化炭素5.28 gと水3.96 gが得られた。この燃焼で消費された酸素の体積〔L〕は0℃，1.013×10^5 Paでいくらか。次のうちから，最も近い値を選べ。　$\boxed{2}$

①1.0　②2.0　③3.0　④4.0　⑤5.0　⑥6.0

問3　強酸は水に溶けるとほぼ完全に電離するため，モル濃度c〔mol/L〕の塩酸では多くの場合，水素イオン濃度$[H^+]$はc〔mol/L〕とみなすことができる。しかし，ごく低濃度の塩酸では，水の電離 $H_2O \rightleftarrows H^+ + OH^-$ で生じる$[H^+]$が無視できなくなる。例えば1.0×10^{-7} mol/L塩酸の$[H^+]$は，1.0×10^{-7} mol/L よりもわずかに大きい。1.0×10^{-7} mol/L塩酸では，水の電離で生じる$[H^+]$をx mol/Lとすると，塩化水素の電離で生じる$[H^+]$は1.0×10^{-7} mol/Lであるため，全水素イオン濃度は$\{x + (1.0 \times 10^{-7})\}$ mol/Lと表される。水のイオン積が25℃で1.0×10^{-14} $(mol/L)^2$であることを考慮して計算すると，25℃における1.0×10^{-7} mol/L塩酸の水素イオン濃度〔mol/L〕はいくらになるか。次のうちから，最も近い値を選べ。ただし，$\sqrt{5} = 2.2$として計算せよ。　$\boxed{3}$

①$1.2 \times 10^{-7}$　　　　②$1.4 \times 10^{-7}$　　　　③$1.6 \times 10^{-7}$

④$1.8 \times 10^{-7}$　　　　⑤$2.0 \times 10^{-7}$　　　　⑥$2.2 \times 10^{-7}$

問4　容積1.0 Lの耐圧容器に酸素12.8 gと窒素5.6 gが封入されている。内部の温度を27℃に保ったとき，内部の混合気体の全圧〔Pa〕はいくらか。次のうちから，最も近い値を選べ。

$\boxed{4}$

①$2.5 \times 10^5$　　　　②$5.5 \times 10^5$　　　　③$7.5 \times 10^5$

④$1.0 \times 10^6$　　　　⑤$1.5 \times 10^6$　　　　⑥$2.0 \times 10^6$

Ⅳ 蒸気圧に関する次の**問1**〜**問3**に答えよ。

問1 温度一定，1.01×10^5 Pa のもとで，一端を閉じた長いガラス管に水銀を満たし，内部に空気が入らないようにして水銀の入った容器に倒立させると，管内の水銀柱は液面から760 mm の高さになった（**図1（ア）**）。次の（**1**），（**2**）に答えよ。

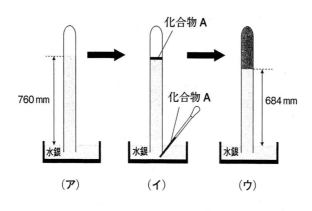

図1

（**1**）このガラス管の下から揮発性の化合物**A**（液体）を注入し，水銀柱の上に少量の化合物**A**が液体で存在する状態にした（**図1（イ）**）。しばらくすると，化合物**A**は大部分が蒸発し，水銀柱の上部は化合物**A**の蒸気で飽和した。このとき，水銀柱の高さは684 mm となった（**図1（ウ）**）。このときの化合物**A**の飽和蒸気圧〔Pa〕はいくらか。次のうちから選べ。ただし，水銀の蒸気圧は無視できるものとする。　　1

① 7.60×10^3 　　　　② 1.01×10^4 　　　　③ 6.84×10^4

④ 7.60×10^4 　　　　⑤ 9.12×10^4 　　　　⑥ 1.01×10^5

（2）図1（ア）のように液面から760 mmの高さになっているガラス管に入った水銀柱を新たに3本用意し，（1）と同様に化合物Aの代わりにエタノール，ジエチルエーテル，水をそれぞれ別の水銀柱の下から注入したところ，各物質の大部分は蒸発し，水銀柱の上部は各物質の蒸気で飽和した。各物質が入ったこれら3本の水銀柱の高さが低いものから順に並んでいるものを，次のうちから選べ。必要であれば，図2の蒸気圧曲線を参照せよ。 2

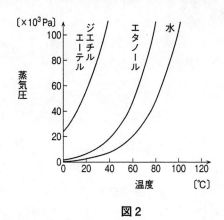

図2

① エタノール ＜ ジエチルエーテル ＜ 水
② エタノール ＜ 水 ＜ ジエチルエーテル
③ ジエチルエーテル ＜ 水 ＜ エタノール
④ ジエチルエーテル ＜ エタノール ＜ 水
⑤ 水 ＜ エタノール ＜ ジエチルエーテル
⑥ 水 ＜ ジエチルエーテル ＜ エタノール

問2 エタノール6.90 gを容積30.0 Lの真空密閉容器に入れ，内部の温度を77℃に保った。このときの容器内の気体の圧力〔Pa〕はいくらか。次のうちから，最も近い値を選べ。ただし，77℃におけるエタノールの蒸気圧は9.74×10^4 Paとする。 3

① 1.01×10^4 ② 1.45×10^4 ③ 8.29×10^4

④ 9.74×10^4 ⑤ 1.01×10^5 ⑥ 1.45×10^5

問3 問2の77℃に保たれた容器内を冷却した後，内部の温度を27℃に保った。このときの容器内の気体の圧力〔Pa〕はいくらか。次のうちから，最も近い値を選べ。ただし，27℃におけるエタノールの蒸気圧は8.80×10^3 Pa，液体のエタノールの体積は無視できるものとする。 4

① 3.67×10^3 ② 8.80×10^3 ③ 1.25×10^4

④ 1.45×10^4 ⑤ 8.80×10^4 ⑥ 1.01×10^5

Ⅴ カルシウムの化合物に関する次の文を読み，問1，問2に答えよ。

　　酸化カルシウム（CaO），炭化カルシウム（CaC$_2$），炭酸カルシウム（CaCO$_3$）の混合物 ア 5.32 g を容器にとり，0.500 L の水を加えたところ，気体 A が発生し，その気体の体積は 0 ℃，1.013×10^{5}Pa において 0.672 L であった。次に，容器中の混合物をかき混ぜながら 2.00 mol/L 塩酸を 0.100 L 加えたところ，気体 B が発生した。発生した気体 B の体積は，0 ℃，1.013×10^{5}Pa で 0.448 L であった。

問1　文中の気体 A，気体 B はどれか。次のうちからそれぞれ選べ。

　　　気体 A：　1

　　　気体 B：　2

　　　① アセチレン（エチン）　　② アンモニア　　　　③ 一酸化炭素
　　　④ エチレン（エテン）　　　⑤ 塩素　　　　　　　⑥ 水素
　　　⑦ 二酸化炭素　　　　　　　⑧ 二酸化窒素　　　　⑨ メタン

問2　混合物 ア 5.32 g 中の酸化カルシウム，炭化カルシウム，および炭酸カルシウムの質量〔g〕はいくらか。それぞれ小数点以下2桁までの値で答えよ。a～i に当てはまる数字を下記の＜選択肢＞からそれぞれ選べ。ただし，反応はいずれも完全に進行し，生成した気体中の水蒸気および生成した気体の水への溶解度は，無視できるものとする。同じ選択肢を繰り返し選んでもよい。

　　　酸化カルシウム：　3　　　a ． b 　c　g

　　　炭化カルシウム：　4　　　d ． e 　f　g

　　　炭酸カルシウム：　5　　　g ． h 　i　g

　　　＜選択肢＞
　　　① 1　　　　② 2　　　　③ 3　　　　④ 4　　　　⑤ 5
　　　⑥ 6　　　　⑦ 7　　　　⑧ 8　　　　⑨ 9　　　　⑩ 0

Ⅵ　有機化合物に関する次の文を読み，問1，問2に答えよ。

　　ベンゼンに濃硫酸を加えて加熱すると，| 1 | が生成する。| 1 | のナトリウム塩を，水酸化ナトリウムと290〜340℃で加熱すると | 2 | が得られる。| 2 | を高温・高圧条件のもとで二酸化炭素と反応させた後，希硫酸を作用させると | 3 | が生じる。| 3 | にメタノールと少量の濃硫酸を加え，数分間おだやかに加熱して放冷後，炭酸水素ナトリウムの飽和水溶液に注ぐと，| 4 | が生じる。| 2 | の水溶液に塩酸を加えると，| 5 | が遊離する。

問1　文中の | 1 | 〜 | 5 | に当てはまる有機化合物の構造式を，次のうちからそれぞれ選べ。

①　CH₃

②　CH₂OH

③　CHO

④　Cl

⑤　COOH

⑥　NO₂

⑦　NH₂

⑧　OCH₃

⑨　OH

⑩　OCOCH₃

⑪　SO₃H

⑫　COONa

⑬　ONa

⑭　CH₃　CH₃

⑮　COOH　OH

⑯　COOH　COOH

⑰　COOCH₃　OH

⑱　COOH　OCOCH₃

問2　文中の下線部の操作で，反応容器内に生じる変化を次のうちから選べ。　6

① 白色結晶が容器の底に沈む。

② 黄色結晶が容器の底に沈む。

③ 無色の油状物が容器内の液体に浮かぶ。

④ 黄色い油状物が容器内の液体に浮かぶ。

⑤ 無色の油状物が容器の底に沈む。

⑥ 黄色い油状物が容器の底に沈む。

生　物

問題
（60分）

5年度

前期　2月1日 試験

【注意】 1つの設問に対して複数解答する場合には，その設問に該当するマークシートの解答番号欄にすべての解答をマークしなさい。

Ⅰ　ヒトの血液に関する以下の問いに答えなさい。

問1　健常なヒトの血液についての次の文を読み，以下の問いに答えなさい。なお，文中の数値は質量％を表す。

血液は液体成分と有形成分からなり，液体成分である血しょうは，血液の約 [1] ％を占める。血しょうはさまざまな成分からなり，タンパク質を約7％，グルコースを約 [2] ％，無機塩類を約 [3] ％含んでいる。血液の有形成分には，赤血球，白血球，血小板がある。赤血球はヘモグロビンを含み，酸素を運搬する。白血球は生体防御に，血小板は止血や血液凝固に関与する。

1．文中の [1] ～ [3] に入る数値として最も適切なものをそれぞれ1つずつ答えなさい。

① 0.01　　② 0.1　　③ 1.0　　④ 10　　⑤ 25　　⑥ 55　　⑦ 70

2．健常なヒトの血液1mm^3中に含まれる血小板および白血球のおよその数として最も適切なものをそれぞれ1つずつ答えなさい。

（1）血小板 [4] 個

（2）白血球 [5] 個

① 1000　　　② 5000　　　③ 25000　　　④ 200000　　　⑤ 800000

3．健常なヒトの血しょうに含まれる以下の無機塩類のうち，特に濃度の高いものとして適切なものを2つ答えなさい。 [6]

① 塩化物イオン　　　② カリウムイオン　　　③ カルシウムイオン
④ ナトリウムイオン　　⑤ マグネシウムイオン　　⑥ リン酸イオン

4．健常なヒトの血しょうに含まれる以下の成分を産生する主な器官または細胞として，最も適切なものをそれぞれ1つずつ答えなさい。選択肢に該当するものがない場合は「⑬ なし」を答えなさい。なお，同じ選択肢を複数回答えてもよい。

（1）アドレナリン [7]　　　（2）アルブミン [8]

（3）インスリン [9]　　　（4）チロキシン [10]

（5）尿素 [11]　　　（6）バソプレシン [12]

（7）免疫グロブリン [13]

① 肝臓　　　　　　　　② 形質細胞　　　　　　③ 血小板
④ 甲状腺　　　　　　　⑤ 腎臓　　　　　　　　⑥ ランゲルハンス島のA細胞
⑦ ランゲルハンス島のB細胞　⑧ 赤血球　　　　　⑨ T細胞
⑩ 副腎髄質　　　　　　⑪ 副腎皮質　　　　　　⑫ マクロファージ
⑬ なし

問2 ヘモグロビンと先天性疾患についての次の文を読み，以下の問いに答えなさい。

　　鎌状赤血球貧血症という先天性疾患は，ヒトのヘモグロビンβ鎖（βグロビン）遺伝子の1つの塩基の置換によって起こる。この変異型βグロビン遺伝子と正常型βグロビン遺伝子をヘテロ接合にもつ人では目立った症状は見られないことが多いが，変異型βグロビン遺伝子をホモ接合にもつ人では赤血球が異常な形態を示して，溶血しやすくなり，重度の貧血状態となる。正常型βグロビン遺伝子と変異型βグロビン遺伝子の鋳型鎖の塩基配列を比較すると，以下のように，**下線**で示す1塩基の違いが見られた。なお，この領域から転写されるRNAの塩基配列には翻訳が開始される部位が含まれる。また，この配列には転写後取り除かれる領域は存在しない。

正常型βグロビン遺伝子の一部（鋳型鎖）

5′-TAACGGCAGACTTCTCC<u>T</u>CAGGAGTCAGGTGCACCATGGTGTCTG-3′

変異型βグロビン遺伝子の一部（鋳型鎖）

5′-TAACGGCAGACTTCTCC<u>A</u>CAGGAGTCAGGTGCACCATGGTGTCTG-3′

　　なお，タンパク質はN末端側から合成され，βグロビンは翻訳後にN末端の1個のアミノ酸が，酵素の働きによって切断される。したがって，完成した正常型βグロビンとこの変異型βグロビンのN末端のアミノ酸はともに　14　であるが，N末端から　15　番目のアミノ酸が異なっており，正常型では　16　であるのに対し，変異型では　17　である。

1．次のページの**遺伝暗号表**を参照して，文中の　14　，　16　および　17　に当てはまるアミノ酸として最も適切なものを【アミノ酸の選択肢】から，また，　15　に当てはまる数として最も適切なものを【数の選択肢】から，それぞれ1つずつ答えなさい。なお，同じ選択肢を複数回答えてもよい。

【アミノ酸の選択肢】

① アルギニン　　② グルタミン　　③ グルタミン酸　　④ システイン

⑤ セリン　　　　⑥ トリプトファン　⑦ トレオニン　　　⑧ バリン

⑨ ヒスチジン　　⑩ プロリン　　　⑪ メチオニン　　　⑫ ロイシン

【数の選択肢】

① 1　　② 2　　③ 3　　④ 4　　⑤ 5　　⑥ 6　　⑦ 7　　⑧ 8　　⑨ 9　　⑩ 10

遺伝暗号表

コドンの2番目の塩基

		U		C		A		G		
コ ド ン の 1 番 目 の 塩 基	U	UUU UUC	フェニルアラニン	UCU UCC UCA UCG	セリン	UAU UAC	チロシン	UGU UGC	システイン	U C
		UUA UUG	ロイシン			UAA UAG	終止コドン	UGA UGG	終止コドン トリプトファン	A G
	C	CUU CUC CUA CUG	ロイシン	CCU CCC CCA CCG	プロリン	CAU CAC	ヒスチジン	CGU CGC CGA CGG	アルギニン	U C A G
						CAA CAG	グルタミン			
	A	AUU AUC AUA	イソロイシン	ACU ACC ACA ACG	トレオニン	AAU AAC	アスパラギン	AGU AGC	セリン	U C A G
		AUG	メチオニン			AAA AAG	リシン	AGA AGG	アルギニン	
	G	GUU GUC GUA GUG	バリン	GCU GCC GCA GCG	アラニン	GAU GAC	アスパラギン酸	GGU GGC GGA GGG	グリシン	U C A G
						GAA GAG	グルタミン酸			

コドンの3番目の塩基

2．先天的なβグロビン異常の中には，正常に開始されたβグロビンの翻訳が途中で停止し，短いポリペプチド が合成されるものがある。前のページに示した正常型βグロビン遺伝子（鋳型鎖）の配列内に1塩基の置換 が生じることによって，正常に開始された翻訳が途中で停止してしまう場所は何か所あるか。最も適切な 数を1つ答えなさい。　　18　か所

①1　　②2　　③3　　④4　　⑤5　　⑥6　　⑦7　　⑧8　　⑨9　　⑩10

Ⅱ シロイヌナズナの花器官に関する次の文を読み，以下の問いに答えなさい。

　野生型のシロイヌナズナの花には，**図1**に示すようにがく片，花弁，おしべ，めしべという花器官が存在する。これらの花器官は，**図2**に示す_a同心円状の領域1〜4からなる未分化な組織に由来する。すなわち，領域1からはがく片が，領域2からは花弁が，領域3からはおしべが，領域4からはめしべがそれぞれつくられる。花器官の分化は，それぞれの領域に発現する単独または複数の遺伝子の働きによって決まっており，これらの遺伝子の_b働きが失われると，本来生じるはずの花器官の代わりに別の花器官が形成される。

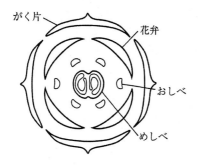

図1　シロイヌナズナの花器官

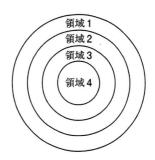

図2　花器官が形成される4つの領域

問1　文中の下線部**a**の名称と，下線部**b**の性質をもつ遺伝子の名称の組合せとして，最も適切なものを1つ答えなさい。　　1

① 形成層，ギャップ遺伝子　　　　　　　② 形成層，セグメントポラリティー遺伝子

③ 形成層，ペアルール遺伝子　　　　　　④ 形成層，ホメオティック遺伝子

⑤ 茎頂分裂組織，ギャップ遺伝子　　　　⑥ 茎頂分裂組織，セグメントポラリティー遺伝子

⑦ 茎頂分裂組織，ペアルール遺伝子　　　⑧ 茎頂分裂組織，ホメオティック遺伝子

問2　シロイヌナズナにおいて，**下線部b**の性質をもつ遺伝子である*AP2*遺伝子，*AP3*遺伝子，*PI*遺伝子，*AG*遺伝子のうち，いずれか1つの遺伝子の働きが失われた4種類の突然変異体の花器官を観察した。その観察結果をABCモデルに当てはめて解釈を行った結果，次のことが明らかになった。以下の問いに答えなさい。

・*AP2*遺伝子のみが働く領域では，がく片が形成される。

・*AP2*遺伝子と*AP3*遺伝子と*PI*遺伝子の3つがすべて働く領域では，花弁が形成される。

・*AP3*遺伝子と*PI*遺伝子と*AG*遺伝子の3つがすべて働く領域では，おしべが形成される。

・*AG*遺伝子のみが働く領域では，めしべが形成される。

・*AP2*遺伝子の働きが失われた突然変異体では，*AG*遺伝子が，本来*AP2*遺伝子が働く領域においても働く。

・*AP3*遺伝子が働くためには，*PI*遺伝子が必要である。

・*PI*遺伝子が働くためには，*AP3*遺伝子が必要である。

・*AG*遺伝子の働きが失われた突然変異体では，*AP2*遺伝子が，本来*AG*遺伝子が働く領域においても働く。

1．突然変異体の遺伝子型を調べるために，PCR法を行った。この実験についての記述として適切なものを2つ答えなさい。　　2

　① 反応液に4種類のヌクレオチドを加えた。

　② 反応液にATPを加えた。

　③ 反応液に2種類のプライマーを加えた。

　④ プライマーがDNAに結合する過程とDNAを合成する過程の2つを1サイクルとして，このサイクルを繰り返した。

　⑤ 反応を止める際，酵素を失活させるために95℃で加熱した。

2．図2のうち，以下の領域として適切なものをそれぞれすべて答えなさい。なお，同じ選択肢を複数回答えてもよい。

（1）野生型において*AP3*遺伝子が働く領域　　3

（2）*AP2*遺伝子の働きが失われた突然変異体において*AG*遺伝子が働く領域　　4

　① 領域1　　　　　② 領域2　　　　　③ 領域3　　　　　④ 領域4

3．いずれか1つの遺伝子の働きが失われた突然変異体は，以下の点で野生型と異なる表現型を示した。これらの突然変異体において，働きが失われている可能性がある遺伝子として適切なものを，それぞれすべて答えなさい。

（1）花弁の代わりにがく片が形成され，おしべの代わりにめしべが形成された。　　5

（2）がく片の代わりにめしべが形成され，花弁の代わりにおしべが形成された。　　6

（3）おしべの代わりに花弁が形成され，めしべの代わりにがく片が形成された。　　7

　　① *AP2*遺伝子　　　② *AP3*遺伝子　　　③ *PI*遺伝子　　　④ *AG*遺伝子

Ⅲ　生物のエネルギー利用と生態系に関する以下の問いに答えなさい。

問1　真核生物がもつ以下の反応系についての記述として，適切なものをそれぞれ指定された数だけ答え
なさい。なお，同じ選択肢を複数回答えてもよい。

1．アルコール発酵（2つ）　　　　　　　| 1 |

2．解糖系（1つ）　　　　　　　　　　　| 2 |

3．クエン酸回路（1つ）　　　　　　　　| 3 |

4．カルビン・ベンソン回路（2つ）　　　| 4 |

5．ミトコンドリアの電子伝達系（1つ）　| 5 |

6．葉緑体の電子伝達系（1つ）　　　　　| 6 |

　　① ATPを消費する反応が起こる。

　　② クレアチンリン酸を消費する反応が起こる。

　　③ 二酸化炭素を固定する反応が起こる。

　　④ 二酸化炭素を生じる反応が起こる。

　　⑤ アミノ酸を生じる反応が起こる。

　　⑥ 膜を挟んだH^+の濃度勾配を形成する。

　　⑦ 酸素分子はこの反応系で働く酵素を失活させる。

　　⑧ C_3植物がもつ反応系であり，C_4植物には存在しない。

問2　土壌中の細菌による窒素化合物の利用についての次の文を読み，以下の問いに答えなさい。

　　生物の排出物や遺骸に含まれる有機窒素化合物から生じたアンモニウムイオンは，土壌中の細菌Aが行
う化学合成に利用されて | 7 | となる。 | 7 | はさらに細菌Bが行う化学合成に利用されて | 8 |
となる。 | 8 | が植物に吸収されるとアンモニウムイオンに変えられる。植物はアンモニウムイオンを
もとに，窒素をもつさまざまな物質や構造をつくる。

1．文中の | 7 | と | 8 | に最も適切な物質をそれぞれ1つずつ答えなさい。

　　① 一酸化窒素　　　　② 二酸化窒素　　　　③ 亜硝酸イオン　　　④ 硝酸イオン

　　⑤ 窒素ガス　　　　　⑥ 尿酸　　　　　　　⑦ 尿素　　　　　　　⑧ 硫化水素

2．文中の細菌Bとして最も適切なものを1つ答えなさい。　| 9 |

　　① 亜硝酸菌　　　　　② アゾトバクター　　　③ 紅色硫黄細菌　　　④ 根粒菌

　　⑤ シアノバクテリア　⑥ 硝酸菌　　　　　　　⑦ 緑色硫黄細菌

3．植物においてアンモニウムイオンをもとに最初につくられる物質として最も適切なものを1つ答えなさい。 ⬚10

① アスパラギン　　　② アスパラギン酸　　　③ グアニン　　　④ グルタミン

⑤ グルタミン酸　　　⑥ ケトグルタル酸　　　⑦ メチオニン

4．文中の**下線部**に当てはまらないものとして適切なものをすべて答えなさい。 ⬚11

① クロロフィル　　　② セルロース　　　③ 染色体　　　④ デンプン

⑤ フィトクロム　　　⑥ リボソーム　　　⑦ ルビスコ

問3　生態系での物質循環についての次の文を読み，以下の問いに答えなさい。なお，文中の有機物の量は，いずれも一定期間における単位面積当たりの量を表す。

太陽の光エネルギーを利用して植物などの生産者が行う物質生産により，環境中の二酸化炭素は有機物として生物群集に取込まれる。ある地域の A 生産者が物質生産により得た有機物は，B 生産者が呼吸により失う有機物，C 生産者の成長に使われる有機物，D 生産者から枯死で失われる有機物，E 被食により失われる有機物にわかれる。生産者，動物，菌類・細菌などがそれぞれ得た有機物を呼吸によって異化すると，生物群集から環境に二酸化炭素が戻る。

1．ある地域の総生産量および純生産量を**下線部A～E**の有機物の量で表したものとして，最も適切なものをそれぞれ1つずつ答えなさい。

（1）総生産量 ⬚12

（2）純生産量 ⬚13

① Aの量　　　　　　　　② Cの量　　　　　　　　③ Aの量＋Bの量

④ Aの量＋Cの量　　　　⑤ Cの量＋Dの量　　　　⑥ Aの量－Bの量

⑦ Aの量－Cの量　　　　⑧ Aの量－Cの量－Dの量　⑨ Aの量－Dの量－Eの量

2．文中の**下線部E**についての以下の問いに答えなさい。

（1）一次消費者が行う摂食により，生産者から一次消費者へ有機物とエネルギーが移動する。一次消費者の摂食効率（純生産量に対する**下線部E**の量の割合）が生態系によって大きく異なる理由についての記述として最も適切なものを1つ答えなさい。 ⬚14

① 生産者の呼吸量が多いと低くなる。

② 生産者の体のうち一次消費者が摂食できない部分が多いと低くなる。

③ 生産者の体のうち一次消費者が摂食できない部分が多いと高くなる。

④ 一次消費者の呼吸量が多いと低くなる。

⑤ 一次消費者の呼吸量が多いと高くなる。

（2）上記の ☐14 が原因となって，一次消費者の摂食効率の年平均値は生態系によって大きく異なる。
森林，草原，海洋について，一次消費者の摂食効率の年平均値の小さい順に左から並べたものとして
最も適切なものを1つ答えなさい。 ☐15

① 森林，草原，海洋

② 森林，海洋，草原

③ 草原，森林，海洋

④ 草原，海洋，森林

⑤ 海洋，森林，草原

⑥ 海洋，草原，森林

（3）下線部Eの量のうち，一次消費者の同化量に含まれるものをすべて答えなさい。 ☐16

① 一次消費者の被食量　　　② 一次消費者の死滅量（死亡量）

③ 一次消費者の呼吸量　　　④ 一次消費者の不消化排出量

3．森林生態系についての以下の問いに答えなさい。

（1）熱帯多雨林，夏緑樹林，落葉針葉樹林の林冠に多く見られる木本植物として最も適切なものを
それぞれ1つずつ答えなさい。

1）熱帯多雨林　☐17

2）夏緑樹林　☐18

3）落葉針葉樹林　☐19

① アオキ　　　② アカマツ　　　③ アラカシ　　　④ エゾマツ　　　⑤ カラマツ

⑥ クスノキ　　　⑦ スダジイ　　　⑧ タブノキ　　　⑨ フタバガキ　　　⑩ ミズナラ

（2）森林の純生産量は年降水量と年平均気温に強く影響される。熱帯多雨林，夏緑樹林，落葉針葉樹林に
ついて，単位面積当たりの純生産量の少ない順に左から並べたものとして最も適切なものを1つ答えな
さい。 ☐20

① 熱帯多雨林，夏緑樹林，落葉針葉樹林

② 熱帯多雨林，落葉針葉樹林，夏緑樹林

③ 夏緑樹林，熱帯多雨林，落葉針葉樹林

④ 夏緑樹林，落葉針葉樹林，熱帯多雨林

⑤ 落葉針葉樹林，熱帯多雨林，夏緑樹林

⑥ 落葉針葉樹林，夏緑樹林，熱帯多雨林

（3） 森林の林冠より高い位置で二酸化炭素濃度と風向きなどを連続的に観測すると，大気から森林の生物
　　群集へ二酸化炭素が移動した量の収支を測定できる。以下に示す図の上段は，この測定を東アジアの
　　3つのバイオーム（バイオーム X，Y，Z）で行った結果である。横軸は月を表し，縦軸の値が0の月は，
　　森林の生物群集が大気から吸収する二酸化炭素の量と，森林の生物群集が大気に放出する二酸化炭素の
　　量が等しいことを示す。また，縦軸の値が正の月は森林の生物群集が大気から吸収した二酸化炭素の量
　　の方が，森林の生物群集が大気に放出した二酸化炭素の量よりも大きいことを示す。図の下段はそれぞ
　　れの森林の生物群集が行った呼吸による二酸化炭素の発生量を月ごとに表したものである。バイオーム
　　X，Y，Zは熱帯多雨林，夏緑樹林，落葉針葉樹林のいずれかである。以下の問いに答えなさい。

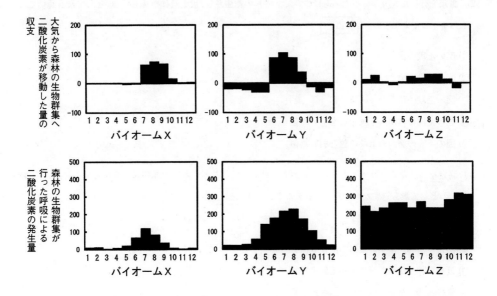

　　　　　　　　　図　東アジアにおける3つのバイオームでの測定結果

上段は大気から森林の生物群集へ二酸化炭素が移動した量の収支を，下段はそれぞれの森林の生物群集が
行った呼吸による二酸化炭素の発生量をいずれも炭素量に換算した値（g炭素/m²/月）で表す。
上段，下段の図の横軸はいずれも測定を行った月を表す。

1）バイオーム X，Y，Z を左から順に並べたものとして最も適切なものを1つ答えなさい。　21

①　熱帯多雨林，夏緑樹林，落葉針葉樹林

②　熱帯多雨林，落葉針葉樹林，夏緑樹林

③　夏緑樹林，熱帯多雨林，落葉針葉樹林

④　夏緑樹林，落葉針葉樹林，熱帯多雨林

⑤　落葉針葉樹林，熱帯多雨林，夏緑樹林

⑥　落葉針葉樹林，夏緑樹林，熱帯多雨林

2）測定を行った3つのバイオームについて，各月の総生産量（炭素量に換算した値）として最も適切な
ものを1つ答えなさい。　22

①　図の上段の値

②　図の下段の値

③　図の上段の値と下段の値の和

④　図の上段の値から下段の値を引いた値

⑤　図の下段の値から上段の値を引いた値

3）測定を行った3つのバイオームについて，単位面積当たりの年間の総生産量の少ない順に左から並べ
たものとして最も適切なものを1つ答えなさい。　23

①　熱帯多雨林，夏緑樹林，落葉針葉樹林

②　熱帯多雨林，落葉針葉樹林，夏緑樹林

③　夏緑樹林，熱帯多雨林，落葉針葉樹林

④　夏緑樹林，落葉針葉樹林，熱帯多雨林

⑤　落葉針葉樹林，熱帯多雨林，夏緑樹林

⑥　落葉針葉樹林，夏緑樹林，熱帯多雨林

4）図の上段に示した大気から森林の生物群集へ二酸化炭素が移動した量の収支を一年間で合計すると，
バイオーム Z の値は X や Y の値よりも小さい。その理由を推測した記述として最も適切なものを1つ答
えなさい。　24

①　バイオーム Z は，X や Y に比べて，純生産量が少なく，動物や菌類・細菌などの呼吸量も少ないため。

②　バイオーム Z は，X や Y に比べて，純生産量が少ないが，動物や菌類・細菌などの呼吸量は多いため。

③　バイオーム Z は，X や Y に比べて，純生産量が多く，動物や菌類・細菌などの呼吸量も少ないため。

④　バイオーム Z は，X や Y に比べて，純生産量が多いが，動物や菌類・細菌などの呼吸量も多いため。

英　語

問題
(60分)

5年度

後期　3月4日　試験

Ⅰ　次の英文を読み，下記の設問に答えなさい。

Kikunae Ikeda had been thinking a lot about soup. The Japanese chemist had been studying a broth made from seaweed and dried fish flakes, called dashi. Dashi has a very specific (　1　) — warm, tasty, savory[*1] — and through lengthy separations in a chemistry lab, Ikeda had been trying to isolate the molecules behind its distinctive taste. He felt sure that there was some connection between a molecule's shape and the (　1　) perception it produced in humans. But as it was just a few years past the turn of the 19th century, there was not yet a great deal of evidence to support the idea.

Eventually, Ikeda did manage to isolate an important taste molecule from the seaweed in dashi: the amino acid[*2] glutamate[*3], a key building block of proteins. In a 1909 paper, the Tokyo Imperial University professor suggested that the savory (　2　) triggered by glutamate should be one of the basic tastes that give something (　1　), on a par with sweet, sour, bitter, and salt. He called it "umami," basing it on "umai," a Japanese word meaning "delicious."

It cannot be said that at the time his idea was met with thunderous applause from (6)colleagues around the globe. For one thing, Ikeda's paper remained in Japanese (it was eventually translated into English in 2002). Also, umami taste behaves a bit differently from the others. It does not get stronger linearly with higher levels of glutamate and other substances that trigger it, the way that sweetness does.

But more than a hundred years later, scientists around the world now acknowledge that umami is real, and just as much a basic taste as the others. It's not just found in seaweed; we get a hit of umami from tomatoes, meat, broths, cheeses, and many other foods. How did this enigmatic yet brash taste, (ア)hidden in plain sight for so many years, finally achieve recognition?

Over the decades, scientists began to put together how umami works. Each new insight brought the claim put forth by Ikeda into better focus. For instance, researchers identified two other molecules that could trigger the (　2　): inosinate[*4], behind the umami of bonito fish flakes[*5], and guanylate[*6], behind the umami of dried shitake mushrooms. And interestingly, the effect of having two of these molecules in the same dish is synergistic[*7]. You get way more umami from a broth containing both bonito flakes (inosinate) and seaweed (glutamate) than you get from either alone. You get a similar effect from cooking beef (inosinate) with tomatoes (glutamate).

Some people suggested that perhaps umami was just a kind of saltiness. After all, it often occurred in concert with that (　2　). But taking away an umami-triggering substance really did (7)dramatically change perception, researchers found. Looking closer at the nerves sending messages from the mouth to the brain suggested that umami and salt were operating via different channels.

A great deal of the recognition for Ikeda's insights probably came from the discovery, about 20 years ago, that there are specific receptors in taste buds that pick up on amino acids. (8)Multiple research groups have now reported on these receptors, which are tuned to specifically stick onto glutamate and the other umami molecules that create synergistic effects.

In a way, it isn't surprising that our bodies （ 3 ） a way to sense the presence of amino acids, since they are crucial for our survival. Breast milk has about the same levels of glutamate as the dashi broth studied by Ikeda, so we are probably quite familiar with the taste before we can even walk.

Ikeda, for his part, found a seasoning manufacturer and started to produce his own line of umami seasoning. "I believe that the time has come to (9)revolutionize the production method of this important seasoning," he wrote at the end of his 1909 paper, in hopes that better-tasting food would （ 4 ） people's nutrition. The product, a monosodium glutamate (MSG) powder called Aji-No-Moto, is still made today. (Although rumors have swirled*8 (10)periodically that eating too much MSG can give people headaches and other health problems, the US Food and Drug Administration*9 has found no evidence for such claims.)

The story of umami might make you （ 5 ）, are there other basic tastes out there that we just haven't gotten around to noticing? Some researchers believe we may have a sixth basic taste for fat. There are some good candidates for fat receptors in the tongue, and it is clear that the body responds strongly to fat's presence in food.

However, by the time fat levels are high enough that we can actually taste them consciously, we tend not to like the （ 1 ） very much. So the question becomes, can something be a basic taste if we don't really taste it, per se*10? How much of taste is about encouraging or discouraging us to eat something, and how much of it is the body, unknown to us, keeping track of what is (イ)coming down the chute*11?

注：*1 savory「風味のある」　　　　　　　*2 amino acid「アミノ酸」

　　*3 glutamate「グルタミン酸」　　　　　*4 inosinate「イノシン酸」

　　*5 bonito fish flakes「かつお節」　　　　*6 guanylate「グアニル酸」

　　*7 synergistic「相乗的な」　　　　　　　*8 swirl「渦巻く」

　　*9 the US Food and Drug Administration「米国食品医薬品局」

　　*10 per se「それ自体で」

　　*11 chute「シュート」ダストシュートなど，物を下へ落とすための管

問1　本文中の（1）～（5）の空欄に入れるのに最も適切なものを，それぞれ ① ～ ④ の中から
一つずつ選びなさい。

（1）① flavor　　　　② appearance　　　③ purpose　　　　④ origin

（2）① reason　　　　② advantage　　　③ sensation　　　④ decision

（3）① enveloped　　② eloped　　　　③ eluded　　　　④ evolved

（4）① undermine　　② improve　　　　③ resist　　　　　④ calculate

（5）① wander　　　　② wonder　　　　③ stick　　　　　④ stuck

問2　本文中の下線部（6）～(10)の語に意味が最も近いものを，それぞれ ① ～ ④ の中から
一つずつ選びなさい。

（6）colleagues

　　① rivals　　　　② lovers　　　　③ coinventors　　④ coworkers

（7）dramatically

　　① concerningly　② considerately　③ considerably　④ confidently

（8）Multiple

　　① Numerous　　② Split　　　　③ Central　　　　④ Sustainable

（9）revolutionize

　　① form　　　　② deform　　　　③ inform　　　　④ transform

(10) periodically

　　① slowly　　　② finally　　　　③ repeatedly　　④ rarely

問3　次の (11) ～ (15) の各問いの答えとして最も適切なものを，それぞれ ① ～ ④ の中から
一つずつ選びなさい。

(11) What does the article say about the reaction to Kikunae Ikeda's research on umami?

① Kikunae Ikeda's research became very famous in English-speaking countries soon after it was published.

② Kikunae Ikeda's research was used to support rumors about alleged negative health effects associated with MSG.

③ Kikunae Ikeda's research did not become well known, outside of Japan, until other researchers studied the topic later.

④ Kikunae Ikeda's research led to Japanese food becoming internationally popular in the first decade of the 20th century.

(12) According to the article, which of the following statements is true about umami?

① Umami can only be tasted by people of East Asian descent.

② Umami can be produced by several different chemicals or combinations of these chemicals.

③ Umami is one type of the salty category of taste.

④ Umami always increases in strength as you increase the concentration of molecules that produce it.

(13) In the underlined part (ア), what is one of the reasons the article describes umami as "hidden in plain sight"?

① For many years, chemicals that give foods their umami flavor were not used in food outside Japan.

② For many years, people could only taste umami after attending courses run by makers of MSG.

③ For many years, it was only mentioned in secret cooking texts from the Heian Period of Japan.

④ For many years, the idea of umami and its links to amino acids was not described in English-languge publications.

(14) What do the final two paragraphs in the article say about fat?

① Humans can never taste fat.

② Some humans only enjoy the taste of large quantities of fat.

③ Fat could be an overlooked basic taste.

④ Fat makes umami more intense.

(15) What does the underlined expression (イ) "coming down the chute" mean in this article?

① being fired upon by a cannon

② being flushed down a toilet

③ being injected into the body

④ being swallowed by a throat

Ⅱ 次の (16)〜(20) の各英文の空欄に入れるのに最も適切なものを，それぞれ ①〜④ の
中から一つずつ選びなさい。

(16) Don't worry. (   ) practice game.

① It's origin   ② It's just

③ It was adjust a   ④ It was only a

(17) Recently, (   ) to save money.

① I starting   ② I have been trying

③ I has been trying   ④ I did starts

(18) (   ) me where you got your information from?

① Is it possible telling   ② Said to

③ Would you say   ④ Is it possible to tell

(19) Due to climate change and the increasing cost of oil, I think we need to use more
renewable energy. (   )?

① How about me   ② Do you think me

③ How about my   ④ Do you follow me

(20) Your suggestion will work. (   ) more effective.

① Congratulations   ② Whose

③ It's   ④ But

Ⅲ 次の説明文〔PART A〕と会話〔PART B〕を読み，(21)～(30)の各問いの答えとして最も
適切なものを，それぞれ ①～④の中から一つずつ選びなさい。

〔PART A〕

The Best Robot Vacuums to Buy in 2025

Tired of pushing your vacuum around the house? Put your feet up and let one of our picks for
the best robot vacuum in 2025 do the job!

Best Budget Model:

A-Alpono RS-34

A-Alpono is not a well-known maker of electronics, but the time we spent using the RS-34 was
surprisingly easy and free from stress. The vacuum does not feature the wireless charging or
automatic dust disposal functions found in the more expensive models that we tried, but it has
enough power to suck up dust without leaving any behind. Its battery is also good enough for
anyone living in an apartment or small house.

Best Basic Model with After-Sales Support:

eCyber 3030

The eCyber 3030 is a very similar device to the A-Alpono RS-34. However, it costs 130 dollars
more. Nevertheless, there are some good reasons to go for this more expensive vacuum and
one of them is that eCyber is probably the best known and most reliable maker of robot
vacuums today. Unlike the A-Alpono RS-34, the eCyber 3030 also comes with a full after-sales
support package, including a 5-year warranty and a free battery replacement if your battery
performance drops below a certain amount within the 5-year warranty period. eCyber's
machines are also known for their reliability, so if you prefer to buy from trusted brands, but
don't want to spend for extra features, the eCyber 3030 is the model for you.

Best Flagship Model (With Mop Function!):

eCyber 7070XG Wash

eCyber is the best-known maker of robot vacuums for a reason and the 7070XG Wash
showcases some of the most cutting-edge features in robot cleaning today. The 7070XG Wash
is not cheap and demand is so high that it is hard to buy. However, if you have enough money
to buy one, and are lucky enough to find one in stock, the eCyber 7070XG Wash will not
disappoint. The 7070XG Wash naturally features wireless charging, automatic dust disposal,
and a smartphone app that many higher-grade robot vacuums have included in recent years.
However, the 7070XG Wash, as suggested by its name, also features a mopping mode that
activates after it has finished vacuuming the floor. Previously, many people owned separate
mopping robots to wipe the floor after vacuuming, but eCyber has created a product that
combines the two devices into a reasonably compact package. After returning our test model
to eCyber, we were so happy with its ability to clean that we bought one for our office using
our own funds!

〔PART B〕

Jules: What are you doing? I thought you were tired.

Jaime: I am, but I forgot it's the BigRiver.com online sale tonight. I wanted to see the discounts before going to bed.

Jules: Be careful. Don't buy a bunch of stuff we aren't going to use again.

Jaime: Well, how about a robot vacuum cleaner? You said you were interested in getting one.

Jules: Are they on sale?

Jaime: eCyber is doing a special sale. 25% off the (　A　) and 40% off its cheaper model, the (　B　).

Jules: 40%? That's a big discount!

Jaime: Some people on social media said that they may be planning to replace the (　B　) with a more advanced model. Also, apparently, they haven't been selling very many because there is a similar model made by a rival company which is less expensive.

Jules: I guess that makes sense. But how come the (　A　) is so much more expensive?

Jaime: The answer is in the name. It doesn't just vacuum.

Jules: It also mops. Got it. That sounds pretty useful. But I don't want to pay 700 dollars for it.

Jaime: I thought so too, but they are also doing another deal where if we order it, we can apply to get 10% of the 700 dollars back as BigRiver points. So I guess it's really 630 dollars.

Jules: Maybe it's OK then. What's that it says on the site about mopping pads, though? Do you have to buy those separately?

Jaime: Yeah. I'm afraid so. And you have to throw them away after 10 uses.

Jules: Hmm… Maybe just a simple vacuum is better. Is there a 10% point deal on the (　B　)?

Jaime: Actually the deal is only (　C　), but a smaller deal is better than no deal.

Jules: Where would we put it if we get it?

Jaime: Why not under the sofa?

Jules: I'm worried about Rusty. He likes to play under there.

Jaime: Then let's charge it in the kitchen in the space between the refrigerator and the trash cans.

Jules: I guess that would make it easy to throw away the waste. Let's get it!

Jaime: Okay. I'm logging in. I've chosen the item and put it in the basket. Now I'm going to the payment options.

Jules: Shall I bring you your (　D　)?

Jaime: Yes… hold on… oh no.

Jules: What?

Jaime: (　E　) I'm going to bed.

Jules: What a shame. Maybe it will be on sale again later. Goodnight.

(21) What is （　A　）?

 ① A-Alpono RS-34

 ② A-Alpono RV-99

 ③ eCyber 3030

 ④ eCyber 7070XG Wash

(22) What is （　B　）?

 ① A-Alpono RS-34

 ② A-Alpono RV-99

 ③ eCyber 3030

 ④ eCyber 7070XG Wash

(23) What is （　C　）?

 ① 5%

 ② 10%

 ③ 15%

 ④ 20%

(24) What is （　D　）?

 ① vacuum cleaner

 ② spare change

 ③ tablecloth

 ④ credit card

(25) What is （　E　）?

 ① It's out of stock.

 ② I got a 50-dollar coupon.

 ③ I love you.

 ④ The delivery driver came when we were out.

(26) Why do Jules and Jaime think keeping a robot vacuum cleaner in the kitchen is a good idea?

 ① Because it would be fun for their dog Rusty to play with.

 ② Because it would be easier to find a space with an electrical outlet.

 ③ Because the robot could easily mop up sticky food and liquids.

 ④ Because it would be easier to keep the vacuum cleaner clean.

(27) What does PART A say about the A-Alpono RS-34?

① It has become the bestselling model of robot vacuum cleaner.

② It has many features that other eCyber models do not.

③ It will soon be replaced by a more advanced model.

④ It is made by a company that is less famous than eCyber.

(28) What does PART A say about the eCyber 3030?

① Its features are almost the same as a cheaper model's.

② It is not safe for animals.

③ You can get a free battery for it every 5 years.

④ It is a robot mop.

(29) What does PART A say about the eCyber 7070XG Wash?

① The author is using a model of the cleaner given by eCyber for review.

② The author used a model of the cleaner given by eCyber for review.

③ The author never used a model of the cleaner given to eCyber for review.

④ The author was rarely using a model that was given to eCyber for review.

(30) What does PART A **NOT** say about the eCyber 7070XG Wash?

① It is easy to find online.

② It can connect to smart devices.

③ It is expensive.

④ It is a single device that can replace two devices.

IV 次の（ア）～（ウ）の各英文の意味が最もよく通るように，それぞれ①～⑥の語(句)を
各空欄に一つずつ当てはめ，(31)～(40)の空欄に入るものの番号を選びなさい。ただし，
文頭に来る語(句)も小文字の書き出しになっています。

（ア）Despite the undeniable convenience of smartphones and the impressive features of
audio visual equipment today, an increasing number of consumers are looking to the
(　31　)(　　　)(　　　)(　32　)(　　　)(　33　) next.

① deciding　　　　　　② buy　　　　　　　③ to
④ what　　　　　　　⑤ when　　　　　　　⑥ past

（イ）(　　　)(　34　)(　　　)(　35　)(　　　)(　36　) specialize in used
goods, sales of "retro" electronics are increasing and their prices are climbing.

① delight　　　　　　② who　　　　　　　③ of
④ online retailers　　　⑤ to　　　　　　　⑥ the

（ウ）Even young adults, (　37　)(　　　)(　38　)(　39　)(　　　)(　40　)
took over our households, are starting to collect vinyl records that their parents would
consider to be outdated.

① were　　　　　　　② digital　　　　　　③ music
④ born　　　　　　　⑤ who　　　　　　　⑥ after

数　学

問題
（60分）

5年度

後期　3月4日　試験

問題 I. 次の各文の ☐ にあてはまる答えを求めよ。

(1) i を虚数単位とし，$a = \sqrt{3} + i$, $b = \sqrt{3} - i$ とする。このとき，ab の値は ☐ア であり，$\dfrac{b}{a} + \dfrac{a}{b}$ の値は ☐イ である。また，等式 $ax + b^2 y = 3\sqrt{3} - 5i$ を満たす実数 x, y の値は $x =$ ☐ウ ，$y =$ ☐エ である。

(2) A, B, C, D, E の 5 人がじゃんけんを 1 回だけする。ただし，あいこの場合もじゃんけんを 1 回したと考えるとする。このとき，A だけが勝つ確率は ☐オ である。また，A を含む 3 人が勝ち，他の 2 人が負ける確率は ☐カ である。あいこになる確率は ☐キ である。

(3) 関数 $f(x) = (\log_3 x)\left(\log_3 \dfrac{x}{27}\right)$ について考える。$\log_3 x = t$ とおくと，$f(x)$ は t を用いて $f(x) =$ ☐ク と表される。$1 \leqq x \leqq 81$ のとき，t のとり得る値の範囲は ☐ケ であり，$f(x)$ の最大値は ☐コ ，最小値は ☐サ である。

(4) OA $= 7$, AB $= 6$, BO $= 5$ である三角形 OAB において，$\cos \angle ABO$ の値は ☐シ であり，三角形 OAB の面積は ☐ス である。$3\overrightarrow{OC} - 5\overrightarrow{AC} + 8\overrightarrow{BC} = \overrightarrow{0}$ を満たす点 C をとる。このとき，$\overrightarrow{OC}$ は $\overrightarrow{OA}$ と $\overrightarrow{OB}$ を用いて，$\overrightarrow{OC} =$ ☐セ $\overrightarrow{OA} +$ ☐ソ $\overrightarrow{OB}$ と表される。また，四角形 OABC の面積は ☐タ である。

問題 II. a を 0 でも 1 でもない定数とし，$f(x) = x^2 - 5x + 4$, $g(x) = a(x^2 - 5x + 4)$ とする。曲線 $y = f(x)$ 上の点 $(2, -2)$ における接線を l とおく。b を定数とし，直線 l は点 $(b, g(b))$ で曲線 $y = g(x)$ に接しているとする。このとき，次の問いに答えよ。

(1) l の方程式を求めよ。

(2) a, b の値をそれぞれ求めよ。

(3) 曲線 $y = f(x)$ の $x \leqq 2$ の部分，曲線 $y = g(x)$ および直線 l で囲まれた図形の面積 S を求めよ。

物 理

問題
（60分）

5年度

後期　3月4日　試験

Ⅰ　次の問い（問1～問5）の空所 ☐ に入る適語を解答群から選択せよ。（解答番号 1 ～ 12 ）

問1　図1のように，一端を天井に付けた軽いひもの他端に重さ $2W$〔N〕の小物体Aを取り付け，上面が水平であらい台の上にAを静かに置いた。つぎに，重さ W〔N〕の小物体Bに軽いひもの一端を取り付け，他端をAと天井の間のひもの点aにつけたところ，点aとAとの間のひもは水平，点aとBとの間のひもは鉛直，点aと天井との間のひもは水平に対して角度45°となり，AとBは静止した。このとき，Aと台との間の摩擦力が最大摩擦力であったとすると，ひもが天井を引く力の大きさは 1 $\times W$〔N〕であり，Aと台との間の静止摩擦係数は 2 である。

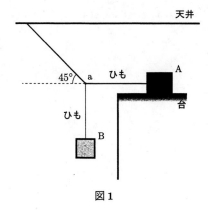

図1

解答群

① $\dfrac{1}{5}$　　② $\dfrac{\sqrt{2}}{5}$　　③ $\dfrac{1}{2}$　　④ $\dfrac{\sqrt{2}}{2}$　　⑤ 1　　⑥ $\sqrt{2}$　　⑦ 2　　⑧ $2\sqrt{2}$

⑨ 5　　⑩ $5\sqrt{2}$

問2　図2のように，ばね定数 k〔N/m〕の軽いばねの一端を壁に固定し，他端に質量 $2m$〔kg〕の小物体 A を取り付け，なめらかな水平面上に置いたところ A は静止した。つぎに，A に力を加えてばねを自然長から距離 ℓ〔m〕だけ縮めて静止させたあと，A のあった位置に質量 m〔kg〕の小物体 B を静かに置いた。A を静かに放したところ，A は水平面上を運動して B と弾性衝突した。このとき，A と B が衝突する直前の A の速さは　□ 3 □　〔m/s〕であり，衝突後の B の速さは　□ 3 □　の　□ 4 □　倍である。ただし，すべての運動は同じ直線上で起きるものとする。

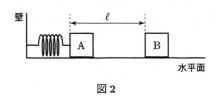

図 2

□ 3 □ の解答群

① $\ell\sqrt{\dfrac{k}{2m}}$　　② $\ell\sqrt{\dfrac{2m}{k}}$　　③ $\ell\sqrt{\dfrac{k}{m}}$　　④ $\ell\sqrt{\dfrac{m}{k}}$　　⑤ $\sqrt{\dfrac{k\ell}{2m}}$　　⑥ $\sqrt{\dfrac{2m\ell}{k}}$

⑦ $\sqrt{\dfrac{k\ell}{m}}$　　⑧ $\sqrt{\dfrac{m\ell}{k}}$

□ 4 □ の解答群

① $\dfrac{1}{4}$　　② $\dfrac{1}{3}$　　③ $\dfrac{1}{2}$　　④ $\dfrac{2}{3}$　　⑤ $\dfrac{3}{4}$　　⑥ 1　　⑦ $\dfrac{5}{4}$　　⑧ $\dfrac{4}{3}$　　⑨ $\dfrac{3}{2}$

問3　図3(a)のように，真空中で，1辺の長さ a〔m〕の正方形の各頂点 pqrs に，紙面に対して垂直にじゅうぶん長い直線電流が流れている。ただし，点 p と点 q を流れる電流の大きさは $2I$〔A〕，点 r と点 s を流れる電流の大きさは I〔A〕であり，点 p と点 r を流れる電流は紙面奥から手前向き，点 q と点 s を流れる電流は紙面手前から奥向きである。このとき，正方形の重心点 G に生じる磁場の向きは，図3(b) の　5　の向きである。また，真空の透磁率を μ_0〔N/A²〕とすると，点 G での磁束密度の大きさは　6　〔T〕である。

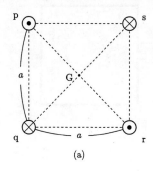

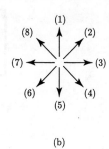

(a)　　　　　　　　　　(b)

図3

5　の解答群

① (1)　　② (2)　　③ (3)　　④ (4)　　⑤ (5)　　⑥ (6)　　⑦ (7)　　⑧ (8)

6　の解答群

① $\dfrac{\mu_0 I}{2\pi a}$　　② $\dfrac{\mu_0 I}{\pi a}$　　③ $\dfrac{\sqrt{2}\,\mu_0 I}{2\pi a}$　　④ $\dfrac{\sqrt{2}\,\mu_0 I}{\pi a}$　　⑤ $\dfrac{2\mu_0 I}{\pi a}$　　⑥ $\dfrac{\pi I}{2\mu_0 a}$　　⑦ $\dfrac{\pi I}{\mu_0 a}$

⑧ $\dfrac{\sqrt{2}\,\pi I}{2\mu_0 a}$　　⑨ $\dfrac{\sqrt{2}\,\pi I}{\mu_0 a}$　　⑩ $\dfrac{2\pi I}{\mu_0 a}$　　⑪ $\dfrac{\mu_0 I\pi a}{2}$　　⑫ $\dfrac{\sqrt{2}\mu_0 I\pi a}{2}$　　⑬ $\mu_0 I\pi a$

⑭ $\sqrt{2}\mu_0 I\pi a$　　⑮ $2\mu_0 I\pi a$

問4　図4のように，体積 V_1〔m³〕と体積 V_2〔m³〕の断熱容器 A と B が，栓のついた細い断熱管でつながれている。A には温度 T〔K〕で物質量 n〔mol〕の単原子分子理想気体が封入されており，B は真空になっている。この状態で栓を開き，十分時間が経過したとき，A と B の内部の気体の圧力は 　7　 〔Pa〕であり，A と B の内部の気体の内部エネルギーの和は 　8　 × 　9　 〔J〕となる。ただし，気体定数を R〔J/(mol·K)〕とする。

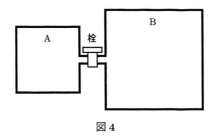

図 4

　7　 と 　9　 の解答群

①　nRT　　②　$\dfrac{V_1}{V_2}nRT$　　③　$\dfrac{V_2}{V_1}nRT$　　④　$\dfrac{nRT}{V_1}$　　⑤　$\dfrac{nRT}{V_2}$　　⑥　$\dfrac{nRT}{V_1+V_2}$

⑦　$\dfrac{V_1}{V_1+V_2}nRT$　　⑧　$\dfrac{V_2}{V_1+V_2}nRT$　　⑨　$\dfrac{V_1 V_2}{V_1+V_2}nRT$　　⑩　$\dfrac{V_1^2}{V_1+V_2}nRT$

⑪　$\dfrac{V_2^2}{V_1+V_2}nRT$　　⑫　$\dfrac{V_1}{V_2(V_1+V_2)}nRT$　　⑬　$\dfrac{V_2}{V_1(V_1+V_2)}nRT$

　8　 の解答群

①　$\dfrac{1}{2}$　　②　1　　③　$\dfrac{3}{2}$　　④　2　　⑤　$\dfrac{5}{2}$　　⑥　3　　⑦　$\dfrac{7}{2}$　　⑧　4

問5　図5のように，屈折率 n_1 の媒質Ⅰと屈折率 n_2 の媒質Ⅱの境界面に向けて，振動数 f〔Hz〕の光を媒質Ⅱ側から入射したところ，媒質Ⅰ側へ光が透過した。このとき，媒質Ⅱの中での光の波長は　　**10**　　〔m〕である。つぎに，入射角を少しずつ大きくしていったところ，入射角が θ_c〔rad〕となったところで境界面で全反射が起こり，媒質Ⅰ側へ光が透過しなくなった。このとき，n_1 と n_2 の間には　　**11**　　という関係がある。また，θ_c と n_1 および n_2 との間には　　**12**　　という関係がある。ただし，真空中の光の速さを c〔m/s〕とする。

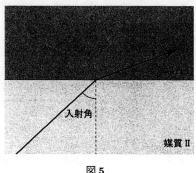

図5

10 の解答群

① cf 　② $\dfrac{c}{f}$ 　③ $\dfrac{f}{c}$ 　④ $\dfrac{1}{cf}$ 　⑤ $n_2 cf$ 　⑥ $\dfrac{n_2 c}{f}$ 　⑦ $\dfrac{n_2 f}{c}$ 　⑧ $\dfrac{n_2}{cf}$

⑨ $\dfrac{cf}{n_2}$ 　⑩ $\dfrac{c}{n_2 f}$ 　⑪ $\dfrac{f}{n_2 c}$ 　⑫ $\dfrac{1}{n_2 cf}$

11 の解答群

① $n_1 < n_2$ 　② $n_1 > n_2$ 　③ $n_1 = n_2$

12 の解答群

① $\sin\theta_c = \dfrac{1}{n_1 n_2}$ 　② $\cos\theta_c = \dfrac{1}{n_1 n_2}$ 　③ $\tan\theta_c = \dfrac{1}{n_1 n_2}$ 　④ $\sin\theta_c = \dfrac{n_1}{n_2}$

⑤ $\cos\theta_c = \dfrac{n_1}{n_2}$ 　⑥ $\tan\theta_c = \dfrac{n_1}{n_2}$ 　⑦ $\sin\theta_c = \dfrac{n_2}{n_1}$ 　⑧ $\cos\theta_c = \dfrac{n_2}{n_1}$

⑨ $\tan\theta_c = \dfrac{n_2}{n_1}$ 　⑩ $\sin\theta_c = \dfrac{n_1}{n_2^2}$ 　⑪ $\cos\theta_c = \dfrac{n_1}{n_2^2}$ 　⑫ $\tan\theta_c = \dfrac{n_1}{n_2^2}$

⑬ $\sin\theta_c = \dfrac{n_2}{n_1^2}$ 　⑭ $\cos\theta_c = \dfrac{n_2}{n_1^2}$ 　⑮ $\tan\theta_c = \dfrac{n_2}{n_1^2}$

II 次の問い（問1〜問4）の空所 □ に入る適語を解答群から選択せよ。（解答番号 1 〜 7 ）

図6のように，水平面上に水平と角度 θ〔rad〕をなすなめらかな斜面が固定されている。斜面上で斜面下端から距離 d〔m〕の点で質量 m〔kg〕の小物体Aを静かに放したところ，Aは斜面上をすべり出した。ただし，重力加速度の大きさを g〔m/s²〕とする。また，斜面下端を原点Oとし，斜面上向きに y 軸をとるものとする。

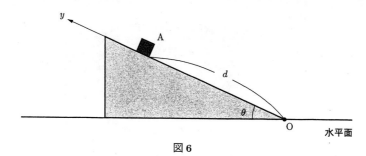

図6

問1　Aが $y = d$ にあるとき，Aの重力による位置エネルギーは水平面より □ 1 〔J〕だけ高い。

解答群

① $\dfrac{mg}{d}$　　② $\dfrac{mg}{d\sin\theta}$　　③ $\dfrac{mg}{d\cos\theta}$　　④ $\dfrac{mg}{d\sin^2\theta}$　　⑤ $\dfrac{mg}{d\cos^2\theta}$

⑥ mgd　　⑦ $mgd\sin\theta$　　⑧ $mgd\cos\theta$　　⑨ $mgd\sin^2\theta$　　⑩ $mgd\cos^2\theta$

問2　Aが $y = d$ から $y = 0$ まで運動するのに要する時間は □ 2 〔s〕であり，Aが $y = 0$ に到達する直前のAの速さは □ 3 〔m/s〕である。

解答群

① $\sqrt{\dfrac{d}{g\sin^2\theta}}$　　② $\sqrt{\dfrac{d}{g\cos^2\theta}}$　　③ $\sqrt{\dfrac{2d}{g\sin^2\theta}}$　　④ $\sqrt{\dfrac{2d}{g\cos^2\theta}}$　　⑤ $\sqrt{\dfrac{d}{g\sin\theta}}$

⑥ $\sqrt{\dfrac{d}{g\cos\theta}}$　　⑦ $\sqrt{\dfrac{2d}{g\sin\theta}}$　　⑧ $\sqrt{\dfrac{2d}{g\cos\theta}}$　　⑨ $\sqrt{gd\sin\theta}$　　⑩ $\sqrt{gd\cos\theta}$

⑪ $\sqrt{2gd\sin\theta}$　　⑫ $\sqrt{2gd\cos\theta}$　　⑬ $\sqrt{gd\sin^2\theta}$　　⑭ $\sqrt{gd\cos^2\theta}$　　⑮ $\sqrt{2gd\sin^2\theta}$

⑯ $\sqrt{2gd\cos^2\theta}$

つぎに，図7のように，図6の y 軸と直交する x 軸を水平面上にとる。原点 O に A を静かに置き，斜面上で x 軸と角度 ϕ〔rad〕をなす向きに初速度を与えたところ，A は斜面上をすべり，y 座標の値が d〔m〕の最高点を通って x 軸上の $x = 2d$ の点に到達した。

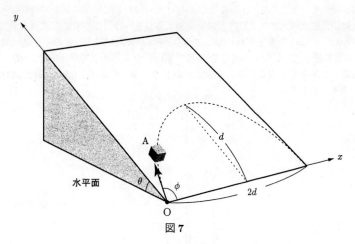

図7

問3　A に与えられた初速度の y 成分の大きさは $\boxed{\ \ 4\ \ }$〔m/s〕であり，A が運動を始めてから最高点に達するまでの時間は $\boxed{\ \ 5\ \ }$〔s〕である。

解答群

① $\sqrt{\dfrac{d}{g\sin^2\theta}}$　② $\sqrt{\dfrac{d}{g\cos^2\theta}}$　③ $\sqrt{\dfrac{2d}{g\sin^2\theta}}$　④ $\sqrt{\dfrac{2d}{g\cos^2\theta}}$　⑤ $\sqrt{\dfrac{d}{g\sin\theta}}$

⑥ $\sqrt{\dfrac{d}{g\cos\theta}}$　⑦ $\sqrt{\dfrac{2d}{g\sin\theta}}$　⑧ $\sqrt{\dfrac{2d}{g\cos\theta}}$　⑨ $\sqrt{gd\sin\theta}$　⑩ $\sqrt{gd\cos\theta}$

⑪ $\sqrt{2gd\sin\theta}$　⑫ $\sqrt{2gd\cos\theta}$　⑬ $\sqrt{gd\sin^2\theta}$　⑭ $\sqrt{gd\cos^2\theta}$　⑮ $\sqrt{2gd\sin^2\theta}$

⑯ $\sqrt{2gd\cos^2\theta}$

問4　$\tan\phi$ の値は $\boxed{\ \ 6\ \ }$ であり，A に与えられた初速度の大きさは $\boxed{\ \ 4\ \ }$ の $\boxed{\ \ 7\ \ }$ 倍である。

解答群

① $\dfrac{1}{6}$　② 1　③ $\dfrac{\sqrt{5}}{2}$　④ $\dfrac{2\sqrt{5}}{3}$　⑤ $\dfrac{3}{2}$　⑥ $\dfrac{5}{3}$　⑦ $\sqrt{3}$

⑧ 2　⑨ $\sqrt{5}$　⑩ 3　⑪ 4　⑫ $2\sqrt{5}$　⑬ 5　⑭ $3\sqrt{5}$

III 次の問い（問1〜問8）の空所 □ に入る適語を解答群から選択せよ。（解答番号 **1** 〜 **8** ）

　図8のように，真空中に2枚のじゅうぶん広い極板 A と B が，距離 d 〔m〕だけ離れて平行に置かれており，B の中央には小さな穴が空いている。また，B から見て A とは反対側で B に接する長方形の領域 pqrs には，紙面に垂直で奥から手前向きに磁束密度の大きさ B 〔T〕の磁場が加えられている。この領域の辺 ps は長さが ℓ 〔m〕で B と垂直であり，辺 pq は長さが 4ℓ 〔m〕で B と平行になっており，B の穴の中心と辺 pq の中点は一致している。このとき，質量 m 〔kg〕で正の電気量 q 〔C〕をもつ小球 C を A のすぐ近くの A の中央で静止させ，AB 間に電圧 V 〔V〕を加えたところ，C は加速しながら B の穴を通過して領域 pqrs 内へ入り，軌道 a または b の円運動を始めた。ただし，重力の影響は無視できるものとする。

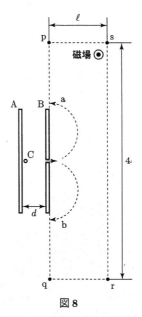

図8

問1　AB 間の電場の大きさは □**1**□ 〔N/C〕である。

　解答群

① dV　　② $\dfrac{V}{d}$　　③ $\dfrac{d}{V}$　　④ $\dfrac{1}{dV}$　　⑤ dV^2　　⑥ $\dfrac{V^2}{d}$　　⑦ $\dfrac{d}{V^2}$　　⑧ $\dfrac{1}{dV^2}$

問2　C が AB 間の中間の位置にあるとき，C にはたらく力の大きさは □**2**□ 〔N〕である。

　解答群

① $\dfrac{1}{2}qV$　　② $\dfrac{1}{2}qdV$　　③ $\dfrac{qV}{2d}$　　④ $\dfrac{qd}{2V}$　　⑤ $\dfrac{q}{2dV}$　　⑥ qV　　⑦ qdV　　⑧ $\dfrac{qV}{d}$

⑨ $\dfrac{qd}{V}$　　⑩ $\dfrac{q}{dV}$　　⑪ $2qV$　　⑫ $2qdV$　　⑬ $\dfrac{2qV}{d}$　　⑭ $\dfrac{2qd}{V}$　　⑮ $\dfrac{2q}{dV}$

問3　CがBの穴を通過した直後のCの速さは $\boxed{3}$ 〔m/s〕である。

解答群

① $\dfrac{qV}{m}$　② $\dfrac{2qV}{m}$　③ $\dfrac{mV}{q}$　④ $\dfrac{2mV}{q}$　⑤ $\dfrac{mq}{V}$　⑥ $\dfrac{2mq}{V}$

⑦ $\sqrt{\dfrac{qV}{m}}$　⑧ $\sqrt{\dfrac{2qV}{m}}$　⑨ $\sqrt{\dfrac{mV}{q}}$　⑩ $\sqrt{\dfrac{2mV}{q}}$　⑪ $\sqrt{\dfrac{mq}{V}}$　⑫ $\sqrt{\dfrac{2mq}{V}}$

問4　CがBの穴を通過した後，Cの描く軌道は図8の $\boxed{4}$ である。

解答群

① a　② b

問5　$\boxed{3}$ を v とおく。CがBの穴を通過した後に領域 pqrs 内の磁場から受ける力の大きさを v を含む式で表すと $\boxed{5}$ 〔N〕である。

解答群

① qv　② $\dfrac{q}{v}$　③ $\dfrac{v}{q}$　④ qvB　⑤ $\dfrac{qB}{v}$　⑥ $\dfrac{vB}{q}$　⑦ $\dfrac{qv}{B}$　⑧ $\dfrac{v}{qB}$

⑨ $\dfrac{q}{vB}$　⑩ $\dfrac{B}{qv}$　⑪ $\dfrac{1}{qvB}$

問6　$\boxed{3}$ を v とおく。CがBの穴を通過した後の円運動の半径を v を含む式で表すと $\boxed{6}$ 〔m〕である。

解答群

① $\dfrac{qvB}{m}$　② $\dfrac{mvB}{q}$　③ $\dfrac{mqB}{v}$　④ $\dfrac{mqv}{B}$　⑤ $\dfrac{mB}{qv}$　⑥ $\dfrac{mq}{vB}$　⑦ $\dfrac{mv}{qB}$

⑧ $\dfrac{qB}{mv}$　⑨ $\dfrac{qv}{mB}$　⑩ $\dfrac{vB}{mq}$　⑪ $\dfrac{m}{qvB}$　⑫ $\dfrac{q}{mvB}$　⑬ $\dfrac{v}{mqB}$　⑭ $\dfrac{B}{mqv}$

問 7　C が B の穴を通過した後の円運動の周期は　　**7**　　〔s〕である。

解答群

① $2\pi mqB$　　② $\dfrac{2\pi qB}{m}$　　③ $\dfrac{2\pi mB}{q}$　　④ $\dfrac{2\pi mq}{B}$　　⑤ $\dfrac{2\pi m}{qB}$　　⑥ $\dfrac{2\pi q}{mB}$　　⑦ $\dfrac{2\pi B}{mq}$

⑧ $\dfrac{2\pi}{mqB}$　　⑨ πmqB　　⑩ $\dfrac{\pi qB}{m}$　　⑪ $\dfrac{\pi mB}{q}$　　⑫ $\dfrac{\pi mq}{B}$　　⑬ $\dfrac{\pi m}{qB}$　　⑭ $\dfrac{\pi q}{mB}$

⑮ $\dfrac{\pi B}{mq}$　　⑯ $\dfrac{\pi}{mqB}$

問 8　C が辺 sr を横切らないようにするための，AB 間に加える電圧の大きさの上限は　　**8**　　〔V〕である。

解答群

① $\dfrac{qB\ell}{m}$　　② $\dfrac{2qB\ell}{m}$　　③ $\dfrac{qB\ell}{2m}$　　④ $\dfrac{qB^2\ell}{m}$　　⑤ $\dfrac{2qB^2\ell}{m}$　　⑥ $\dfrac{qB^2\ell}{2m}$

⑦ $\dfrac{qB^2\ell^2}{m}$　　⑧ $\dfrac{2qB^2\ell^2}{m}$　　⑨ $\dfrac{qB^2\ell^2}{2m}$　　⑩ $\dfrac{mB\ell}{q}$　　⑪ $\dfrac{2mB\ell}{q}$　　⑫ $\dfrac{mB\ell}{2q}$

⑬ $\dfrac{mB^2\ell}{q}$　　⑭ $\dfrac{2mB^2\ell}{q}$　　⑮ $\dfrac{mB^2\ell}{2q}$　　⑯ $\dfrac{mB^2\ell^2}{q}$　　⑰ $\dfrac{2mB^2\ell^2}{q}$　　⑱ $\dfrac{mB^2\ell^2}{2q}$

化 学

問題
(60分)

5年度

注意：必要があれば次の値を用いよ。

　　　原子量　H：1.0　C：12.0　O：16.0　Br：79.9

　　　25℃における水のイオン積：$1\times10^{-14}\,(mol/L)^2$

　　　0℃，$1.013\times10^5\,Pa$ における気体1molの体積：22.4L

　　　0℃：273K

　　　気体定数：$8.31\times10^3\,Pa\cdot L/(K\cdot mol)$

　　　問題文中の気体はすべて理想気体としてふるまうものとする。

Ⅰ　次の問1〜問8に答えよ。

問1　次のうちから，元素の周期表の2族の元素のうち，第3周期から第6周期までの元素に共通する記述を<u>すべて選べ</u>。　| 1 |

　　① 硫酸塩は水によく溶ける。
　　② 水酸化物は水によく溶ける。
　　③ 炭酸塩は水によく溶ける。
　　④ 単体は常温で水と激しく反応する。
　　⑤ 典型元素である。
　　⑥ 特有の炎色反応を示す。
　　⑦ 原子は価電子を2個もち，2価の陽イオンになりやすい。

問2　モル濃度1.0mol/Lの水酸化ナトリウム水溶液が110mLある。この水溶液に1.0mol/L塩酸を100mL加えた後，さらに純水を加えて全体の体積を1.0Lとした。この希釈水溶液の25℃におけるpHの値を，次のうちから選べ。　| 2 |

　　① 7　　　　　　② 8　　　　　　③ 9　　　　　　④ 10
　　⑤ 11　　　　　⑥ 12　　　　　⑦ 13　　　　　⑧ 14

問3　ヘキサンと臭素を反応させて，ヘキサン分子内の水素原子1つを臭素原子に置換した場合，構造異性体は全部でいくつできるか。次のうちから選べ。　| 3 |

　　① 1　　　② 2　　　③ 3　　　④ 4　　　⑤ 5　　　⑥ 6

問4　次のうちから，水に溶かしたときに液性（水溶液の性質）が中性であるものを<u>すべて選べ</u>。

　　　　　　　　　　　　　　　　　　　　　　　　　　　　　| 4 |

　　① Na_2CO_3　　　② KCl　　　③ $KHSO_4$　　　④ Na_2SO_4
　　⑤ NH_4NO_3　　　⑥ KNO_3

問5　次のイオンまたは原子の中から，その電子配置がS^{2-}の電子配置と同じものを<u>すべて</u>選べ。

　　　　　　　　　　　　　　　　　　　　　　　　　　　　　　　　　5

① F^-　　　　② Cl^-　　　　③ K^+　　　　④ Na^+

⑤ Mg^{2+}　　　⑥ Ca^{2+}　　　⑦ Ne　　　　⑧ Ar

問6　次の水素に関する記述のうちから，<u>誤っているもの</u>を<u>すべて</u>選べ。　6

① 単体は二原子分子である。

② 単体は常温では無色無臭の気体である。

③ 単体は気体の中で最も密度が低い。

④ 重水素は原子核に中性子を2個有する。

⑤ 炭化水素における水素原子と炭素原子の結合は，共有結合である。

⑥ 単体の沸点はヘリウムの沸点より低い。

問7　次のうちから，生じる沈殿の色が<u>白色ではないもの</u>を<u>すべて</u>選べ。　7

① 硝酸銀水溶液に塩酸を加える。

② 塩化鉄(Ⅲ)水溶液に水酸化ナトリウム水溶液を加える。

③ 亜鉛イオンを含む塩基性の水溶液に硫化水素を通じる。

④ フェノールの水溶液に臭素水を加える。

⑤ 硝酸銀水溶液に水酸化ナトリウム水溶液を加える。

問8　0℃の氷40gを60℃の水100gに入れた。氷が完全に融解し水温が変化しなくなった
　　　とき，水の温度〔℃〕はいくらになるか。次のうちから，最も近い値を選べ。ただし，
　　　外部との熱の出入りはなく，0℃での1molの水を氷から水に変化させるために必要な
　　　熱量は6.0kJ，水1gの温度を1K上げるのに必要な熱量を4.2Jとする。　8

　　　　① 10　　　② 15　　　③ 20　　　④ 25　　　⑤ 30　　　⑥ 35

Ⅱ　次の文を読み，問1〜問4に答えよ。

　　アセチレン（エチン）のように，炭素原子間に三重結合を1つ含む鎖式炭化水素は， $\boxed{1}$ と総称される。 $\boxed{1}$ の一般式は，分子中の炭素原子の数を n とすると$C_nH_{2n-2}(n \geqq 2)$で表される。$n \geqq 3$の $\boxed{1}$ には構造異性体としてシクロ $\boxed{2}$ が存在する。アセチレンは， $\boxed{3}$ に水を加えると発生する。また，アセチレンは赤熱した鉄に触れると3分子が重合して $\boxed{4}$ になる。アセチレンに臭素が完全に付加すると，その分子はアセチレンよりも分子量が $\boxed{5}$ だけ大きくなる。アセチレンは，可燃性の気体であり，完全燃焼すると二酸化炭素と水が生成する。

問1　文中の $\boxed{1}$ 〜 $\boxed{4}$ に入る語句として適切なものはどれか。次のうちからそれぞれ選べ。

　　① アルカン　　　　　② アルキン　　　　　③ アルケン

　　④ 塩化カルシウム　　⑤ 炭化カルシウム　　⑥ 炭酸カルシウム

　　⑦ シクロヘキサン　　⑧ ヘキサン　　　　　⑨ ベンゼン

　　⑩ ナフタレン

問2　文中の $\boxed{5}$ に当てはまる分子量の差を，次のうちから選べ。 $\boxed{5}$

　　① 79.9　　　② 159.8　　　③ 239.7　　　④ 319.6　　　⑤ 479.4　　　⑥ 567.8

問3　アセチレン1.3 gを完全燃焼させると，生成する二酸化炭素の質量〔g〕はいくらか。次のうちから選べ。 $\boxed{6}$

　　① 2.2　　　② 4.4　　　③ 5.5　　　④ 6.6　　　⑤ 7.7　　　⑥ 8.8

問4　アセチレン（気体）の生成熱が -227 kJ/mol，二酸化炭素（気体）の生成熱が394 kJ/mol，水（液体）の生成熱が286 kJ/molのとき，アセチレン（気体）の燃焼熱〔kJ/mol〕はいくらか。次のうちから選べ。 $\boxed{7}$

　　① 453　　　② 907　　　③ 1134　　　④ 1301　　　⑤ 1361　　　⑥ 1562

Ⅲ 次の文を読み，問1〜問3に答えよ。

　　過マンガン酸カリウムの硫酸酸性水溶液に過酸化水素水を加えると，過酸化水素は　1　剤としてはたらき，次式に示す反応が起こって酸素が発生する（式におけるa〜gは係数を示す）。

$$a \ KMnO_4 \ + \ b \ H_2O_2 \ + \ c \ H_2SO_4 \ \longrightarrow \ d \ MnSO_4 \ + \ e \ K_2SO_4 \ + \ f \ H_2O \ + \ g \ O_2$$

　　一方，硫酸酸性ヨウ化カリウム水溶液に過酸化水素水を十分に加えると，反応溶液の色は　問題削除　となる。このとき，過酸化水素の酸素原子は　3　され酸化数が変化する。

　　過酸化水素水に二酸化硫黄を通じると，硫酸が生じる。このとき，二酸化硫黄は　4　剤としてはたらく。また，硫化水素で飽和した水溶液に二酸化硫黄を通じると，二酸化硫黄は　5　剤としてはたらき，硫黄が遊離する。

問1　文中の　1　〜　5　に入る語句として適切なものはどれか。次のうちからそれぞれ選べ。ただし，必要があれば同じものを選んでもよい。

　　① 褐色（赤褐色）　　② 還元　　　　　　③ 紺色　　　　　　④ 酸化
　　⑤ 白色　　　　　　⑥ 無色　　　　　　⑦ 紫色

問2　文中の化学反応式の係数(a, g)の正しい組み合わせはどれか。次のうちから選べ。ただし，反応式で表示しない係数1は1と表す。　6

　　① (1, 2)　　　② (1, 3)　　　③ (1, 5)　　　④ (2, 3)　　　⑤ (2, 5)
　　⑥ (2, 6)　　　⑦ (3, 4)　　　⑧ (3, 5)　　　⑨ (3, 6)　　　⑩ (4, 5)

問3　モル濃度2.00×10^{-1} mol/Lの過マンガン酸カリウムの硫酸酸性水溶液100 mLに，過酸化水素水を加え過不足なく完全に反応させたとき，発生する酸素の体積〔L〕は0℃，1.013×10^5 Paの条件下で理論上いくらか。次のうちから選べ。　7

　　① 0.336　　　② 0.456　　　③ 0.824　　　④ 0.932
　　⑤ 1.01　　　⑥ 1.12

IV アンモニアソーダ法（ソルベー法）に関する次の文を読み，問1〜問5に答えよ。

塩化ナトリウムの飽和水溶液に化合物Aを吸収させ，これに石灰石を焼いて生じた気体の化合物Bを通じる。するとイオンCを生じ，化合物Dとなって沈殿する。溶液から分離した化合物Dは，加熱すると化合物Bと化合物Eと水が生じる。化合物Dを取り除いた溶液と，生石灰に水を加えて乳状にしたものを反応させると，化合物Aと化合物Fと水が生じる。

この一連の反応で化合物Aと化合物Bは再利用され，繰り返し使用されるが，化合物Bの一部は消費され減少する。

以上の一連の反応を図に示すと下記のようになる。

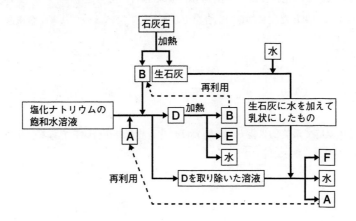

問1　化合物Aと化合物Bの化学式を，下記の＜選択肢＞のうちからそれぞれ選べ。

化合物A 　1　　　　　化合物B 　2

＜選択肢＞

① CH_4　　　　② CO_2　　　　③ H_2　　　　④ HCl　　　　⑤ H_2S

⑥ NH_3　　　　⑦ NH_4Cl　　　⑧ NO_2　　　　⑨ SO_2

問2　イオンCの化学式を，次のうちから選べ。　3

① Ca^{2+}　　　② ClO_3^-　　　③ HCO_3^-　　　④ HSO_4^-　　　⑤ NO_2^-

⑥ NO_3^-　　　⑦ OH^-　　　　⑧ SO_3^{2-}　　　⑨ SO_4^{2-}

問 3 化合物 B を通じる前に，塩化ナトリウムの飽和水溶液に化合物 A を吸収させるのはなぜか。次のうちから選べ。 ⬜ 4 ⬜

① 水溶液を塩基性にして化合物 B を溶解させやすくするため

② 塩化物を生成させて化合物 B の使用量を減少させるため

③ 水溶液の温度を上げて化合物 D の生成量を増加させるため

④ 酸化反応を防止するため

⑤ 溶存する空気を除去するため

問 4 この一連の反応で，化合物 B のうち再利用される割合は何 % となるか。次のうちから選べ。ただし，最初に使用した化合物 B の割合を 100 % とし，反応はいずれも完全に進行するものとする。 ⬜ 5 ⬜

① 0.25 ② 2.5 ③ 5.0 ④ 7.5 ⑤ 9.0

⑥ 25 ⑦ 50 ⑧ 75 ⑨ 90

問 5 この一連の反応で最終的に得られる物質は，化合物 E と化合物 F である。化合物 F の化学式を，次のうちから選べ。 ⬜ 6 ⬜

① $CaCl_2$ ② $Ca(OH)_2$ ③ $NaCl$ ④ $NaHCO_3$ ⑤ Na_2SO_4

⑥ NH_4Cl ⑦ NH_4HSO_4 ⑧ NH_4NO_3 ⑨ $(NH_4)_2SO_4$

V　ヨウ素に関する次の文を読み，**問1～問3**に答えよ。

　ヨウ素は 17 族元素に属し，単体は二原子分子で，黒紫色の金属様光沢をもつ分子結晶である。密封したガラス容器内にヨウ素の結晶を放置すると，容器内が紫色の気体で満たされる。ヨウ素とアルカリ金属元素であるナトリウムやカリウムからなるイオン結合の化合物は，無色の結晶で，その水溶液は無色である。ヨウ素と水素との共有結合の化合物であるヨウ化水素は，常温で無色の気体で，水によく溶け，水溶液であるヨウ化水素酸は強酸である。また，ヨウ化物からヨウ素を遊離させるには，酸化還元反応を利用して（　ア　）を加えるとよい。ヨウ素は水には溶けにくいが，ヨウ化物イオンが存在する水溶液には溶けやすい。

　体積可変容器の中にヨウ素 1.00 mol と水素 1.00 mol を入れて 400℃に加熱したところ，次のような反応によりヨウ化水素が生成し平衡状態に達した。

$$H_2 + I_2 \rightleftharpoons 2HI$$

　この平衡状態となった反応混合物を急激に冷却して 27℃にしたところ，ヨウ素の大部分は固体となり，容器内の水素とヨウ化水素の混合気体の体積は圧力が 1.013×10^5 Pa のとき，43.8 L であった。この反応混合物に水 1.00 L を加えたところ，ヨウ化水素とヨウ素はすべて溶解し，水溶液が得られた。また，溶解せずに残った水素の体積は，27℃で圧力が 1.013×10^5 Pa のとき（　イ　）L となった。

問1　下線部の現象は何とよばれるか。次のうちから選べ。　■1■

①　液化　　　②　凝固　　　③　凝縮　　　④　結晶化　　　⑤　昇華

⑥　沸騰　　　⑦　分解　　　⑧　融解　　　⑨　溶解

問2　（　ア　）に当てはまる語句を，次のうちから選べ。　■2■

①　塩素水　　　　　　　　　　②　希塩酸

③　希硫酸　　　　　　　　　　④　酢酸

⑤　水酸化ナトリウム水溶液　　⑥　炭酸ナトリウム水溶液

⑦　チオ硫酸ナトリウム水溶液　⑧　デンプン

⑨　ヨウ化カリウム水溶液

問3　次のうちから，（　イ　）に当てはまる最も近い値を選べ。ただし，水素の水への溶解は無視できるものとする。　■3■

①　1.0　　　②　1.8　　　③　2.8　　　④　5.4　　　⑤　12

⑥　37　　　⑦　41　　　⑧　42　　　⑨　43

Ⅵ　高分子化合物についての次の文を読み，**問1**，**問2**に答えよ。

　　高分子化合物は低分子量の化合物が繰り返し結合した構造をしている。低分子量の化合物が結合する反応には，ポリエチレンテレフタラートの合成におけるテレフタル酸のカルボキシ基とエチレングリコール（1,2-エタンジオール）のヒドロキシ基から水分子が取れて結合する　1　重合，ポリスチレンの合成におけるスチレンの二重結合の反応による　2　重合などがある。

　　人間に身近な高分子化合物には，動植物の体内でつくられる天然高分子化合物があり，グルコースが　3　重合した構造のセルロースなどの多糖類，アミノ酸が　4　重合した構造のタンパク質などが，その例である。なお，タンパク質を構成しているアミノ酸どうしのアミド結合は，とくに　5　結合という。

問1　文中の　1　～　5　に当てはまる語句を，次のうちからそれぞれ選べ。なお，同じ選択肢を繰り返し用いてもよい。

　　① エステル　　　② エーテル　　　③ 開環　　　　　④ 縮合
　　⑤ 付加　　　　　⑥ 付加縮合　　　⑦ 複合　　　　　⑧ ペプチド

問2　次のうちから，アミド結合をもつ高分子化合物を選べ。　6

　　① ナイロン66　　　② フェノール樹脂　　　③ ポリアクリロニトリル
　　④ ポリイソプレン　⑤ ポリ塩化ビニリデン　⑥ ポリ酢酸ビニル

生　物

問題
（60分）

5年度

後期　3月4日 試験

【注意】 1つの設問に対して複数解答する場合には，その設問に該当するマークシートの解答番号欄に
すべての解答をマークしなさい。

Ⅰ　生体物質と代謝に関する以下の問いに答えなさい。

問1　生体物質についての以下の記述が正しい場合は「⑫正しい」を答えなさい。また，誤っている場合は，
正しい記述になるように下線部と入れ替える最も適切な語をそれぞれ1つずつ答えなさい。なお，同じ
選択肢を複数回答えてもよい。

1．生体膜を構成するリン脂質分子において，疎水性の部分は脂肪酸を含む。　　1

2．筋収縮の際に，トロポニンにナトリウムイオンが結合する。　　2

3．筋収縮の際に，アクチンはATPを分解する。　　3

4．短時間の激しい運動の際に，筋細胞ではクレアチンリン酸からグルコースが合成される。　　4

5．ヒトの骨の主成分は，炭酸カルシウムである。　　5

6．カルビン・ベンソン回路において，CO_2 が最初に結合する分子はリン酸をもつ。　　6

① ADP　　　　　② ATP　　　　　③ カリウム　　　　④ カルシウム

⑤ グリコーゲン　⑥ 脂肪酸　　　　⑦ ダイニン　　　　⑧ 炭酸

⑨ 乳酸　　　　　⑩ ミオシン　　　⑪ リン酸　　　　　⑫ 正しい

問2　酵素についての記述として適切なものを3つ答えなさい。　　7

① 酵素としても働く輸送タンパク質がある。
② 酵素は化学反応の活性化エネルギーを大きくする。
③ 高温などの外的条件によって酵素の活性が失われた状態を不応期と呼ぶ。
④ 阻害物質が，酵素の活性部位を基質と奪い合うと，非競争的阻害が生じる。
⑤ 反応系の最終産物が，反応系の初期に作用する酵素の活性を抑制することがある。
⑥ 酵素の中には補酵素と結合して働くものがある。

問3　図1は，酵母菌（酵母）における代謝経路の一部を示した模式図である。A～Dはそれぞれ物質を表し，
F6PとF6BPはそれぞれフルクトース-6-リン酸とフルクトース-1,6-ビスリン酸を表す。矢印は物質が
代謝されて変換されることを示し，ア～クはその矢印のうちのいくつかを示す。なお，1つの矢印には
いくつかの反応が含まれる場合があり，オはミトコンドリアで起こる。以下の問いに答えなさい。

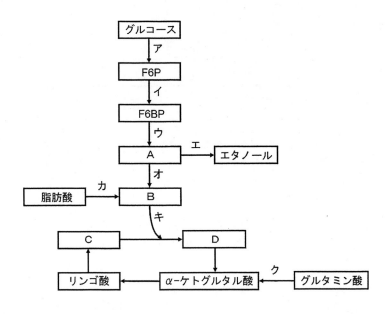

図1　代謝経路

1. 図1中のA～Dとして最も適切な物質をそれぞれ1つずつ答えなさい。

A ┃ 8 ┃　　　B ┃ 9 ┃　　　C ┃ 10 ┃　　　D ┃ 11 ┃

　① アセチル CoA　　　　　　② オキサロ酢酸　　　　　③ クエン酸

　④ グリセルアルデヒド3リン酸　⑤ コハク酸　　　　　　　⑥ ピルビン酸

　⑦ フマル酸　　　　　　　　⑧ ホスホグリセリン酸

2. 図1中のア～クのうち，以下の反応を含むもの，あるいは以下のように呼ばれる反応として適切なもの
　 をそれぞれ指定された数だけ答えなさい。

（1）ATPを生成する反応（1つ）　┃ 12 ┃

（2）CO_2 を生成する反応（2つ）　┃ 13 ┃

（3）脱アミノ反応（1つ）　┃ 14 ┃

（4）β 酸化（1つ）　┃ 15 ┃

　　①ア　　　②イ　　　③ウ　　　④エ　　　⑤オ　　　⑥カ　　　⑦キ　　　⑧ク

3．**図1**中のイで働くホスホフルクトキナーゼ（PFK）は，F6P と ATP を基質として F6BP と ADP を生成する酵素である。PFK の酵素反応が起こるときには，PFK の活性部位（以下，活性部位）に F6P と ATP が結合する。さらに，PFK の酵素活性（以下，酵素活性）は，活性部位とは異なる部位（以下，部位 X）に ATP または AMP（アデノシン一リン酸）が結合することで調節され，ATP の部位 X への結合のしやすさは，AMP の有無に影響される。酵母菌から PFK を抽出し，同一温度で同一緩衝液の条件で基質濃度と酵素活性（反応速度）の関係を調べた**実験1**と**実験2**についての以下の問いに答えなさい。なお，mM はミリ mol/L を表す。

【**実験1**】以下の条件あと条件いにおいて F6P 濃度と酵素活性の関係を調べたところ，それぞれ，**図2**中の曲線あと曲線いのようになった。

　　　　条件あ：1.0 mM ATP，0.1 mM AMP
　　　　条件い：1.0 mM ATP，0 mM AMP

【**実験2**】以下の条件うと条件えにおいて ATP 濃度と酵素活性の関係を調べたところ，それぞれ，**図3**中の曲線うと曲線えのようになった。

　　　　条件う：2.0 mM F6P，0.1 mM AMP
　　　　条件え：2.0 mM F6P，0 mM AMP

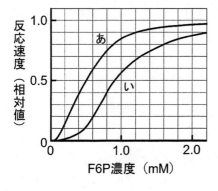

図2　F6P 濃度と酵素活性の関係

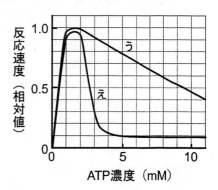

図3　ATP 濃度と酵素活性の関係

（1）【実験1】の結果についての記述として適切なものを3つ答えなさい。 16

① AMPの非存在下では，F6P濃度を0.8mMから1.6mMに上げると酵素活性が約3倍になった。

② AMPの存在下では，F6P濃度を0.6mMから1.2mMに上げると酵素活性が約1.5倍になった。

③ F6P濃度が0.6mMのとき，AMP存在下では非存在下に比べて酵素活性が約3倍であった。

④ AMP存在下と非存在下では，F6P濃度が約0.8mMの時に最も酵素活性に差があった。

⑤ F6P濃度が1.0mMから2.0mMの範囲では，AMP存在下での酵素活性は，AMP非存在下での酵素活性に比べて，同じ比率で高かった。

⑥ 反応速度（相対値）が0.5となるF6P濃度は，AMP存在下に比べてAMP非存在下の方が高かった。

（2）【実験2】の結果から考えられることとして適切な記述を2つ答えなさい。 17

① ATPが存在しても，ATP濃度が1.0mM以下のときは，ATPは活性部位に結合しない。

② ATP濃度が1.0mMを超えるときは，ATPは活性部位に結合しない。

③ ATP濃度が2.0mMを超えるときは，部位Xに結合したATPが酵素活性を上昇させる。

④ ATP濃度が2.0mMを超えるときは，部位Xに結合したATPが酵素活性を低下させる。

⑤ ATP濃度が2.0mMを超えるときは，AMPは，ATPが部位Xに結合するのを促進する。

⑥ ATP濃度が2.0mMを超えるときは，AMPは，ATPが部位Xに結合するのを阻害する。

（3）【実験2】の結果から考えられる，ATP濃度が3.0mMの条件下におけるAMPの役割についての記述として，適切なものを2つ答えなさい。 18

① AMPはF6Pと，活性部位をめぐって競合している。

② AMPはATPと，活性部位をめぐって競合している。

③ AMPはF6Pと，アロステリック部位をめぐって競合している。

④ AMPはATPと，アロステリック部位をめぐって競合している。

⑤ AMPは，F6Pのアロステリック効果を抑制する。

⑥ AMPは，ATPのアロステリック効果を抑制する。

（4）酵母菌の培養条件を嫌気的条件から好気的条件に変えると発酵が調節される。このとき，酵母菌で生じている現象についての次の文を読み，P～Sに当てはまる語の組合せとして最も適切なものを1つ答えなさい。 19

　　ミトコンドリアの内膜を隔てた水素イオンの移動が（P）され，その結果，ATPの生成が（Q）される。ATPの濃度がある値に達すると，ATPはPFKの活性を（R）させ，エタノールの生成が（S）される。

① P促進　Q促進　R上昇　S抑制　　　② P促進　Q促進　R低下　S促進

③ P促進　Q促進　R低下　S抑制　　　④ P促進　Q抑制　R上昇　S促進

⑤ P促進　Q抑制　R上昇　S抑制　　　⑥ P抑制　Q促進　R上昇　S促進

⑦ P抑制　Q促進　R上昇　S抑制　　　⑧ P抑制　Q促進　R低下　S促進

⑨ P抑制　Q抑制　R上昇　S促進

問4　ある日本酒はエタノール (C_2H_5OH) を 15 ％，グルコース ($C_6H_{12}O_6$) を 2 ％含んでいる (いずれも質量%)。この日本酒1升についての以下の値として，最も近いものをそれぞれ1つずつ答えなさい。計算には，C，H，O の原子量として12，1，16 をそれぞれ用いなさい。なお，日本酒1升は1.8 kg であるとする。

1．酵母菌が日本酒1升分のエタノールを生成する反応において，発酵によって消費されるグルコースの量 (g)　[20]　g

① 3.1　　② 6.1　　③ 6.9　　④ 13.8　　⑤ 30.7　　⑥ 52.8

⑦ 61.3　　⑧ 69.0　　⑨ 106　　⑩ 138　　⑪ 528　　⑫ 1057

2．ヒトが，日本酒1升に含まれるグルコースを基質として最大量の ATP を得るときの呼吸において，消費される O_2 の量 (g)　[21]　g

① 0.6　　② 3.4　　③ 3.8　　④ 6.4　　⑤ 20.3　　⑥ 33.8

⑦ 38.4　　⑧ 80.0　　⑨ 96.0　　⑩ 160　　⑪ 203　　⑫ 960

Ⅱ　ヒトの血糖値の調節に関する以下の問いに答えなさい。

問1　下の図1と図2は，血糖値を調節するしくみの一部を表した模式図であり，図1は血糖値が低いとき，図2は血糖値が高いときをそれぞれ表す。　22　～　28　は，内分泌腺，内分泌細胞，自律神経の中枢，またはホルモンの標的器官を示している。　25　と　26　は同じ器官に存在する。図中の点線の矢印は神経XまたはYの作用を，実線の矢印はホルモンア～オの作用を表している。なお，XとYは異なる神経であり，ア～オはそれぞれ異なるホルモンである。以下の問いに答えなさい。

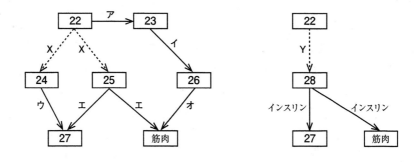

図1　血糖値が低いとき　　　　　　図2　血糖値が高いとき

1．図中の　22　～　28　として最も適切な語または語句をそれぞれ1つずつ答えなさい。

① 肝臓　　　　　　　　　　　　② 甲状腺

③ 視床下部　　　　　　　　　　④ すい臓のランゲルハンス島A細胞

⑤ すい臓のランゲルハンス島B細胞　⑥ 脳下垂体後葉

⑦ 脳下垂体前葉　　　　　　　　⑧ 副甲状腺

⑨ 副腎髄質　　　　　　　　　　⑩ 副腎皮質

2．図中のXとYに当てはまる神経の組合せとして，最も適切なものを1つ答えなさい。　29

① X 交感神経　　　　Y 運動神経

② X 交感神経　　　　Y 感覚神経

③ X 交感神経　　　　Y 副交感神経

④ X 副交感神経　　　Y 運動神経

⑤ X 副交感神経　　　Y 感覚神経

⑥ X 副交感神経　　　Y 交感神経

3．図中のアとオの名称として最も適切なものを【名称の選択肢】からそれぞれ 1 つずつ，図中におけるアとオについての記述として適切なものを【記述の選択肢】からそれぞれ指定された数だけ答えなさい。

（1）ア　名称　[30]　　記述（2つ）　[31]

（2）オ　名称　[32]　　記述（1つ）　[33]

【名称の選択肢】
① アドレナリン　　　　　② インスリン
③ グルカゴン　　　　　　④ 鉱質コルチコイド
⑤ 甲状腺刺激ホルモン　　⑥ 甲状腺刺激ホルモンの放出ホルモン
⑦ チロキシン　　　　　　⑧ 糖質コルチコイド
⑨ バソプレシン　　　　　⑩ パラトルモン
⑪ 副腎皮質刺激ホルモン　⑫ 副腎皮質刺激ホルモンの放出ホルモン

【記述の選択肢】
① 神経分泌細胞により分泌される。
② 標的器官でグリコーゲンの合成を促進する。
③ 標的器官でグリコーゲンの分泌を促進する。
④ 標的器官でグリコーゲンの分解を促進する。
⑤ 標的器官でグルカゴンの分泌を促進する。
⑥ 標的器官でグルコースの細胞内への取り込みを促進する。
⑦ 標的器官でタンパク質の分解を促進する。
⑧ 標的器官で糖質コルチコイドの分泌を促進する。
⑨ 標的器官で副腎皮質刺激ホルモンの分泌を促進する。

問2　健常な人1名と原因の異なる糖尿病患者2名について，食事前と食事後の血糖値と血液中のインスリン
　　濃度の変化を調べた結果，下の図3のa〜c，および図4のd〜fのグラフが得られた。図中の矢印（0時）
　　は被験者が食事をした時点を表している。以下の問いに答えなさい。

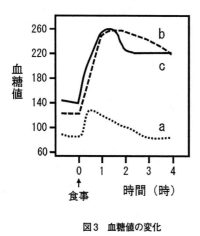

図3　血糖値の変化　　　　　　　　　　図4　インスリン濃度の変化

1. 図3の縦軸の単位として最も適切なものを1つ答えなさい。　34

　　① mg/L　　　　　② mg/100 mL　　　③ mg/mL　　　　④ g/100 mL　　　⑤ g/mL

2. 健常な人の血糖値の変化とインスリン濃度の変化として，最も適切なものをそれぞれ1つずつ答えな
　　さい。

　　血糖値　35　　　インスリン濃度　36

　　①a　　　　　②b　　　　　③c　　　　　④d　　　　　⑤e　　　　　⑥f

問3　タンパク質の中には，合成された後いくつかの中間段階を経てから機能するものがある。インスリンの場合，開始コドンに対応するアミノ酸を含む110個のアミノ酸からなる前駆体が切断されて，A鎖（21アミノ酸）とB鎖（30アミノ酸）が結合した構造のインスリンになる。その過程を図5に模式的に示す。上段の図のように，前駆体はアミノ末端（N末端）側からカルボキシ末端（C末端）側に向かって，N末端側の除かれる領域（24アミノ酸），B鎖（30アミノ酸），中央の除かれる領域（35アミノ酸），A鎖（21アミノ酸）の4つの領域からなる。前駆体は，まずN末端側の24アミノ酸が除去され，A鎖内で1か所，A鎖とB鎖の間で2か所，ジスルフィド結合（S-S結合）が形成される（中段の図）。次に，中央の35アミノ酸が除去され，インスリンとなる（下段の図）。中段の図中の**SS**はS-S結合を表す。下段の図中の〇はアミノ酸を表し，カ〜ソはそのうちのいくつかを示す。また，隣り合う〇をつなぐ線はペプチド結合またはS-S結合のいずれかを表し，**g〜n**はそのうちのいくつかを示す。なお，mRNAが翻訳されてタンパク質が合成される際，タンパク質はN末端からC末端へ向かって合成される。以下の問いに答えなさい。

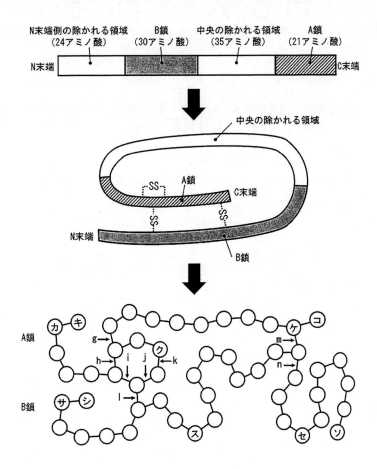

図5　前駆体からインスリンがつくられる過程

1．真核生物において，多くの分泌されるタンパク質は，RNAの転写が開始されてからタンパク質として
　分泌されるまでに，以下の現象が起こる。これらの現象を起こる順に並べたとき，2番目と5番目に当て
　はまる記述として最も適切なものをそれぞれ1つずつ答えなさい。　2番目 ┃ 37 ┃　5番目 ┃ 38 ┃

　　　① mRNAがリボソームと結合する。
　　　② 合成されたタンパク質がゴルジ体に移動する。
　　　③ 合成されたタンパク質が小胞体内に移動する。
　　　④ 合成されたタンパク質が分泌小胞に取込まれる。
　　　⑤ スプライシングが起こる。
　　　⑥ 分泌小胞が細胞膜と融合する。
　　　⑦ 翻訳が開始される。

2．インスリンのmRNAについての以下の値として最も適切な数を答えなさい。 ┃ 39 ┃ と ┃ 42 ┃ は
　100の位の数字， ┃ 40 ┃ と ┃ 43 ┃ は10の位の数字， ┃ 41 ┃ と ┃ 44 ┃ は1の位の数字をそれぞ
　れ表す。該当する位がない場合は「⑩ 0」を答えなさい。なお，同じ選択肢を複数回答えてもよい。

（1）B鎖のC末端のアミノ酸を指定するコドンの3番目の塩基は，開始コドンの1番目の塩基を1つ目と
　　したとき，何塩基目か。 ┃ 39 ┃ ┃ 40 ┃ ┃ 41 ┃ 塩基目

（2）A鎖のN末端のアミノ酸を指定するコドンの1番目の塩基は，終止コドンの3番目の塩基を1つ目と
　　したとき，何塩基目か。 ┃ 42 ┃ ┃ 43 ┃ ┃ 44 ┃ 塩基目

　　①1　　②2　　③3　　④4　　⑤5　　⑥6　　⑦7　　⑧8　　⑨9　　⑩0

3．S-S結合を形成するアミノ酸として最も適切なものを1つ答えなさい。 ┃ 45 ┃

　　① アスパラギン酸　　　② アルギニン　　　　③ グリシン　　　　　④ システイン
　　⑤ セリン　　　　　　　⑥ トレオニン　　　　⑦ フェニルアラニン　⑧ プロリン
　　⑨ メチオニン　　　　　⑩ ロイシン

4．A鎖内のS-S結合と，A鎖とB鎖の間のS-S結合を示すものとして適切なものを，図中のg～nから
　それぞれ指定された数だけ答えなさい。

（1）A鎖内（1つ）　　　　 ┃ 46 ┃
（2）A鎖とB鎖の間（2つ） ┃ 47 ┃

　　①g　　②h　　③i　　④j　　⑤k　　⑥l　　⑦m　　⑧n

5．B鎖のC末端のアミノ酸と，A鎖のN末端のアミノ酸として最も適切なものを，図中のカ～ソから
　それぞれ1つずつ答えなさい。

　　B鎖 ┃ 48 ┃　　　A鎖 ┃ 49 ┃

　　①カ　　②キ　　③ク　　④ケ　　⑤コ　　⑥サ　　⑦シ　　⑧ス　　⑨セ　　⑩ソ

英　語

解答

5年度

Ⅰ

〔解答〕

問1　(1)　①　　(2)　②　　(3)　③　　(4)　①
　　　(5)　③　　(6)　④　　(7)　①　　(8)　④
問2　(9)　①　　(10)　②　　(11)　②
問3　(12)　②
問4　(13)　④
問5　(14)　②　　(15)　①　　(16)　⑤
問6　(17)　②
問7　(18)　③　　(19)　③　　(20)　②

〔出題者が求めたポイント〕

問1　全訳下線部(1)～(8)参照
問2　全訳下線部(9)～(11)参照
問3　全訳下線部(12)参照
　　　⑤は deliver drugs into a patient's bloodstream
　　　が不適
問4　(13)　順に Sharing, shared, shared, sharing
問5　(14)　②が(4)を含む文に一致。
　　　(15)　① won an award「賞をもらった」という記
　　　　　述はない。
　　　　　②[A]第4段落第2文に一致。
　　　　　③[A]第5段落第1文に一致。
　　　　　④[A]第6段落第4文に一致。
　　　　　⑤[A]第7段落第1文と[B]第4文に一致。
　　　(16)　⑤が[A]第4段落最終文～第5段落に一致。
問6　(17)　Keeping them in mind helped her
　　　　　overcome many of the challenges she faced.
問7　(18)　ほとんどの栄養士は、[20]アイスクリームを
　　　　　食べる量の制限を勧めるであろうが、癌患者は
　　　　　③ちょっとした特例である。
　　　(19)　[ウ]直後の文にも taste「味覚」の語がある。
　　　(20)　softsoft「柔らかい」、the cold temperature
　　　　　「低温」、The wide variety of flavors out there
　　　　　「発売されているフレーバーが豊富」という全
　　　　　ての条件を満たすもの。

〔全訳〕

[A]　[1]　世界を変える第一歩は、自分が世界を変えら
れると信じることだ。(1)①全ては気の持ちようであ
る。確かにそうだ。障害を見て、始めてもいないのに
敗北感を感じるのは簡単だ。しかし、その代わりに自
分がやりがいを見るように訓練すれば、そのやりがい
に対して自分が立ち上がれると分かる。

[2]　そんな風にジェーン・クック・ライトは生きてき
た。他の人が障害を見た所にやりがいを見たのだ。娘
によれば、彼女は決して(2)②自分のやりたいことを何
にも邪魔させなかった。そして、1960年代の医学界
の非白人女性として、ジェーンは間違いなく(3)③苦し
い戦いが前方にあった。彼女は男性の(4)①2倍一生懸

命働かねばならなかったが、人種差別や性差別には決
して屈しなかった。彼女は決意と科学への情熱によっ
て、歴史上初めての大進歩を遂げた。例えば、癌治療
法の解明である。

[3]　1940年代、化学療法（化学物質の使用による癌細
胞の死滅）は(9)最終手段だと考えられていた。化学療
法は新しく実験的なもので、医師はその最適な使用方
法がまだ分からなかった。手術が治療の最善の選択肢
と考えられていた。しかし、癌の切除は、癌の根本的
問題を必ずしも解決しなかった。癌は制御不能に増殖
するからだ。さらに、手術は腫瘍にしか効かなかった。
白血病、リンパ腫、骨髄腫などの血液癌にはメスを入
れられなかった。

[4]　ジェーンが開発した手法は、化学療法薬を届きに
くい腫瘍に直接投与するものである。化学療法薬を患
者の血流に注入するのだ。また、彼女が開発した薬は、
癌細胞から、成長と繁殖に必要な葉酸を奪うものだ
った。今日に至るまで、我々はいまだにその薬、すな
わち、メトトレキサートを使っている。この薬は、乳
癌、白血病、肺癌、骨肉腫などを治療する。

[5]　ジェーンは、1955年に父の後を継いでハーレム病
院の癌研究財団の代表となった時、個別化医療に目を
向けた。それまでの医師は、癌治療のプロトコルを患
者と、その患者に特定の癌の種類の両方には合わせら
れなかった。癌組織の一部を患者から取り出し、その
治療法を試すことで、ジェーンは(12)まさにそれが可能
だと発見したのだ。

[6]　しかし、ジェーンの研究が最大の効果を出すため
には、彼女はもう1つの課題に取り組まなければなら
なかった。研究を(10)広く知ってもらうことだ。研究者・
病院・医学部の間の連絡不足は、深刻な問題だった。
さらに、気づいていたのはジェーンだけではなかっ
た。彼女は、他の腫瘍学者6名（全員、白人男性）と共
に、1964年に米国臨床腫瘍学会を設立した。この組
織は、医師の教育、研修・研究の(11)助成金の提供、全
米で医療水準の向上を支援した。

[7]　ジェーンの研究者及び同分野指導者としての不断
の努力は、今日の癌治療法に革命をもたらし、何百万
人もの命を救っている。彼女は仕事に魅力を感じてい
たが、やる気の主な源は、自分の仕事から恩恵を受け
る患者だった。(17)患者たちのことを心に留めておくこ
とで、ジェーンは自分が直面した課題の多くを乗り越
えることができた。

[B]　[13]分け合うことはケアすること

[1]　知識はパイのようなものだ。[13]分け合っている
時が一番良い。さらに、科学的知識(5)に関しては、こ
れは特に正しい。こういうわけで、ジェーンは自分の
癌治療が全米の病院に(6)行き渡るようにした上で、自
分の研究を世界とも[13]分かち合った。ジェーンは定
期的に腫瘍学者たちと共に、中国、旧ソ連、アフリカ、

東欧に行って、癌患者を治療した。自分の発見を[13]<u>分かち合うこと</u>により、彼女は無数の命を救った。だから、今度何かについて(7)<u>沈黙を続ける誘惑に駆られ</u>たら（間違うことを恐れる場合であろうと、事態が完璧になるのを待つ場合であろうと）、発信することだ。ジェーンの革新的な研究は、(8)<u>研究室内にとどまって</u>いたら誰の役にも立てなかっただろう。そして、あなたの素晴らしいアイデアも、あなたの頭の中にとどまっていては、誰の役にも立てない。

Ⅱ

〔解答〕

問1 (21) ①　　(22) ④　　(23) ④　　(24) ②
　　 (25) ②　　(26) ③　　(27) ①
問2 (28) ③　　(29) ②　　(30) ③

〔出題者が求めたポイント〕

問1 (21) 「7 PM開始のミーティングに出席する」
　　　　「3時間くらいで戻る」の両方を満たす時間
　　 (22) ［A］の下から2行目参照
　　 (23) あそこには5本くらいしか<u>木</u>がないじゃない。あのエリアを森と呼ぶのは、本当にちょっとしたジョークよ。
　　 (24) ママは平穏で静かなのが好きかもしれないけど、ここは本当に<u>退屈</u>よ
　　 (25) ［A］の第2文に the rare bee species とある。
　　 (26) café は既に存在しており（Annie の第2発言）、また、Annie の第5発言でバスに乗ってまでカフェに来たくない、とあるので①ではない。
　　 (27) (25)と同様の論点。the fields and woodland area「畑や森林地帯」なので③ではない。
問2 (28) Elsieが母、Annieが娘である。resident「住民」
　　 (29) agree with the flyer「ビラに賛成」
　　　　＝「モールの建設に反対」であることに注意。
　　　　②「Elsieがビラに賛成、Annieがビラに反対」
　　 (30) Elsieの第1～2発言参照

Ⅲ

〔解答〕

(31) ②　　(32) ③　　(33) ①　　(34) ④　　(35) ⑤

〔出題者が求めたポイント〕

(31) religious differences「宗教の違い」から判断すると、②の it は戦争の類を指す。
(32) 道案内
(33) 開店前の店頭での客と店員との会話
(34) ④の a cable を受けて、one になる。
　　 work「機能する」（＝ function）
(35) tripod「三脚」
　　 写真を撮ろうとしたが、敷地は私有地だと断られている。

Ⅳ

〔解答〕

問1 (36) ④　　(37) ②　　(38) ④
　　 (39) ②　　(40) ①
問2 (41) ④　　(42) ①　　(43) ②　　(44) ③

〔出題者が求めたポイント〕

問1 (36) remembrances と同格なので名詞
　　 (37) turn to A for B「A に B を頼る」
　　　　（≒ depend on A for B）
　　　　for B が長くなり、文頭に移動した形。
　　 (38) 主題である Queen Elizabeth を受けて、
　　　　④ the woman となる。
　　 (39) 直前の this monarch「この君主」は
　　　　Queen Elizabeth の言い換え。
　　　　関係詞主格の非制限用法。
　　 (40) TV series on Netflix
　　　　「Netflix で放送されたテレビシリーズ」
問2 (41) where で始まる名詞節
　　　　where the American electorate stands
　　　　「アメリカの有権者の立ち位置」
　　 (42) stand for ～「～を象徴する」（＝ represent）の目的語なので、全て名詞。
　　　　consistency, stability, and conservatism
　　　　「一貫性、安定性、保守性」
　　 (43) 直前の I have watched を受ける。
　　　　③は So have I ならば可能。
　　 (44) 「彼女が私たちに何を残したと思いますか？」
　　　　（leave A with B「A を B に残す」）

英　語

解答

5年度

後　期

Ⅰ

〔解答〕

問1　(1)　①　　(2)　③　　(3)　④
　　　(4)　②　　(5)　②
問2　(6)　④　　(7)　③　　(8)　①
　　　(9)　④　　(10)　③
問3　(11)　③　　(12)　②　　(13)　④
　　　(14)　③　　(15)　④

〔出題者が求めたポイント〕

問1　全訳下線部(1)～(5)参照
問2　全訳下線部(6)～(10)参照
問3　(11)　③が第5段落第1～2文に一致
　　　(12)　②が第5段落第3～最終文に一致
　　　(13)　④が第3段落第2文に一致
　　　　　※　④のEnglish-languageはEnglish-
　　　　　　language の誤植
　　　(14)　③が第10段落第2～3文に一致
　　　(15)　全訳下線部(イ)参照

〔全訳〕

[1]　池田菊苗はスープのことをよく考えていた。日本人化学者である彼は、海藻と煮干しから作られる「出汁」と呼ばれるスープを研究していた。出汁には非常に特有の(1)①味があり（温かく、旨く、風味がある）、池田は、化学実験室内での長時間の分離を通じて、その独特な味の背後にある分子の単離を試みてきた。分子の形と、分子が人間に生み出す(1)①味覚に何らかの関係があることを彼は確信していた。しかし、当時は19世紀が終わってわずか数年後であり、その考えを裏付けるデータはまださほどなかった。

[2]　最終的に池田は、重要な味覚分子を出汁に含まれる海藻から単離することに成功した。それがアミノ酸のグルタミン酸という、タンパク質の重要な構成単位である。1909年の論文における、東京帝国大学教授の池田の提案では、グルタミン酸が誘発する、風味のある(2)③感覚は、食べ物に(1)①味を与える基本的な味覚の1つとすべきであり、これは、甘味・酸味・苦味・塩味に匹敵する。彼はこれを「うま味」と呼んだ。「美味しい」を意味する日本語の「旨い」に基づく。

[3]　当時、彼のアイデアが世界中の(6)同僚たちから万雷の拍手で迎えられたとは言いがたい。1つの理由としては、池田の論文は日本語のままだったからだ（最終的に英訳されたのは2002年）。また、うま味は他の味とは少々異なる振る舞いをする。うま味は、甘味とは違って、グルタミン酸などの誘発物質の濃度上昇に比例して強くなりはしない。

[4]　しかし、100年以上経った現在では、世界中の科学者たちが認めるように、うま味は実在し、他の味と全く同様の基本的な味である。うま味は海藻の中にしかないわけではない。トマト、肉、スープ、チーズ、その他多くの食品から我々はうま味を感じられる。この謎めきつつも大胆な味覚は、かくも長い年月の間、(ア)ありふれた風景の中に隠れていて、どうやって最終的に認識されたのか？

[5]　数十年にわたり、科学者たちはうま味の働きをまとめ始めた。新たな知見が得られるたびに、池田が提唱した主張がより鮮明になっていった。例えば、研究者たちはその(1)③味を誘発し得る他の2分子を特定した。イノシン酸（かつお節のうま味のもと）と、グアニル酸（干し椎茸のうま味のもと）である。さらに、興味深いことに、この2分子を同じ料理に入れた効果は相乗的である。かつお節（イノシン酸）と海藻（グルタミン酸）の両方を含むスープからは、どちらか片方からだけよりも多くのうま味が得られる。同様の効果は、牛肉（イノシン酸）をトマト（グルタミン酸）と料理することからも得られる。

[6]　うま味は一種の塩味にすぎないのではないか、という人たちもいた。結局のところ、うま味はその(2)③感覚と同時発生することが多かった。しかし、うま味を誘発する物質の除去は、味覚を実際、(7)劇的に変えることを研究者たちは発見した。口から脳へメッセージを送る神経の詳細観察によれば、うま味と塩味は異なる回路経由で機能していた。

[7]　池田の見識に対する評価の大部分は、約20年前の、アミノ酸を感知する特異受容体が味蕾にあることの発見におそらく由来する。(8)多数の研究班が現在ではこの受容体について報告しており、この受容体は、相乗効果を生み出すグルタミン酸などのうま味分子に特異結合するように調整されている。

[8]　ある意味では当然だが、人体はアミノ酸の存在を感知する方法を(3)④進化させた。なぜならば、アミノ酸が人間の生存に欠かせないからだ。母乳は、池田氏が研究した出汁とおよそ同量のグルタミン酸を含んでいるので、我々は歩きもしないうちからその味におそらく親しんでいる。

[9]　池田自身は、調味料メーカーを探し、独自のうま味調味料の製造に着手した。「この重要な調味料の製法を(9)劇的に変える時が来たと私は考えている」と彼は1909年の論文の末尾に記した。より美味しい食べ物が人々の栄養状態を(4)②改善すると望んでのことだ。この製品、すなわち、グルタミン酸ナトリウム（MSG）粉末は「味の素」と呼ばれ、現在も作られている。（MSGの過剰摂取で頭痛などの健康被害が出ることがあるという噂が(10)定期的に流れているが、FDA（米国食品医薬品局）はそうした主張を裏づけるデータを一切発見していない）。

[10]　うま味の話を聞くと、あなたは(5)②不思議に思うかもしれない。我々が全く気づいていない他の基本的な味覚が世の中にはあるのだろうか？　一部の研究者

によれば、人間は脂肪を感じる第6の基本的な味覚を持っている可能性がある。舌には脂肪受容体の候補がいくつかあり、明らかに人体は食物中の脂肪の存在に強く反応している。

[11]　しかし、脂肪濃度が非常に高くなって、実際に意識的に味わえるほどになると、私たちはその(1)①味をあまり好まなくなる傾向がある。となると、こういう疑問が生まれる。もし実際にそんな味がしないなら、そんなものが、それ自体で基本的味覚になり得るのか？　味覚のどれくらいが、我々に何かを食べる気に、あるいは食べない気にするのか、そして、味覚のどれくらいが、我々に知られずに、(イ)飲み込まれたものを把握しているのか？

Ⅱ
〔解答〕
⑯　④　　⑰　②　　⑱　④　　⑲　④　　⑳　③

〔出題者が求めたポイント〕
⑯　②③は just a なら正しい。
⑰　現在完了進行形
⑱　形式主語 it に対して、真主語は to 不定詞
⑲　Do you follow me ?
　　「付いて来れてる？」＝「理解できてる？」
⑳　主語・動詞の揃った完全文は③のみ

Ⅲ
〔解答〕
㉑　④　　㉒　③　　㉓　①　　㉔　④
㉕　①　　㉖　④　　㉗　④　　㉘　①
㉙　②　　㉚　①

〔出題者が求めたポイント〕
㉑㉒　eCyber の製品から選ぶ。(A)に対して、(B)は its cheaper model と言われている。
㉓　直前文の a 10% point deal に対して、a smaller deal と言われている。
㉔　直前文の the payment options「支払い選択」と関係する語
㉕　直前で oh no、直後で What a shame.「残念」と言われている。out of stock「在庫切れ」
㉖　Jules の第11発言参照。charge「充電する」、electrical outlet「コンセント」
㉗　④［PART A] A-Alpono RS-34 の第1文参照
㉘　①［PART A] eCyber 3030 の第1文参照
㉙　②［PART A] eCyber 7070XG Wash の最終文参照
　　After returning our test model to eCyber, ... we bought one for our office using our own funds とあるので、test model を使っていたのは過去のことである
㉚　［PART A] eCyber 7070XG Wash の②は第4文、③は第2文、④は第6文に一致

Ⅳ
〔解答〕
(ア)　㉛　⑥　　㉜　④　　㉝　②
(イ)　㉞　⑥　　㉟　③　　㊱　②
(ウ)　㊲　⑤　　㊳　④　　㊴　⑥　　㊵　③

〔出題者が求めたポイント〕
(ア)　..., an increasing number of consumers are looking to the (31 ⑥ past) (⑤ when) (① deciding) (32 ④ what) (③ to) (33 ② buy) next."
(イ)　(⑤ to) (34 ⑥ the) (① delight) (35 ③ of) (④ online retailers) (36 ② who) specialize in used goods, sales of "retro" electronics are increasing and their prices are climbing.
(ウ)　Even young adults, (37 ⑤ who) (① were) (38 ④ born) (39 ⑥ after) (② digital) (40 ③ music) took over our households, are starting to ...

数　学

解答

5年度

問題1

〔解答〕

(1) ア　$4a^2-2b$　　イ　$-2a(4a^2-3b)$

　　ウ　$\sqrt{6}$　　エ　5

(2) オ　$\dfrac{1}{3}$　　カ　$\dfrac{17}{9}$

(3) キ　$\dfrac{11}{16}$　　ク　$\dfrac{8\sqrt{15}}{15}$　　ケ　$\dfrac{77}{45}$　　コ　$\dfrac{11}{45}$

(4) サ　$-1\leqq t\leqq 2$　　シ　t^2+t

　　ス　$-\dfrac{1}{4}$　　セ　$-\dfrac{1}{4}<k\leqq 0,\ 2\leqq k<6$

〔出題者が求めたポイント〕

(1) 2次方程式

$x^2+px+q=0$ の解を $\alpha,\ \beta$ とすると，

$\alpha+\beta=-p,\ \alpha\beta=q$

$\alpha^2+\beta^2=(\alpha+\beta)^2-2\alpha\beta$

$\alpha^3+\beta^3=(\alpha+\beta)^3-3\alpha\beta(\alpha+\beta)$

$(\alpha-\beta)^2=(\alpha+\beta)^2-4\alpha\beta$

$x^2+px+q=0$ が重解のとき，

$(D=)p^2-4q=0$

(2) 領域

不等式の表す図を書き，領域を示す。

$y=ax+b$ の直線を C とすると，

$y>ax+b$ は C の上部，$y<ax+b$ は C の下部

$x+y=k$ とすると，$y=-x+k$ が領域を通る中で y 切片が一番下になる。$x^2+y^2=r^2$ とすると，領域の中で原点から一番遠い所になる。

(3) $\cos A=\dfrac{AB^2+CA^2-BC^2}{2AB\cdot CA}$，$\sin A=\sqrt{1-\cos^2 A}$

外接円の半径を R とすると，$2R=\dfrac{BC}{\sin A}$

$\overrightarrow{AB}\cdot\overrightarrow{AC}=AB\cdot CA\cdot\cos A$

$\overrightarrow{AO}=p\overrightarrow{AB}-q\overrightarrow{AC}$ として，

$\overrightarrow{AO}\perp\overrightarrow{BC}\ \Leftrightarrow\ \overrightarrow{AO}\cdot\overrightarrow{BC}=0$

$\overrightarrow{CO}\perp\overrightarrow{AB}\ \Leftrightarrow\ \overrightarrow{CO}\cdot\overrightarrow{AB}=0$

より $p,\ q$ を求める。

(4) 三角関数

$r=\sqrt{a^2+b^2}$，$\dfrac{a}{r}=\cos\theta$，$\dfrac{b}{r}=\sin\theta$ のとき，

$a\sin x+b\cos x=r\sin(x+\theta)$

t^2 を計算して，$f(x)$ を t で表わし，平方完成する。$f(x)$ を t で表わしたグラフを描き，$f(x)=k$ との交点が2となる範囲と，交点が1つで，$t=\sin(x+k)$ の x の値が2つとなる t の範囲から $f(x)=k$ の範囲を求める。

〔解答のプロセス〕

(1) $\alpha+\beta=-2a,\ \alpha\beta=b$

$\alpha^2+\beta^2=(\alpha+\beta)^2-2\alpha\beta=4a^2-2b$

$\alpha^3+\beta^3=(\alpha+\beta)^3-3\alpha\beta(\alpha+\beta)$

$\qquad\qquad=-8a^3-3b(-2a)=-2a(4a^2-3b)$

$(\alpha-\beta)^2=(\alpha+\beta)^2-4\alpha\beta=4a^2-4b$

$4a^2-4b=2^2$　より　$a^2=b+1$

$x^2+2bx+4a^2+1=0$　が重解より

$\quad(D/4=)b^2-(4a^2+1)=0$

$b^2-\{4(b+1)+1\}=0$　より　$b^2-4b-5=0$

$(b-5)(b+1)=0$　よって　$b=-1,\ 5$

$b=-1$ のとき，$a^2=0$　より　$a=0$（不適）

$b=5$ のとき，$a^2=6,\ a>0$　より　$a=\sqrt{6}$

従って，$a=\sqrt{6}$，$b=5$

(2) $2x+y-2\leqq 0$　より　$y\leqq -2x+2$　…①

$x-y+1\geqq 0$　より　$y\leqq x+1$　…②

$x+2y-1\geqq 0$　より　$y\geqq -\dfrac{1}{2}x+\dfrac{1}{2}$　…③

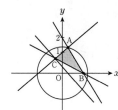

①②③は境界の直線

①と②の共有点 A

①と③の共有点 B

②と③の共有点 C

$x+y=k$ は $y=-x+k$ で点 C を通るとき最小値。

$x^2+y^2=r^2$ は点 A を通るとき最大値となる。

点 C は，$x+1=-\dfrac{1}{2}x+\dfrac{1}{2}$　より　$x=-\dfrac{1}{3}$

$y=-\dfrac{1}{3}+1=\dfrac{2}{3}$，$x+y$ の最小値は $-\dfrac{1}{3}+\dfrac{2}{3}=\dfrac{1}{3}$

点 A は，$x+1=-2x+2$　より　$x=\dfrac{1}{3}$

$y=\dfrac{1}{3}+1=\dfrac{4}{3}$，$x^2+y^2$ の最大値は $\dfrac{1}{9}+\dfrac{16}{9}=\dfrac{17}{9}$

(3) $\cos A=\dfrac{2^2+4^2-3^2}{2\cdot 2\cdot 4}=\dfrac{11}{16}$

$\sin A=\sqrt{1-\left(\dfrac{11}{16}\right)^2}=\sqrt{\dfrac{135}{256}}=\dfrac{3\sqrt{15}}{16}$

外接円の半径を R とする。

$2R=\dfrac{3}{\dfrac{3\sqrt{15}}{16}}=\dfrac{16}{\sqrt{15}}=\dfrac{16\sqrt{15}}{15}$

従って，$R=\dfrac{8\sqrt{15}}{15}$

$\overrightarrow{AB}\cdot\overrightarrow{AC}=2\cdot 4\cdot\dfrac{11}{16}=\dfrac{11}{2}$

$\overrightarrow{AO}=p\overrightarrow{AB}-q\overrightarrow{AC}$ とする。

$\overrightarrow{BO}=\overrightarrow{AO}-\overrightarrow{AB}=(p-1)\overrightarrow{AB}-q\overrightarrow{AC}$

$\overrightarrow{CO}=\overrightarrow{AO}-\overrightarrow{AC}=p\overrightarrow{AB}-(q+1)\overrightarrow{AC}$

$\overrightarrow{BO}\perp\overrightarrow{AC}$　より　$\overrightarrow{BO}\cdot\overrightarrow{AC}=0$

$\overrightarrow{BO}\cdot\overrightarrow{AC}=(p-1)\overrightarrow{AB}\cdot\overrightarrow{AC}-q|\overrightarrow{AC}|^2$

$\dfrac{11}{2}(p-1)-16q=0$　より　$11p-32q-11=0$

$\overrightarrow{CO} \perp \overrightarrow{AB}$ より $\overrightarrow{CO} \cdot \overrightarrow{AB} = 0$

$\overrightarrow{CO} \cdot \overrightarrow{AB} = p|\overrightarrow{AB}|^2 - (q+1)\overrightarrow{AB} \cdot \overrightarrow{AC}$

$4p - \dfrac{11}{2}(q+1) = 0$ より $8p - 11q - 11 = 0$

よって，$p = 7q$，$q = \dfrac{11}{45}$，$p = \dfrac{77}{45}$

$\overrightarrow{AO} = \dfrac{77}{45}\overrightarrow{AB} - \dfrac{11}{45}\overrightarrow{AC}$

(4) $\sqrt{3 + 1^2} = 2$ より

$\dfrac{\sqrt{3}}{2} = \cos\dfrac{\pi}{6}$，$\dfrac{1}{2} = \sin\dfrac{\pi}{6}$

$t = 2\left(\dfrac{\sqrt{3}}{2}\sin x + \dfrac{1}{2}\cos x\right) = 2\sin\left(x + \dfrac{\pi}{6}\right)$

$\dfrac{\pi}{6} \leqq x + \dfrac{1}{6}\pi \leqq \dfrac{7}{6}\pi$ より $-\dfrac{1}{2} \leqq \sin\left(x + \dfrac{\pi}{6}\right) \leqq 1$

従って，$-1 \leqq t \leqq 2$

$t^2 = 3\sin^2 x + 2\sqrt{3}\sin x \cos x + \cos^2 x$
$= 2\sin^2 x + \sqrt{3}\sin 2x + 1$

よって，$2\sin^2 x + \sqrt{3}\sin 2x = t^2 - 1$

$f(x) = t^2 - 1 + t + 1 = t^2 + t$

$f(x) = \left(t + \dfrac{1}{2}\right)^2 - \dfrac{1}{4}$ $\left(-1 \leqq -\dfrac{1}{2} \leqq 2\right)$

$f(x)$ の最小値は $-\dfrac{1}{4}$

$f(-1) = 0$，$f(0) = 0$

$f(2) = 6$，$f(1) = 2$

グラフは右図より，実数解
がちょうど2個存在する k
の値の範囲は

$-\dfrac{1}{4} < k \leqq 0$

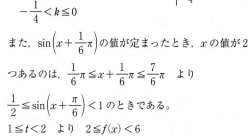

また，$\sin\left(x + \dfrac{1}{6}\pi\right)$ の値が定まったとき，x の値が2

つあるのは，$\dfrac{1}{6}\pi \leqq x + \dfrac{1}{6}\pi \leqq \dfrac{7}{6}\pi$ より

$\dfrac{1}{2} \leqq \sin\left(x + \dfrac{\pi}{6}\right) < 1$ のときである。

$1 \leqq t < 2$ より $2 \leqq f(x) < 6$

従って，$-\dfrac{1}{4} < k \leqq 0$，$2 \leqq k < 6$

問題2

〔解答〕

(1) $\left(-a,\ -\dfrac{5}{3}a^2 + \dfrac{11}{12}a\right)$　(2) $q = -\dfrac{1}{2}a$

(3) $S(a) = \dfrac{11}{24}a^2(1-a)$

(4) $a = \dfrac{2}{3}$ のとき最大値，$S\left(\dfrac{2}{3}\right) = \dfrac{11}{162}$

〔出題者が求めたポイント〕

2次関数，微分法

(1) $f(x)$ を x について平方完成する。

(2) $f'(q) = a$

(3) 底辺を OA とする。直線 $OA(y - ax = 0)$ と放射線
上の $(t,\ f(t))$ における距離 d は，

$d = \dfrac{|f(t) - at|}{\sqrt{1^2 + (-a)^2}}$

△OAP の面積は，$\dfrac{1}{2}OA \cdot d$ で $|\ \ |$ の中を t について

平方完成して最小値を求める。

(4) $S(a)$ を微分して，増減表をつくる。

〔解答のプロセス〕

(1) $f(x) = x^2 + 2ax - \dfrac{2}{3}a^2 + \dfrac{11}{12}a$

$= (x + a)^2 - a^2 - \dfrac{2}{3}a^2 + \dfrac{11}{12}a$

$= (x + a)^2 - \dfrac{5}{3}a^2 + \dfrac{11}{12}a$

$\left(-a,\ -\dfrac{5}{3}a^2 + \dfrac{11}{12}a\right)$

(2) $f'(x) = 2x + 2a$

$f'(q) = 2q + 2a = a$ より $2q = -a$

$q = -\dfrac{1}{2}a$

(3) $OA = \sqrt{a^2 + (a^2)^2} = a\sqrt{1 + a^2}$

直線 OA は，$y = ax$ より $y - ax = 0$

直線 OA と放物線上の $(t,\ f(t))$ の距離 d は，

$d = \dfrac{\left|t^2 + 2at - \dfrac{2}{3}a^2 + \dfrac{11}{12}a - at\right|}{\sqrt{1^2 + (-a)^2}}$

$= \dfrac{\left|\left(t + \dfrac{1}{2}a\right)^2 - \dfrac{1}{4}a^2 - \dfrac{2}{3}a^2 + \dfrac{11}{12}a\right|}{\sqrt{1 + a^2}}$

$= \dfrac{\left|\left(t + \dfrac{1}{2}a\right)^2 - \dfrac{11}{12}a^2 + \dfrac{11}{12}a\right|}{\sqrt{1 + a^2}}$

$\geqq \dfrac{\left|-\dfrac{11}{12}a^2 + \dfrac{11}{12}a\right|}{\sqrt{1 + a^2}} = \dfrac{11a(1-a)}{12\sqrt{1 + a^2}}$

従って

$S(a) = \dfrac{1}{2}a\sqrt{1 + a^2}\dfrac{11a(1-a)}{12\sqrt{1 + a^2}} = \dfrac{11}{24}a^2(1-a)$

(4) $S(a) = \dfrac{11}{24}(-a^3 + a^2)$

$\dfrac{dS(a)}{da} = \dfrac{11}{24}(-3a^2 + 2a) = -\dfrac{11}{24}a(3a - 2)$

a	0		$\dfrac{2}{3}$		1
$\dfrac{dS(a)}{da}$	0	$+$	0	$-$	
$S(a)$		↗		↘	

$a = \dfrac{2}{3}$ のとき，$S(a)$ は最大

最大値は，$S\left(\dfrac{2}{3}\right) = \dfrac{11}{24}\left(-\dfrac{8}{27} + \dfrac{4}{9}\right) = \dfrac{11}{162}$

数　学

解答

5年度

問題 I

〔解答〕

(1) ア 4　イ 1　ウ 1　エ $\sqrt{3}$

(2) オ $\dfrac{1}{81}$　カ $\dfrac{2}{27}$　キ $\dfrac{17}{27}$

(3) ク t^2-3t　ケ $0 \leqq t \leqq 4$

　　コ 4　サ $-\dfrac{9}{4}$

(4) シ $\dfrac{1}{5}$　ス $6\sqrt{6}$

　　セ $-\dfrac{5}{6}$　ソ $\dfrac{4}{3}$　タ $11\sqrt{6}$

〔出題者が求めたポイント〕

(1) 複素数

$$\frac{b}{a} + \frac{a}{b} = \frac{a^2+b^2}{ab} = \frac{(a+b)^2 - 2ab}{ab}$$

等式の左辺を計算 $f(x, y) + g(x, y)i$ の形にする。
$f(x, y) = 3\sqrt{3}$, $g(x, y) = -5$　を解く。

(2) 確率

A は 3 通り，残りは A が決まると決まってくる。
A と残り 2 人は，${}_4C_2$ 通り。勝つ 3 人は 3 通りで，残り敗者は決まってくる。
勝つ人数が 1, 2, 3, 4, 5 のときの確率を求め和を求めて，1 から和を引く。

(3) 対数関数，2 次関数

$$\log_3 \frac{M}{N} = \log_3 M - \log_3 N,\ \log_3 r^n = n\log_3 r$$

$1 \leqq x \leqq 81$　$\Leftrightarrow \log_3 1 \leqq \log_3 x \leqq \log_3 81$

t のとり得る範囲から最大値，最小値を求める。最小値は $f(x)$ を t について平方完成する。

(4) 平面ベクトル

$$\cos\angle ABO = \frac{OB^2 + AB^2 - OA^2}{2OB \cdot AB}$$

$$\sin\angle ABO = \sqrt{1 - \cos^2\angle ABO}$$

$\triangle OAB$ の面積，$\dfrac{1}{2} OB \cdot AB \cdot \sin\angle ABO$

$\overrightarrow{AC} = \overrightarrow{OC} - \overrightarrow{OA}$, $\overrightarrow{BC} = \overrightarrow{OC} - \overrightarrow{OB}$　を代入する。

$\overrightarrow{OC} = \dfrac{1}{2}\overrightarrow{OA} + \dfrac{4}{3}\overrightarrow{AB}$ の形に変形する。

$$\cos\angle OAB = \frac{OA^2 + AB^2 - OB^2}{2OA \cdot AB}$$

OA の中点を A' とすると AB ∥ A'C

$\triangle OA'C$ の面積，$\dfrac{1}{2} OA' \cdot A'C\sin\angle OAB(=\angle OA'C)$

四角形 ABCA' の面積は，

$\overrightarrow{AP} = \dfrac{1}{3}\overrightarrow{AB}$ とすると，$\dfrac{7}{2} AP \cdot AA'\sin\angle OAB$

〔解答のプロセス〕

(1) $a + b = \sqrt{3} + i + \sqrt{3} - i = 2\sqrt{3}$

$ab = (\sqrt{3}+i)(\sqrt{3}-i) = 3 - i^2 = 3 + 1 = 4$

$$\frac{b}{a} + \frac{a}{b} = \frac{a^2+b^2}{ab} = \frac{(a+b)^2 - 2ab}{ab}$$

$$= \frac{12-8}{4} = \frac{4}{4} = 1$$

$b^2 = (\sqrt{3}-i)^2 = 3 - 2\sqrt{3}i - 1 = 2 - 2\sqrt{3}i$

$ax + b^2y = \sqrt{3}x + xi + 2y - 2\sqrt{3}yi$　より

$\sqrt{3}x + 2y = 3\sqrt{3}$, $x - 2\sqrt{3}y = -5$

$x = 1$, $y = \sqrt{3}$

(2) A の出し方は 3 通り，他は決まってくる。

$$\frac{3}{3^5} = \frac{1}{81}$$

A と残り 2 人は ${}_4C_2 = 6$（通り），勝ち組の出し方は 3 通りで，他は決まってくる。

$${}_4C_2\left(\frac{3}{3^5}\right) = \frac{6}{81} = \frac{2}{27}$$

勝負が決まる場合。

勝つ人数が 1, 2, 3, 4 の場合があり，勝ち組の出し方は 3 通りで，他は決まってくる。

$$({}_5C_1 + {}_5C_2 + {}_5C_3 + {}_5C_4)\frac{3}{3^5} = \frac{5+10+10+5}{81} = \frac{10}{27}$$

あいこになる確率，$1 - \dfrac{10}{27} = \dfrac{17}{27}$

(3) $\log_3 \dfrac{x}{27} = \log_3 x - \log_3 3^3 = \log_3 x - 3 = t - 3$

$f(x) = t(t-3) = t^2 - 3t$

$\log_3 1 \leqq \log_3 x \leqq \log_3 81(3^4)$　より　$0 \leqq t \leqq 4$

$t = 0$ のとき，$f(x) = 0$

$t = 4$ のとき，$f(x) = 4^2 - 3 \times 4 = 4$

$$f(x) = \left(t - \frac{3}{2}\right)^2 - \frac{9}{4}$$

$f(x)$ の最大値 4，最小値 $-\dfrac{9}{4}$

(4) $\cos\angle ABO = \dfrac{5^2 + 6^2 - 7^2}{2 \cdot 5 \cdot 6} = \dfrac{12}{60} = \dfrac{1}{5}$

$\sin\angle ABO = \sqrt{1 - \left(\dfrac{1}{5}\right)^2} = \sqrt{\dfrac{24}{25}} = \dfrac{2\sqrt{6}}{5}$

$\triangle OAB$ の面積は，$\dfrac{1}{2} 5 \cdot 6 \cdot \dfrac{2\sqrt{6}}{5} = 6\sqrt{6}$

$3\overrightarrow{OC} - 5(\overrightarrow{OC} - \overrightarrow{OA}) + 8(\overrightarrow{OC} - \overrightarrow{OB}) = 0$

$6\overrightarrow{OC} = -5\overrightarrow{OA} + 8\overrightarrow{OB}$

$\overrightarrow{OC} = -\dfrac{5}{6}\overrightarrow{OA} + \dfrac{4}{3}\overrightarrow{OB}$

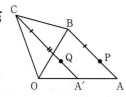

$\overrightarrow{OC} = \dfrac{3}{6}\overrightarrow{OA} + \dfrac{4}{3}(\overrightarrow{OB} - \overrightarrow{OA})$

$\qquad = \dfrac{1}{2}\overrightarrow{OA} + \dfrac{4}{3}(\overrightarrow{AB})$

OA の中点を A' とすると，$\overrightarrow{A'C} = \dfrac{4}{3}\overrightarrow{AB}$ となり，

A'C ∥ AB で $A'C = \dfrac{4}{3}AB$

点 P を $\overrightarrow{AP} = \dfrac{1}{3}\overrightarrow{AB}$ とする。

$\cos\angle OAB = \dfrac{7^2 + 6^2 - 5^2}{2 \cdot 7 \cdot 6} = \dfrac{60}{84} = \dfrac{5}{7}$

$\sin\angle OAB = \sqrt{1 - \left(\dfrac{5}{7}\right)^2} = \sqrt{\dfrac{24}{49}} = \dfrac{2\sqrt6}{7}$

点 Q を $\overrightarrow{A'Q} = \overrightarrow{AP}$ となる点とする。
平行四辺形 APQA' の面積，

$\dfrac{7}{2} \cdot \dfrac{6}{3} \cdot \dfrac{2\sqrt6}{7} = 2\sqrt6$

四角形 ABCA' の面積，$2\sqrt6\left(3 + \dfrac{1}{2}\right) = 7\sqrt6$

△OAC の面積，$\dfrac{1}{2} \cdot \dfrac{7}{2} \cdot \left(6 \cdot \dfrac{4}{3}\right) \cdot \dfrac{2\sqrt6}{7} = 4\sqrt6$

四角形 OABC の面積，$4\sqrt6 + 7\sqrt6 = 11\sqrt6$

問題 II

〔解答〕

(1) $y = -x$　　(2) $a = \dfrac{1}{9}$, $b = -2$

(2) $S = \dfrac{4}{3}$

〔出題者が求めたポイント〕

微分積分

(1) $y = f(x)$ の上の $(t, f(t))$ の接線は，
$\quad y = f'(t)(x - t) + f(t)$

(2) l が $y = mx + n$ とすると，$g(x) - mx - n = 0$ が
$\quad D = 0$ より a を求めて，$g(x) - mx - n = 0$ に，代入
して $x(b)$ を求める。

(3) $\displaystyle\int_b^1 \{g(x) - l\ \text{の}\ y\}dx + \int_1^2 \{f(x) - l\ \text{の}\ y\}dx$
を計算する。

〔解答のプロセス〕

(1) $f'(x) = 2x - 5$, $f'(2) = 4 - 5 = -1$
$\quad l : y = -1(x - 2) - 2 = -x$

(2) $g(x) = ax^2 - 5ax + 4a$
$\quad ax^2 - 5ax + 4a = -x$ より
$\quad\quad ax^2 - (5a - 1)x + 4a = 0$
$\quad\quad (D=) (5a - 1)^2 - 4a \cdot 4a = 0$
$\quad\quad 9a^2 - 10a + 1 = 0$

$\quad (9a - 1)(a - 1) = 0$　$a \neq 1$ より，$a = \dfrac{1}{9}$

$\quad \dfrac{1}{9}x^2 + \dfrac{4}{9}x + \dfrac{4}{9} = 0$　より　$\dfrac{1}{9}(x + 2)^2 = 0$

従って，$b(x) = -2$

(3) $x^2 - 5x + 4 = 0$
$\quad (x - 1)(x - 4) = 0$
$\quad x = 1,\ 4$

$\displaystyle\int_{-2}^1 \left(\dfrac{1}{9}x^2 - \dfrac{5}{9}x^2 + \dfrac{4}{9} + x\right)dx$

$\displaystyle + \int_1^2 (x^2 - 5x + 4 + x)dx$

$= \dfrac{1}{9}\displaystyle\int_{-2}^1 (x^2 + 4x + 4)dx$

$\displaystyle\quad + \int_1^2 (x^2 - 4x + 4)dx$

$= \dfrac{1}{9}\left[\dfrac{x^3}{3} + 2x^2 + 4x\right]_{-2}^1 + \left[\dfrac{x^3}{3} - 2x^2 + 4x\right]_1^2$

$= \dfrac{1}{9}\left\{\left(\dfrac{1}{3} + 2 + 4\right) - \left(-\dfrac{8}{3} + 8 - 8\right)\right\}$

$\quad + \left(\dfrac{8}{3} - 8 + 8\right) - \left(\dfrac{1}{3} - 2 + 4\right)$

$= \dfrac{1}{9}\left(\dfrac{19}{3} + \dfrac{8}{3}\right) + \left(\dfrac{8}{3} - \dfrac{7}{3}\right) = 1 + \dfrac{1}{3} = \dfrac{4}{3}$

物 理

解答

5年度

I

〔解答〕

問1 $\boxed{1}⑰$ $\boxed{2}⑫$ 　問2 $\boxed{3}⑩$ $\boxed{4}⑮$

問3 $\boxed{5}⑥$ $\boxed{6}⑧$ 　問4 $\boxed{7}⑥$ $\boxed{8}⑨$ $\boxed{9}⑧$

問5 $\boxed{10}⑤$ $\boxed{11}③$

〔出題者が求めたポイント〕

問1 力のモーメントのつり合い

問2 万有引力　　問3 抵抗の接続

問4 弦の振動　　問5 気体の状態変化

〔解答のプロセス〕

問1

$\boxed{1}$ 点 C まわりの力のモーメントのつり合いより

$$\frac{4}{7}L \cdot mg = \frac{3}{7}L \cdot Mg$$

$$m = \frac{3}{4}M \quad (答⑰) \qquad \left(\begin{array}{l} m：P の質量 \\ M：Q の質量 \end{array}\right)$$

$\boxed{2}$ 力のつり合いの式

$$Nd + Ne = mg + Mg$$
$$= \frac{7}{4}Mg \quad \cdots①$$

点 a まわりの力のモーメントのつり合いの式

$$\frac{L}{4}Nd + \frac{3}{4}LNe = L \cdot Mg \quad より$$

$$Nd + 3Ne = 4Mg \quad \cdots②$$

②−① より

$$2Ne = \frac{9}{4}Mg$$

$$Ne = \frac{9}{8}Mg \qquad \cdots③$$

③を①に代入して，$Nd = \frac{5}{8}Mg$ よって

$$\frac{Nd}{Ne} = \frac{5}{9} \quad (答⑫)$$

問2

$\boxed{3}$ 天体 A と天体 B の等速円運動の半径を r_A, r_B として，円運動の方程式は

$$\left\{\begin{array}{l} A：M\dfrac{v_A{}^2}{r_A} = G\dfrac{M \cdot 3M}{R^2} \quad \cdots① \\[3mm] B：3M\dfrac{v_B{}^2}{r_B} = G\dfrac{M \cdot 3M}{R^2} \quad \cdots② \end{array}\right.$$

半径の関係は

$$r_A + r_B = R \qquad \cdots③$$

A と B の周期は等しいので

$$\frac{2\pi r_A}{v_A} = \frac{2\pi r_B}{v_B} \qquad \cdots④$$

$$①\Leftrightarrow v_A{}^2 = \frac{3GMr_A}{R^2} \qquad \cdots①'$$

$$②\Leftrightarrow v_B{}^2 = \frac{GMr_B}{R^2} \qquad \cdots②'$$

$$④\Leftrightarrow \frac{v_A}{v_B} = \frac{r_A}{r_B} \qquad \cdots③'$$

①', ②', ③', より $\dfrac{v_A}{v_B}$ を消去して

$$\frac{r_A}{r_B} = 3 \qquad \cdots⑤$$

③, ④より

$$r_A = \frac{3}{4}R \quad (答⑩) \quad \cdots⑥$$

$$r_B = \frac{1}{4}R$$

$\boxed{4}$ ①', ⑥ より

$$v_A{}^2 = \frac{9}{4}\frac{GM}{R}$$

$$v_A = \frac{3}{2}\sqrt{\frac{GM}{R}} \quad (答⑮)$$

問3

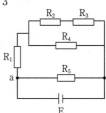

$\boxed{5}$ R_2, R_3 の合成抵抗 R_{23}

$$R_{23} = 2R$$

R_{23}, R_4 の合成抵抗 R_{234}

$$\frac{1}{R_{234}} = \frac{1}{2R} + \frac{1}{R}$$

$$R_{234} = \frac{2}{3}R$$

R_1 と R_{234} の合成抵抗 $\dfrac{5}{3}R$

よって，合成抵抗 R_{ab} は

$$\frac{1}{R_{ab}} = \frac{1}{\dfrac{5}{3}R} + \frac{1}{R}$$

$$= \frac{8}{5R}$$

$$R_{ab} = \frac{5}{8}R \quad (答⑥)$$

$\boxed{6}$ R_1, R_2, R_3, R_4 の 1 秒あたりのジュール熱の合計を J，R_5 の 1 秒あたりのジュール熱を P

$$J：P = \frac{E^2}{\dfrac{5}{3}R} ： \frac{E^2}{R}$$

$$= \frac{3}{5} ： 1$$

$$J = \frac{3}{5}P \quad (答⑧)$$

問4

$\boxed{7}$ 3 倍振動なので，その波長は

$$3\frac{\lambda}{2} = L$$

$$\lambda = \frac{2}{3}L \quad (答⑥)$$

8　$v = 2f \cdot \lambda$
$\quad = \dfrac{4}{3}fL$　（答⑨）

9　2倍振動になったので，その波長は
$\quad \lambda' = L$
このとき，弦を伝わる波の速さは
$\quad v' = fL$
したがって
$\dfrac{v'}{v} = \dfrac{fL}{\dfrac{4}{3}fL}$
$\quad = \dfrac{3}{4}$　（答⑧）

問5

10　A→Dは断熱変化 $pV^{\frac{5}{3}} = $ 一定 が成立

B→Dは等温変化 $pV = $ 一定 が成立

C→Dは定圧変化 $p = $ 一定 が成立

よって，⑤

11　A→Dで
$\quad p_A V^{\frac{5}{3}} = p(2V)^{\frac{5}{3}}$
$\quad p_A = 2^{\frac{5}{3}}p$

B→Dで
$\quad p_B V = p \cdot 2V$
$\quad p_B = 2p$

したがって
$\dfrac{p_A}{p_B} = \dfrac{2^{\frac{5}{3}}p}{2p}$
$\quad = 2^{\frac{2}{3}}$　（答③）

II

〔解答〕
問1　1⑬　　問2　2⑤　3⑩　　問3　4⑤
問4　5④　6③　　問5　7⑭　8⑦

〔出題者が求めたポイント〕
弾性力

〔解答のプロセス〕
問1
1　力のつり合いより
$\quad kl = mg$
$\quad l = \dfrac{mg}{k}$　（答⑬）

問2
2　力のつり合いより
$\quad F + mg = k(l+L)$
$\quad\quad F = kL$　（答⑤）（1より）

3　弾性エネルギー
$\quad E = \dfrac{1}{2}k(l+L)^2$

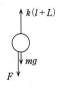

$\quad = \dfrac{1}{2}k\left(\dfrac{mg}{k} + L\right)^2$　（1より）
$\quad = \dfrac{(mg+kL)^2}{2k}$　（答⑩）

問3
4　Aを静かに放した直後の運動方程式
$\quad ma = k(l+L) - mg$
$\quad\quad = kL$（1より）
$\quad a = \dfrac{kL}{m}$　（答⑤）

5

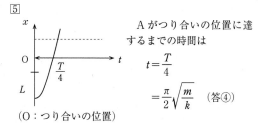

Aがつり合いの位置に達するまでの時間は
$\quad t = \dfrac{T}{4}$
$\quad = \dfrac{\pi}{2}\sqrt{\dfrac{m}{k}}$　（答④）

（O：つり合いの位置）

6　$v = Lw$（w：角振動数）
$\quad = L\dfrac{2\pi}{T}$
$\quad = L\sqrt{\dfrac{k}{m}}$　（答③）

問5
7　力学的エネルギー保存則
$\dfrac{1}{2}kL^2 = \dfrac{1}{2}mv^2 + \dfrac{1}{2}kl^2$（つり合いの位置を基準）
$v^2 = \dfrac{k}{m}(L^2 - l^2)$
$\quad = \dfrac{k}{m}\left\{L^2 - \left(\dfrac{mg}{k}\right)^2\right\}$（1より）
$v = \sqrt{\dfrac{k^2L^2 - m^2g^2}{mk}}$　（答⑭）

8　ばねは自然長に達したとき，たるみだすので，このとき以降は鉛直投げ上げとなる。よって，
$\quad -v^2 = 2(-g)h$
$\quad h = \dfrac{v^2}{2g}$
最高点の高さは
$\quad H = l + h$
$\quad = \dfrac{mg}{k} + \dfrac{k^2L^2 - m^2g^2}{2mkg}$
$\quad = \dfrac{m^2g^2 + k^2L^2}{2mkg}$　（答⑦）

III

〔解答〕
問1　1⑬　2①　3⑫　　問2　4⑨
問3　5⑤　6⑥　　問4　7⑨　　問5　8③　9②

〔出題者が求めたポイント〕
コンデンサーの性質

〔解答のプロセス〕

問1

$\boxed{1}$　$Q = CV$

$V = \dfrac{Q}{C}$　（答③）

$\boxed{2}$　電場の向きは，A から B（答①）

A ——————— Q

$\downarrow E$

B ——————— $-Q$

問2

$\boxed{4}$　$U = \dfrac{Q^2}{2C}$　（答⑨）

問3

$\boxed{5}$　電気容量は $C = \varepsilon_0 \dfrac{S}{d}$ である。

極板間距離を $d + \Delta d$ にすると，電気容量は

$C' = \varepsilon_0 \dfrac{S}{d + \Delta d}$　よって

$\dfrac{C'}{C} = \dfrac{d}{d + \Delta d}$　（答⑤）

$\boxed{6}$　電位差は

$V' = \dfrac{Q}{\dfrac{d}{d + \Delta d} C}$　よって

$\dfrac{V'}{V} = \dfrac{d + \Delta d}{d}$　（答⑥）

問4

$\boxed{7}$　$U' = \dfrac{Q^2}{2C'}$

$= \dfrac{Q^2 (d + \Delta d)}{2Cd}$　（答⑨）

問5

$\boxed{8}$　$U' - U = F_{外} \Delta d$　（$F_{外}$：外力）

$\dfrac{Q^2 \Delta d}{2Cd} = F_{外} \Delta d$

$F_{外} = \dfrac{Q^2}{2Cd}$

A ——————— $\updownarrow d$

B ——————— $\updownarrow \Delta d$　$\downarrow f$　$\downarrow F_{外}$

作用・反作用より

$f = -F_{外}$

$= -\dfrac{Q^2}{2Cd}$

よって，$|f| = \dfrac{Q^2}{2Cd}$　（答③）

$\boxed{9}$　極板 A がつくる電場の強さは $\dfrac{1}{2} E$ [V/m]。

これが極板 B にたくわえられている電荷 $-Q$ [C] を引く力の大きさは，

$f' = \dfrac{1}{2} EQ$

$= \dfrac{1}{2} \dfrac{Q}{Cd} \cdot Q$

$= \dfrac{Q^2}{2Cd}$

$= |f|$　（答②）

物　理

解答　　5年度

Ⅰ

〔解答〕

問1　$\boxed{1}$⑥　$\boxed{2}$③　　問2　$\boxed{3}$①　$\boxed{4}$⑧

問3　$\boxed{5}$③　$\boxed{6}$②　　問4　$\boxed{7}$⑥　$\boxed{8}$③　$\boxed{9}$①

問5　$\boxed{10}$⑩　$\boxed{11}$①　$\boxed{12}$④

〔出題者が求めたポイント〕

問1　力のつり合い　　問2　弾性力，衝突

問3　直線電流がつくる磁場

問4　理想気体の真空容器への膨張

問5　光の屈折，全反射

〔解答のプロセス〕

問1

$\boxed{1}$　小物体 B の力のつり合い

$$T_1\sin45° = W$$
$$T_1 = \sqrt{2}\,W \quad (答⑥)$$

$\boxed{2}$　小物体 A の力のつり
合い

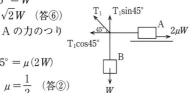

$$T_1\cos45° = \mu(2W)$$
$$\mu = \frac{1}{2} \quad (答②)$$

問2

$\boxed{3}$　力学的エネルギー保存則

$$\frac{1}{2}2mv_A{}^2 = \frac{1}{2}kl^2$$
$$v_A = l\sqrt{\frac{k}{2m}} \quad (答①)$$

$\boxed{4}$　小物体 A，B は弾性衝突する。

運動量保存則

$$2mV_A + mV_B = 2mv_A$$

よって，

$$2V_A + V_B = 2v_A \quad \cdots ①$$

反発係数

$$e = -\frac{V_A - V_B}{v_A} = 1$$

よって，

$$-V_A + V_B = v_A \quad \cdots ②$$

①，②より

$$V_A = \frac{1}{3}v_A$$
$$V_B = \frac{4}{3}v_B \quad (答⑧)$$

問3

$\boxed{5}$　各直線電流が G につくる磁場の大きさと向きは

$$H_p = \frac{2I}{2\pi \cdot \frac{1}{\sqrt{2}}a}$$
$$= \frac{\sqrt{2}I}{\pi a}(向き：G \longrightarrow s)$$

$$H_q = \frac{2I}{2\pi \cdot \frac{1}{\sqrt{2}}a}$$
$$= \frac{\sqrt{2}I}{\pi a}(向き：G \longrightarrow r)$$

$$H_r = \frac{I}{2\pi \cdot \frac{1}{\sqrt{2}}a}$$
$$= \frac{I}{\sqrt{2}\pi a}(向き：G \longrightarrow q)$$

$$H_s = \frac{I}{2\pi \cdot \frac{1}{\sqrt{2}}a}$$
$$= \frac{I}{\sqrt{2}\pi a}(向き：G \longrightarrow p)$$

G でのベクトル和を考えると，向きは(3)　（答③）

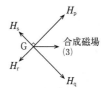

$\boxed{6}$　合成磁場の大きさは

$$H = 2(H_p - H_r)\cos45°$$
$$= 2\frac{I}{\sqrt{2}\pi a} \cdot \frac{1}{\sqrt{2}}$$
$$= \frac{I}{\pi a}$$

よって，G での磁束密度の大きさは

$$B = \mu_0 H$$
$$= \frac{\mu_0 I}{\pi a} \quad (答②)$$

問4

$\boxed{7}$　栓を開き，十分時間が経過したときの理想気体の断熱での真空中への膨張なので，気体がする仕事は 0 で，内部エネルギーは変化しないので，温度は T〔K〕

理想気体の状態方程式

$$p(V_1 + V_2) = nRT$$
$$p = \frac{nRT}{V_1 + V_2} \quad (答⑥)$$

$\boxed{8}\boxed{9}$　内部エネルギーの和

$$U = \frac{3}{2} \times nRT$$
$$\underbrace{(\boxed{8}③)}\ \underbrace{(\boxed{9}①)}$$

問5

$\boxed{10}$　波の波長 $\lambda = \dfrac{c}{f}$

媒質Ⅱでの光の波長は $\dfrac{c}{n_2 f}$　（答⑩）

$\boxed{11}$　屈折の法則

$n_2\sin i = n_1\sin r$（i：入射角, r：反射角）

$r = 90°$ で $i = \theta_c$（θ_c：臨界角）となるので,

$$\sin\theta_c = \frac{n_1}{n_2}$$

よって, $n_1 < n_2$　（答①）

$\boxed{12}$　$\sin\theta_c = \dfrac{n_1}{n_2}$　（答④）

Ⅱ

〔解答〕

問1　$\boxed{1}$⑦　　問2　$\boxed{2}$⑦　$\boxed{3}$⑪　　問3　$\boxed{4}$⑪　$\boxed{5}$⑦

問4　$\boxed{6}$⑧　　　$\boxed{7}$③

〔出題者が求めたポイント〕

斜面上での放物運動

〔解答のプロセス〕

問1

$\boxed{1}$　高さが $d\sin\theta$ となるので,

　　位置エネルギーは $mgd\sin\theta$　（答⑦）

$\boxed{2}$　運動方程式

　　$ma = mg\sin\theta$

　　$a = g\sin\theta$

等加速度 a で d すべり降りるので,

$$\frac{1}{2}(g\sin\theta)t^2 = d$$

$$t = \sqrt{\frac{2d}{g\sin\theta}}\quad（答⑦）$$

$\boxed{3}$　$v^2 = 2(g\sin\theta)d$

　　$v = \sqrt{2gd\sin\theta}$　（答⑪）

問3

$\boxed{4}$　y 方向には, 常に $-g\sin\theta$ の加速度がある。

　　$-v_y^2 = 2(-g\sin\theta)d$（$v_y$：$y$ 方向の初速度）

　　$v_y = \sqrt{2gd\sin\theta}$　（答⑪）

$\boxed{5}$　$v_y - (g\sin\theta)t = 0$

$$t = \frac{v_y}{g\sin\theta}$$

$$= \sqrt{\frac{2d}{g\sin\theta}}\quad（答⑦）$$

問4

$\boxed{6}$　x 方向は等速度運動をする。

　　$v_x t = d$（v_x：x 方向の初速度）

$$v_x = \frac{d}{t}$$

$$= \sqrt{\frac{1}{2}\,g\sin\theta}$$

よって

$$\tan\phi = \frac{v_y}{v_x}$$

$$= \frac{\sqrt{2gd\sin\theta}}{\sqrt{\frac{1}{2}gd\sin\theta}}$$

$$= 2\quad（答⑧）$$

Ⅲ

〔解答〕

問1　$\boxed{1}$②　　問2　$\boxed{2}$⑧　$\boxed{3}$⑧　　問4　$\boxed{4}$②

問5　$\boxed{5}$④　　問6　$\boxed{6}$⑦　　問7　$\boxed{7}$⑤

問8　$\boxed{8}$⑨

〔出題者が求めたポイント〕

磁場内での荷電粒子の運動

〔解答のプロセス〕

問1

$\boxed{1}$　$E = \dfrac{V}{d}$　（答②）

問2

$\boxed{2}$　極板間の電場は一様。C にはたらく力の大きさは

　　常に $\dfrac{qV}{d}$。

　　したがって, AB 間の中間位置にあるときに, C

　にはたらく力の大きさも

　　$\dfrac{qV}{d}$　（答⑧）

問3

$\boxed{3}$　エネルギー保存則より

　　$\dfrac{1}{2}mv^2 = qV$

　　$v = \sqrt{\dfrac{2qV}{m}}$　（答⑧）

問4

$\boxed{4}$　荷電粒子の電荷は正なので, 右ねじの法則より C

　の描く軌道は b　（答②）

問5

$\boxed{5}$　磁場中で C はローレンツ力を受ける

　　よって

　　qvB　（答④）

問6

$\boxed{6}$　ローレンツ力が向心力となる

　　円運動の方程式

　　$m\dfrac{v^2}{r} = qvB$

　　$r = \dfrac{mv}{qB}$　（答⑦）

化　学

解答　　　5年度

I

〔解答〕

問1　 1②，④　　問2　 2⑧
問3　 3③，④　　問4　 4①，②，④

〔出題者が求めたポイント〕

化学結合，異性体，単体と元素，熱硬化性樹脂

〔解答のプロセス〕

問1 1

①正：不対電子は電子対をつくっていない最外殻電子で，Nの不対電子は3個もつ。

②誤：アンモニウムイオン NH_4^+ は NH_3 分子に H^+ が配位結合して NH_4^+ を形成する。

③正：アンモニウムイオン NH_4^+ 中の4つのN−H結合は，それぞれ全く同じ性質を示し，N−H結合の結合距離もすべて等しい。

④誤：アンモニウムイオン NH_4^+ に非共有電子対は存在しない。

⑤正：NとHの電気陰性度を比較するとNの方が大きいためN−H結合には極性がある

問2 2

分子式 $C_4H_{11}N$ のアミンの構造異性体の数はNの結合のしかたで分けて考えると，次の8種類である。

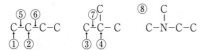

$\left(\begin{array}{l}↑は-NH_2のつく位置\\ または-NH-の入る位置\end{array}\right)$

問3 3

①誤：ヒトにとってカルシウムという成分を含む化合物が必要であり，金属であるカルシウムの単体ではなく，カルシウムの元素を指している。

②正：ヨウ素 I_2（という単体，物質）の酸化力は塩素 Cl_2（という単体，物質）より弱い。

③正：金のイオン化傾向は金の単体が水または水溶液中で陽イオンになろうとする性質のこと。

④正：水と反応しやすい金属ナトリウム Na（単体）のことを指している。

⑤誤：アンモニア NH_3 は窒素という成分と水素という成分でできている。NH_3 の中には N_2 の単体と H_2 の単体は入っていない。

⑥誤：ケイ素（という単体，物質）ではなく，地殻を構成する成分としてケイ素（元素）が含まれている。

問4 4

①では多価のアルコールと多価のカルボン酸，②ではアルキルクロロシランと水が縮合重合する。また，④では尿素とホルムアルデヒドが付加縮合する。この3

つは熱硬化性樹脂である。

II

〔解答〕

問1　 1⑥　 2②　 3④　 4①
問2　 5①，②，④　 6②，③　 7⑤，⑥
問3　 8④　 9②　 10⑥　 11③　 12⑦　 13①　 14⑤

〔出題者が求めたポイント〕

物質の分離，物質の溶解性，イオン化傾向

〔解答のプロセス〕

問1 1 ～ 4

(1) ろ過：白濁は溶けていない $Ca(OH)_2$ の固体なので，ろ紙を用いて分離する。

(2) 再結晶：少量の NaCl を含む KNO_3 を，温水に溶かしてから冷却すると NaCl は少量なので析出しないが，KNO_3 は溶解度が小さくなるため，純粋な KNO_3 が析出する。

(3) 分留：沸点の違う液体の混合物を（沸点の差を利用して）蒸留によって各成分に分離すること。原油からガソリン，灯油，軽油などを分離する。

(4) クロマトグラフィー：ろ紙にインクをつけて，ろ紙の下部をエタノールなどの展開液につけると，展開液の上昇とともにインクの成分が分離される。吸着される強さの違いによる移動速度の差によって分離している。

問2 5 ～ 7

(1) 水は極性分子なので，極性分子からなる物質は水に溶けやすい。①，②，④

(2) 電解質（水溶液中で電離する物質）を選べばよい。②，③

(3) ヨウ素 I_2 やナフタレン $C_{10}H_8$ は無極性分子で水に不溶である。⑤，⑥

問3 8 ～ 14

(ウ) 常温の水と反応する C は Na である。

(ア) 希硫酸と反応して水素を発生する A，D，F は Zn，Fe，Sn のいずれかである。また，希硫酸と反応しない B，E，G は Cu，Ag，Pt のいずれかである。

(イ) 希硝酸に溶解しない E は Pt である。

(エ) （B のイオン）＋（単体の G）⟶（単体の B）＋（G のイオン）の反応が起こるので，イオン化傾向は G＞B，よって，B は Ag で G は Cu とわかる。

(オ) A の表面に D でめっきしたもののほうが，F でめっきしたものよりも内部の A が腐食しやすいことから，イオン化傾向は F＞A＞D と考えられる。よって，F は Zn，A は Fe，D は Sn とわかる。

〔参考〕 Fe に Sn をめっきしたものをブリキという。Fe の表面に Zn をめっきしたものをトタンという。

Ⅲ

〔解答〕

問1 $\boxed{1}$③　　問2 $\boxed{2}$④

問3 $\boxed{3}$③　　問4 $\boxed{4}$⑤

〔出題者が求めたポイント〕

凝固点降下，混合気体の燃焼，希薄の強酸，混合気体の状態方程式

〔解答のプロセス〕

問1 $\boxed{1}$

塩化カリウム KCl は，次のように完全電離するので，溶質粒子はもとの2倍になる。（質量モル濃度を2倍とみなす。）

$$KCl \longrightarrow K^+ + Cl^-$$

非電解質の水溶液と塩化カリウム水溶液は $\Delta t = K_f m$ において Δt, K_f が一定なので，m が等しい。求める非電解質の分子量を M とすると，

$$\frac{\dfrac{9.20}{M}}{1.00} = 5.00 \times 10^{-2} \times 2 \quad \therefore M = 92.0$$

問2 $\boxed{2}$

混合物中のエタノールを x(mol)，メタノールを y (mol)とそれぞれおくと，燃焼の反応式より，

$$\begin{array}{ccccc} C_2H_5OH & + & 3O_2 & \longrightarrow & 2CO_2 + 3H_2O \\ x & & 3x & & 2x \quad 3x \quad (\text{mol}) \end{array}$$

$$\begin{array}{ccccc} CH_3OH & + & \dfrac{3}{2}O_2 & \longrightarrow & CO_2 + 2H_2O \\ y & & \dfrac{3}{2}y & & y \quad 2y \quad (\text{mol}) \end{array}$$

得られた二酸化炭素 CO_2($=44.0$)の質量は 5.28g なので，

$$2x + y = \frac{5.28}{44.0} \quad \cdots ①$$

得られた水 H_2O($=18.0$)の質量は 3.96g なので，

$$3x + 2y = \frac{3.96}{18.0} \quad \cdots ②$$

①，②を解くと，$x = 0.02$ mol，$y = 0.08$ mol

よって，酸素の標準状態での体積(L)は

$$\left(3 \times 0.02 + \frac{3}{2} \times 0.08\right) \times 22.4 = 4.032 \coloneqq 4.0 L$$

問3 $\boxed{3}$

$K_w = [H^+][OH^-] = 1.0 \times 10^{-14} (\text{mol/L})^2$ より，

$$\{x + (1.0 \times 10^{-7})\} \times x = 1.0 \times 10^{-14}$$

$$x^2 + 1.0 \times 10^{-7} x - 1.0 \times 10^{-14} = 0$$

この2次方程式を解くと，

$$x = \frac{-1.0 \times 10^{-7} + \sqrt{1.0 \times 10^{-14} + 4 \times 1.0 \times 10^{-14}}}{2}$$

$$= \frac{-1.0 \times 10^{-7} + \sqrt{5} \times 10^{-7}}{2}$$

$$= 0.6 \times 10^{-7} \text{mol}$$

よって，$[H^+] = 0.6 \times 10^{-7} + 1.0 \times 10^{-7} = 1.6 \times 10^{-7}$(mol/L)

問4 $\boxed{4}$

$O_2 = 32.0$, $N_2 = 28.0$ より，それぞれの物質量を求め

ると

$$O_2 \text{の物質量} = \frac{12.8}{32.0} = 0.40 \text{mol},$$

$$N_2 \text{の物質量} = \frac{5.6}{28.0} = 0.20 \text{mol}$$

よって，全物質量は $0.40 + 0.20 = 0.60$ mol

全圧を $P_全$(Pa)とおくと，気体の状態方程式($PV = nRT$)より，$P_全 \times 1.0 = 0.60 \times 8.31 \times 10^3 \times (27 + 273)$

$$P_全 = 1.495 \cdots \times 10^6 \coloneqq 1.5 \times 10^6 (\text{Pa})$$

Ⅳ

〔解答〕

問1 $\boxed{1}$②　$\boxed{2}$④　　問2 $\boxed{3}$②　　問3 $\boxed{4}$②

〔出題者が求めたポイント〕

水銀柱，蒸気圧

〔解答のプロセス〕

問1 (1)$\boxed{1}$

A の飽和蒸気圧によって水銀柱が 760mm から 684mm に低下した。760mmHg が 1.01×10^5Pa に相当するので，A の飽和蒸気圧は，

$$\frac{760 - 684}{760} \times 1.01 \times 10^5 = 1.01 \times 10^4 \text{Pa}$$

(2)$\boxed{2}$

point：水銀柱の高さ 小 ⇔ 蒸気圧 大

グラフより，温度一定では蒸気圧はジエチルエーテル＞エタノール＞水の順なので，各物質の入ったこれら3本の水銀柱の高さはジエチルエーテル＜エタノール＜水の順に低くなる。

問2 $\boxed{3}$

エタノール C_2H_5OH($=46.0$)がすべて気体になったとすると，その圧力は，気体の状態方程式($PV = nRT$)より

$$P \times 30.0 = \frac{6.90}{46.0} \times 8.31 \times 10^3 \times (77 + 273)$$

$$P \coloneqq 1.45 \times 10^4 \text{Pa}$$

この値は，77℃における飽和蒸気圧 9.74×10^4Pa より小さいので，エタノールはすべて気体として存在する。よって，容器内の気体の圧力は 1.45×10^4Pa である。

問3 $\boxed{4}$

問2と同様に，エタノール C_2H_5OH($=46.0$)がすべて気体になったとすると，その圧力は，気体の状態方程式($PV = nRT$)より

$$P \times 30.0 = \frac{6.90}{46.0} \times 8.31 \times 10^3 \times (27 + 273)$$

$$P \coloneqq 1.24 \times 10^4 \text{Pa}$$

この値は，27℃における飽和蒸気圧 8.80×10^3Pa より大きいので，液体の水が存在する。よって，容器内の気体の圧力はエタノールの飽和蒸気圧 8.80×10^3Pa に等しい。

Ⅴ

〔解答〕

問1　①①　②⑦

問2　③a①　b④　c⑩　　④d①　e⑨　f②
　　　⑤g②　h⑩　i⑩

〔出題者が求めたポイント〕

気体の発生

〔解答のプロセス〕

問1　①，②

炭化カルシウム CaC_2 は水と反応してアセチレン C_2H_2（気体 A）を発生する。

$$CaC_2 + 2H_2O \longrightarrow C_2H_2 + Ca(OH)_2 \quad \cdots ①$$

また，炭酸カルシウム $CaCO_3$ は塩酸と反応して二酸化炭素 CO_2（気体 B）を発生する。

$$CaCO_3 + 2HCl \longrightarrow CaCl_2 + H_2O + CO_2 \quad \cdots ②$$

問2　③ ～ ⑤

発生した C_2H_2 の物質量は $\dfrac{0.672}{22.4} = 0.03\,mol$

①の反応式の係数より反応した CaC_2 は $0.03\,mol$

よって，$CaC_2(=64.0)$ の質量は $0.03 \times 64.0 = 1.92\,g$

また，発生した CO_2 の物質量は $\dfrac{0.448}{22.4} = 0.02\,mol$

②の反応式から，反応係数より反応した $CaCO_3$ は $0.02\,mol$

よって，$CaCO_3(=100.0)$ の質量は $0.02 \times 100.0 = 2.00\,g$

以上より，酸化カルシウム CaO の質量は

$$5.32 - (1.92 + 2.00) = 1.40\,g$$

Ⅵ

〔解答〕

問1　①⑪　②⑬　③⑮　④⑰　⑤⑨

問2　⑥⑤

〔出題者が求めたポイント〕

芳香族化合物

〔解答のプロセス〕

問1　①

ベンゼンに濃硫酸を加えて加熱するとベンゼンスルホン酸ができる。

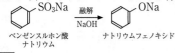
ベンゼンスルホン酸

②

ベンゼンスルホン酸ナトリウムをアルカリ融解することにより，ナトリウムフェノキシドが得られる。

ベンゼンスルホン酸ナトリウム　→（融解 NaOH）→　ナトリウムフェノキシド

③

ナトリウムフェノキシドと二酸化炭素を高温・高圧下で反応させるとサリチル酸ナトリウムが生成し，その後，酸で処理することによりサリチル酸が生成する。

ナトリウムフェノキシド　→（CO_2 高温・高圧）→　サリチル酸ナトリウム　→（H^+）→　サリチル酸

④

サリチル酸とメタノールとを少量の濃硫酸の作用で反応させると，サリチル酸メチルが生成する。

サリチル酸 $+ CH_3OH$ →（濃硫酸 エステル化）→ サリチル酸メチル

⑤

ナトリウムフェノキシドの水溶液に塩酸を加えると，フェノールが遊離する。

ナトリウムフェノキシド　→（HCl）→　フェノール

問2　⑥

反応後の溶液を，炭酸水素ナトリウム水溶液中に注ぐと未反応のサリチル酸は塩となり，水槽に分離される。また，サリチル酸メチルは水に溶けにくいので，油状の液体として容器の底に沈む。

化　学

解答

5年度

I

〔解答〕

問1　①⑤，⑦　　問2　②⑥　　問3　③③

問4　④②，④，⑥　　問5　⑤②，③，⑥，⑧

問6　⑥④，⑥　　問7　⑦②，⑤　　問8　⑧③

〔出題者が求めたポイント〕

2族，pH，異性体，塩と液性，電子配置，水素の性質，沈殿反応，状態変化と熱量

〔解答のプロセス〕

問1　①

　①誤：Mg の硫酸塩は水によく溶けるが，Ca，Sr，Ba の硫酸塩は水に溶けにくい。

　②誤：Mg の水酸化物は水に溶けにくいが，Ca，Sr，Ba の水酸化物は水によく溶ける。

　③誤：2族の炭酸塩は水に溶けにくい。

　④誤：Mg は常温では水とほとんど反応しない。

　⑤正：典型元素は1，2族と12〜18族の元素である。

　⑥誤：Ca，Ba，Sr は炎色反応を示すが，Mg は炎色反応を示さない。

　⑦正：2族元素の原子はいずれも価電子を2個もち，2価の陽イオンになりやすい。

問2　②

NaOH の物質量：$1.0 \times \dfrac{110}{1000} = 0.11\,\mathrm{mol}$

HCl の物質量：$1.0 \times \dfrac{100}{1000} = 0.10\,\mathrm{mol}$

NaOH と HCl は1：1の物質量比で反応するので OH^- が過剰で，これが溶液 1.0L 中に含まれる。

$$[OH^-] = \frac{\text{NaOH の物質量} - \text{HCl の物質量}}{\text{混合溶液の体積}}$$

$$= \frac{0.11 - 0.10}{1.0} = 1.0 \times 10^{-2}\,\mathrm{mol/L}$$

$$[H^+] = \frac{10^{-14}}{[OH^-]} = \frac{1.0 \times 10^{-14}}{1.0 \times 10^{-2}} = 1.0 \times 10^{-12}\,\mathrm{mol/L}$$

$$pH = -\log_{10}(1.0 \times 10^{-12}) = 12$$

問3　③

　ヘキサン分子内の水素原子1つを Br 原子に置換した化合物の構造異性体の数は，次の3種類がある。

```
C-C-C-C-C-C      C-C-C-C-C-C
    |                  |
    Br                 Br
C-C-C-C-C-C
      |
      Br
```

問4　④

　①　Na_2CO_3 は，NaOH（強塩基）と H_2CO_3（弱酸）の塩なので，塩基性を示す。

　②　KCl は，KOH（強塩基）と HCl（強酸）の塩なので，中性を示す。

　③　$KHSO_4$ は強塩基と強酸から生じる酸性塩であり，残っている酸の H^+ が電離して酸性を示す。

$$KHSO_4 \longrightarrow K^+ + HSO_4^-$$

$$HSO_4^- \rightleftharpoons H^+ + SO_4^{2-}$$

　④　Na_2SO_4 は，NaOH（強塩基）と H_2SO_4（強酸）の塩なので，中性を示す。

　⑤　NH_4NO_3 は，NH_3（弱塩基）と HNO_3（強酸）の塩なので，酸性を示す。

　⑥　KNO_3 は，KOH（強塩基）と HNO_3（強酸）の塩なので，中性を示す。

問5　⑤

S^{2-}，Cl^-，K^+，Ar，Ca^{2+} はそれぞれ同じ電子配置 K(2) L(8) M(8) を持つ。

問6　⑥

　①正：水素原子 H が2個結びついて水素分子 H_2 ができているので，単体（水素分子 H_2 の状態）は二原子分子である。

　②正：単体の水素（H_2）は無色無臭の気体である。

　③正：単体の水素（H_2）の密度は気体の中で最小（＝最も軽い）である。

　④誤：重水素は原子核に陽子1個と中性子1個を有する。

　⑤正：水素原子と炭素原子の2つの原子が電子を1個ずつ出し合い，それらを共有してできる結合である。

　⑥誤：単体の水素の沸点はヘリウムに次いで低い。

　[参考] 一般的に，分子量が大きいほどファンデルワールス力が強く，沸点が高くなる。しかし，水素（分子量2，沸点 −259℃）のほうがヘリウム（原子量4，沸点 −269℃）よりも沸点が高い。ヘリウム原子の分子間力はファンデルワールス力以外は無視できるほど小さいが水素分子はファンデルワールス力の他にも電気的引力が存在し，この電気的引力によって，沸点はヘリウムよりも水素の方が高くなる。したがって，単体の沸点は水素よりもヘリウムの方が低い。

問7　⑦

　①　Ag^+ は塩酸と反応して AgCl の白色沈殿が生じる。

　②　Fe^{3+} は水酸化物イオンと反応して $Fe(OH)_3$ の赤褐色沈殿が生じる。

　③　Zn^{2+} は塩基性の水溶液では硫化水素を通じると ZnS の白色沈殿が生じる。

　④　フェノールと臭素は物質量の比＝1：3で反応して，2，4，6−トリブロモフェノールの白色沈殿を生じる。

　⑤　Ag^+ は水酸化物イオンと反応して Ag_2O の褐色沈殿が生成する。

$$2Ag^+ + 2OH^- \longrightarrow Ag_2O（褐） + H_2O$$

以上より，白色沈殿ではないものは②，⑤である。

問8　⑧

　平衡になったときの水の温度を t（℃）とする。60℃の

水が失った熱量 Q_1 は以下のようになる。

$$Q_1 = 4.2J/(K \cdot g) \times 100g \times (60-t)K$$

他方，0℃の氷はまず0℃の水となり t(℃)の水となるので，まず融解するために得た熱量 Q_2 は，

$$Q_2 = 6.0 \times 10^3 J/mol \times \frac{40g}{18.0g/mol} \fallingdotseq 1.33 \times 10^4 J$$

次に0℃の水が t(℃)の水に上昇するときに得た熱量 Q_3 は，

$$Q_3 = 4.2J/(K \cdot g) \times 40g \times (t-0)K$$

となる。よって，$Q_1 = Q_2 + Q_3$ より，

$$t = 20.18 \quad \cdots \fallingdotseq 20℃$$

Ⅱ

〔解答〕

問1　①②　②③　③⑤　④⑨
問2　⑤④　問3　⑥②　問4　⑦④

〔出題者が求めたポイント〕

アルキン

〔解答のプロセス〕

問1　$\boxed{1}$ ～ $\boxed{4}$

分子内に炭素原子間に三重結合(C≡C)を1個もつ鎖式不飽和炭化水素をアルキンという。一般式は $C_nH_{2n-2}(n \geqq 2)$ で表される。アルキンには構造異性体としてシクロアルケンが存在する。シクロアルケンは環状構造で炭素原子間に二重結合を1個もつ炭化水素である。アセチレン C_2H_2 は炭化カルシウム CaC_2 に水を加えると発生する。

$$CaC_2 + 2H_2O \longrightarrow C_2H_2 + Ca(OH)_2$$

アセチレンを赤熱した鉄に触れさせると，3分子のアセチレンが重合してベンゼンを生じる。

$$3C_2H_2 \longrightarrow C_6H_6$$

問2　$\boxed{5}$

アセチレンに臭素 Br_2(分子量 159.8)を完全に付加させると，

$$CH \equiv CH + 2Br_2 \longrightarrow CHBr_2 - CHBr_2$$

よって，付加生成物の分子量はアセチレンより $2Br_2$ の分子量分 $159.8 \times 2 = 319.6$ だけ大きくなる。

問3　$\boxed{6}$

$$C_2H_2 + \frac{5}{2}O_2 \longrightarrow 2CO_2 + H_2O$$

反応式の係数から，物質量の比 $C_2H_2 : CO_2 = 1 : 2$ で反応するので，二酸化炭素 $CO_2(=44.0)$ の質量は

$$\frac{1.3}{26.0} \times 2 \times 44.0 = 4.4g$$

問4　$\boxed{7}$

アセチレンの燃焼熱を Q(kJ)とおき，熱化学方程式で表すと，

$$C_2H_2(気体) + \frac{5}{2}O_2(気体) = 2CO_2(気体) + H_2O(液体) + QkJ$$

反応熱 ＝（生成物の生成熱の和）－（反応物の生成熱の和）より，

（単体である O_2 の生成熱は0kJ である。）

$$Q = (394 \times 2 + 286) - (-227) = 1301(kJ)$$

Ⅲ

〔解答〕

問1　①②　②－　③②　④②　⑤④
問2　⑥⑤　問3　⑦⑥

〔出題者が求めたポイント〕

酸化還元滴定

〔解答のプロセス〕

問1　$\boxed{1}$ ～ $\boxed{5}$

H_2O_2 は酸化剤として用いられるが，$KMnO_4$ のように強力な酸化剤に合うと，H_2O_2 は還元剤として働く。H_2O_2 が酸化剤としてはたらくと，H_2O に変化する。酸素原子は還元され酸化数は $-1 \longrightarrow -2$ に変化する。

SO_2 は H_2O_2 には還元剤として用いられ硫酸が生じるが，H_2S のように強い還元剤に合うと，SO_2 は酸化剤として働き硫黄が遊離する。

問2　$\boxed{6}$

$$MnO_4^- + 8H^+ + 5e^- \longrightarrow Mn^{2+} + 4H_2O \quad \cdots ①$$
$$H_2O_2 \longrightarrow O_2 + 2H^+ + 2e^- \quad \cdots ②$$

①式×2＋②式×5から，e^- を消すと

$$2MnO_4^- + 5H_2O_2 + 6H^+ \longrightarrow 2Mn^{2+} + 8H_2O + 5O_2$$

問題文より，両辺に，$2K^+$，$3SO_4^{2-}$ を加えて，

$$2KMnO_4 + 5H_2O_2 + 3H_2SO_4 \longrightarrow$$
$$2MnSO_4 + K_2SO_4 + 8H_2O + 5O_2$$

問3　$\boxed{7}$

問2の反応式より，物質量の比 $KMnO_4 : O_2 = 2 : 5$ で反応するので，発生する酸素の物質量を x(mol)とおくと，

$$2.00 \times 10^{-1} \times \frac{100}{1000} : x = 2 : 5 \qquad x = 0.050 mol$$

これを標準状態における気体の体積に変換すると，

$$0.050 \times 22.4 = 1.12L$$

Ⅳ

〔解答〕

問1　①⑥　②②　問2　③③　問3　④①
問4　⑤⑦　問5　⑥①

〔出題者が求めたポイント〕

アンモニアソーダ法(ソルベー法)

〔解答のプロセス〕

問1，問2，問6

石灰石 $CaCO_3$ を焼くと熱分解し，二酸化炭素(B)と生石灰 CaO を生じる。

$$CaCO_3 \longrightarrow CaO + CO_2 \quad \cdots ①$$

塩化ナトリウムの飽和水溶液にアンモニア(A)と二酸化炭素(B)を吹き込むことにより，炭酸水素イオン(C)を生じ，炭酸水素ナトリウム(D)と塩化アンモニウムが分離される。炭酸水素ナトリウム $NaHCO_3$ は溶解度

が比較的小さいため沈殿が生じる。

$$NaCl + H_2O + NH_3 + CO_2 \longrightarrow$$
$$NaHCO_3 + NH_4Cl \quad \cdots ②$$

また，生成した炭酸水素ナトリウムを熱分解することによって，二酸化炭素と炭酸ナトリウム Na_2CO_3 (E) と水が生じる。

$$2NaHCO_3 \longrightarrow CO_2 + Na_2CO_3 + H_2O \quad \cdots ③$$

①で生成した生石灰 CaO に水を加えると，消石灰 $Ca(OH)_2$ が得られる。

$$CaO + H_2O \longrightarrow Ca(OH)_2 \quad \cdots ④$$

次に，消石灰 $Ca(OH)_2$ と②で生成した塩化アンモニウム NH_4Cl（D を取り除いた溶液）を反応させると，アンモニアと塩化カルシウム $CaCl_2$ (F) と水が生じる。

$$Ca(OH)_2 + 2NH_4Cl \longrightarrow 2NH_3 + CaCl_2 + 2H_2O \quad \cdots ⑤$$

問3 [4]

二酸化炭素は酸性の気体であるため，先にアンモニアを吸収させて水溶液を塩基性にした後に二酸化炭素を通じると溶解しやすくなる。

問4 [5]

式②で 2mol の $NaHCO_3$ を得るためには，2mol の CO_2 が必要となる。そのためには，式①で生じた 1mol の CO_2 と，式③で生じた 1mol の CO_2（再利用）が必要となるため，再利用される CO_2 の割合は 50% である。

V

〔解答〕

問1 [1]⑤ 　問2 [2]① 　問3 [3]④

〔出題者が求めたポイント〕

ヨウ素と化学平衡

〔解答のプロセス〕

問1 [1]

ヨウ素は分子の結合が弱いため，結晶はもろく昇華しやすい性質がある。

問2 [2]

酸化力の強さは，$Cl_2 > I_2$ なので，ヨウ化物に塩素を反応させると，ヨウ素が遊離する。

$$2I^- + Cl_2 \longrightarrow I_2 + 2Cl^-$$

問3 [3]

平衡状態となった反応混合物を 27℃ に冷却した後，生成した HI の物質量を $2x$(mol) とおくと，

	H_2	$+$	I_2	$\rightleftharpoons$	$2HI$	
(前)	1.00		1.00		0	(mol)
(量)	$-x$		$-x$		$+2x$	(mol)
(後)	$1.00-x$		$1.00-x$		$2x$	(mol)

水素とヨウ化水素の混合気体は合計 $1.00+x$(mol) なので，

気体の状態方程式（$PV = nRT$）より，

$$1.013 \times 10^5 \times 43.8 = (1.00+x) \times 8.31 \times 10^3 \times (27+273)$$
$$x = 0.7797 \fallingdotseq 0.78 \, \text{mol}$$

水素の物質量は $1.00 - 0.78 = 0.22 \, \text{mol}$

よって，求める水素の体積を V(L) とおくと，

$$1.013 \times 10^5 \times V = 0.22 \times 8.31 \times 10^3 \times (27+273)$$
$$V = 5.414\cdots \fallingdotseq 5.4 \, \text{(L)}$$

VI

〔解答〕

問1 [1]④ [2]⑤ [3]④ [4]④ [5]⑧
問2 [6]①

〔出題者が求めたポイント〕

高分子化合物

〔解答のプロセス〕

問1 [1]～[5]

縮合重合は，単量体から簡単な分子が取れて重合する反応。また，付加重合は，二重結合をもつ単量体が互いに付加反応して重合する反応。

問2 [6]

ナイロンはアミド結合をもつ高分子化合物である。

生　物

解答　　　5年度

Ⅰ

〔解答〕

問1．1．　1-⑥　　　2-②　　　3-③
　　　　2．(1)4-④　　(2)5-②　　3．6-①④
　　　　4．(1)7-⑩　　(2)8-①　　(3)9-⑦　　(4)10-④
　　　　　(5)11-①　　(6)12-⑬　　(7)13-②
問2．1．14-⑧　　15-⑥　　16-③　　17-⑧
　　　2．18-③

〔出題者が求めたポイント〕

出題分野：血液の成分と働き　ホルモンの働き　遺伝子の発現

〔解答のプロセス〕

問1．1・2．血液は液体成分である血しょう（約55％）と有形成分からなる。血しょうの主な成分は、水（約90％）、アルブミンやグロブリンといったタンパク質（約7％）、血糖（約0.1％）、無機塩類（約1％）である。有形成分には、赤血球や白血球、血小板が含まれる。それぞれの成分は、血液 $1mm^3$ 中に、赤血球が400～500万個、白血球が4000～9000個、血小板が15万～40万個程度含まれている。

　　4．(1)アドレナリンは、副腎の髄質から分泌されるホルモンである。血糖濃度を上昇させる働きを持つ。

　　(2)アルブミンは、肝臓で合成されるタンパク質で、血しょうタンパク質の60％程度を占める。血しょうの浸透圧維持や、アミノ酸等の物質運搬に関与する。

　　(3)インスリンは、すい臓にあるランゲルハンス島のB細胞が分泌するホルモンである。血糖濃度を減少させる。

　　(4)チロキシンは、甲状腺から分泌されるホルモンである。代謝（特に異化作用）を促進させる。

　　(5)体内でアミノ酸を分解するとアンモニアが生じる。このアンモニアは肝臓で毒性の弱い尿素へと変換される。

　　(6)バソプレシンは、脳下垂体後葉から分泌されるホルモンである。集合管での水分の再吸収を促進、小動脈を収縮させて血圧を上昇させる等の働きがある。

　　(7)形質細胞（抗体産生細胞）が分泌する抗体を作るタンパク質である。また、B細胞の持つBCRも免疫グロブリンからできている。

問2．1．開始コドンは、メチオニンであり、メチオニンはコドン表より、AUGであるとわかる。ここで注意しなければいけないのは、コドンの方向性である。すなわち、開始コドン（メチオニン）は、5'-AUG-3'であることに注意する。

　　　　したがって、この開始コドンにあたる鋳型鎖の領域は、3'側から9番目のT、10番目のA、11番目のC、すなわち、5'-CAT-3'である。

　　　　リード文に、『βグロビンは翻訳後にN末端の1個

のアミノ酸が、酵素の働きによって切断される』とあるので、βグロビンのN末端のアミノ酸を指定する鋳型鎖の配列は、5'-CAC-3'となり、ここから転写されるmRNAの配列は、5'-GUG-3'となる、したがってコドン表からバリンであることがわかる。また、変異箇所は6番目のアミノ酸に相当することがわかる。

　　　　変異箇所を含む鋳型鎖のトリプレットは正常型が5'-CTC-3'、変異型が5'-CAC-3'である。すなわち正常型のコドンは5'-GAG-3'、変異型が5'-GUG-3'となる。

　　2．遺伝暗号表より、終止コドンは、5'-UAA-3'、5'-UAG-3'、5'-UGA-3'のいずれかである。すなわち、読み枠を変えずに一塩基の置換によって鋳型鎖に、5'-TTA-3'、5'-CTA-3'、5'-TCA-3'のいずれかが生じる箇所を探せばよい。すなわち、左から13番目のTがAに置換した場合、16番目のCがAに置換した場合、19番目のCがAに置換した場合の3パターン、すなわち3カ所であるとわかる。

Ⅱ

〔解答〕

問1．1-⑧
問2．1．2-①③　　2．(1)3-②③　　(2)4-①②③④
　　　3．(1)5-②③　　(2)6-①　　(3)7-④

〔出題者が求めたポイント〕

出題分野：ABCモデル

問1．茎頂分裂組織と根端分裂組織を合わせて頂端分裂組織という。頂端分裂組織は植物体の伸長成長に関与し、細胞分裂を盛んに行う分裂細胞と、分裂活性の低い未分化な始原細胞などが同心円状に配置された組織である。

　　　特定の領域に、特定の器官を形成する働きのある遺伝子をホメオティック遺伝子という。ギャップ遺伝子・ペアルール遺伝子・セグメントポラリティー遺伝子は、体節構造を作る分節遺伝子である。したがって、⑧が正しいと考えられる。

問2．1．PCR反応液には、ATGCの4種類のヌクレオチド・ポリメラーゼ・増幅ターゲット領域を挟む1セット（2種類の塩基配列）のプライマー等を混合したものである。

　　②PCR法で用いる反応液にATPは必要ない。よって誤り。

　　④3ステップのPCR法では、二本鎖を解離する温度（95℃前後）、プライマーを鋳型鎖に結合させる（アニーリング）温度（60℃前後）、ポリメラーゼによる伸長反応温度（72℃前後）を1サイクルとする。よって誤り。

　　⑤前述の通り、95℃の温度帯は二本鎖解離のためであり、ポリメラーゼを失活させるためではない。

PCR 法で用いるポリメラーゼは 95℃では失活しないものを用いる。そのため、反応を停止する際は、温度を下げるのが一般的である。よって誤り。
2. 問題文より、ABC モデルにあてはめて、以下のように考えることができる。
・AP2 遺伝子は、ABC モデルの A 遺伝子に相当する。
・AP3 遺伝子と PI 遺伝子は協働して、ABC モデルの B 遺伝子に相当する。
・AG 遺伝子は、ABC モデルの C 遺伝子に相当する。
(1) AP3 遺伝子が働く領域は B 遺伝子が働く領域、すなわち領域 2・3 であると考えることができる。
(2) AP2 遺伝子すなわち、A 遺伝子が働きを失うと、C 遺伝子すなわち AG 遺伝子は全ての領域で発現する。
3. ABC モデルにあてはめると、以下のように考えることができる。
(1) B 遺伝子の欠損すなわち、AP3 遺伝子と PI 遺伝子のどちらか、あるいは両方の働きが失われている可能性があると考えられる。
(2) A 遺伝子の欠損、すなわち AP2 遺伝子の働きが失われている可能性があると考えられる。
(3) C 遺伝子の欠損、すなわち、AG 遺伝子の働きが失われている可能性があると考えられる。

Ⅲ
〔解答〕
問 1. 1. 1-①④　　2. 2-①　　3. 3-④
　　　4. 4-①③　　5. 5-⑥　　6. 6-⑥
問 2. 1. 7-③　　8-④　　2. 9-⑥　　3. 10-④
　　　4. 11-②④
問 3. 1. (1) 12-①　　(2) 13-⑥
　　　2. (1) 14-②　　(2) 15-①　　(3) 16-①②③
　　　3. (1) 1) 17-⑨　　2) 18-⑩　　3) 19-⑤
　　　　　(2) 20-⑥
　　　　　(3) 1) 21-⑥　　2) 22-③　　3) 23-⑥
　　　　　　　4) 24-④

〔出題者が求めたポイント〕
出題分野：代謝（呼吸・発酵・光合成）
問 1.　代謝に関する基本的な問題である。
1. アルコール発酵は、酵母が行う発酵である。グルコース 1 分子を 2 分子のピルビン酸に分解する。この時、ATP を 2 分子消費し、4 分子合成する。ピルビン酸はその後二酸化炭素とエタノールに分解される。
2. 解糖系は、グルコース 1 分子を 2 分子のピルビン酸に分解する。この時、ATP を 2 分子消費し、4 分子合成する。
3. クエン酸回路は、解糖系にて生じたピルビン酸を完全に分解する過程である。したがって二酸化炭素と水が生じる。また、ATP も生じる。
4. カルビンベンソン回路は、光合成等において、二酸化炭素を固定し有機物を合成する反応である。こ

の時 ATP が消費される。
5・6. ミトコンドリアや葉緑体のチラコイドで行われる電子伝達系は生体膜を挟んで H^+ の濃度勾配を作る。この濃度勾配によって ATP 合成酵素内を H^+ が通過することで効率的に ATP が合成される。
問 2. 1・2・3. 有機窒素化合物は分解されるとアンモニウムイオンとなる。アンモニウムイオンは微生物である亜硝酸菌に取り込まれて亜硝酸イオンへと変換され、亜硝酸イオンは硝酸菌に取り込まれ、硝酸イオンへと変換される。
　硝酸イオンは、水と共に根から植物体に吸収され、葉緑体のストロマでアンモニウムイオンに還元される。
　アンモニウムイオンは、グルタミン合成酵素によって、グルタミン酸と結合しグルタミンとなる。生じたグルタミンを利用して様々な反応を経て各種アミノ酸が合成される。
4. 窒素を含む有機物を有機窒素化合物という。有機窒素化合物には、アミノ酸やクロロフィル、核酸（DNA や RNA）などがある。
　②④は炭水化物であり、有機窒素化合物ではない。
　①光合成色素の一つであり、有機窒素化合物である。
　③染色体を構成する DNA やヒストン（タンパク質）は有機窒素化合物である。
　⑤植物が持つ光受容体の一つであり、有機窒素化合物である。
　⑥リボソームを構成するタンパク質や RNA は有機窒素化合物である。
　⑦カルビンベンソン回路にて二酸化炭素を固定する際の酵素である。すなわちタンパク質であるので有機窒素化合物である。
問 3. 下線部 A：総生産量　　B：呼吸量
　C：成長量　　D：枯死量　　E：被食量である。
1. 純生産量は、総生産量から呼吸量を差し引いた量である。
2. (1) 純生産量＝A－B＝C＋D＋E　である。すなわち、摂食効率＝E／C＋D＋E　と考えることができる。
　『生産者の体のうち、一次消費者が摂食できない部分』とは、C や D に相当する。したがって、摂食できない部分が多くなる（＝摂食効率の分母が大きくなる）と、摂食効率の値は小さくなると考えることができる。
(3) 森林・草原・海洋それぞれの生態系における現存量（生体量）を比較すると、海洋＜草原＜森林の順に大きくなる。これは、成長量の違いによってもたらされたものである。現存量（生体量）とは、成長量が長い年月をかけて蓄積したものである。したがって、海洋＜草原＜森林の順で成長量も大きいと考えることができる。
　前述の解説でもある通り、摂食効率＝E／C＋D＋E であるので、C（成長量）が大きくなると、分母が大きくなる。すなわち摂食効率は小さくなる。

よって、摂食効率は海洋＞草原＞森林の順に小さくなると考えることができる。

(3)生産者の被食量＝一次消費者の摂食量は下のようにわかれる。

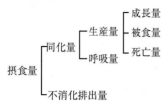

3. (1)各バイオームの樹種を問う知識問題である。

(2)より光合成に適した条件ほど、単位面積あたりの純生産量の量は大きくなる。すなわち、高温多雨の熱帯多雨林が最も単位面積あたりの純生産量が大きく、低温少雨の落葉針葉樹林は小さくなる。

(3) 1)図の上段について、大気から森林の生物群集へ二酸化炭素が移動した量の収支が＋になっているということは、『生物群集の呼吸による二酸化炭素の放出＜生物群集の光合成による二酸化炭素の吸収』の状態であると考えられる。

　バイオーム Z は年間を通して二酸化炭素の吸収がみられているので、常緑であると考えられる。すなわち、熱帯多雨林である。

　バイオーム X とバイオーム Y は季節による二酸化炭素の収支の違いが大きいため、落葉樹林であると考えられる。また、図の下段を比較すると、バイオーム Y の方が呼吸による二酸化炭素の発生量が大きいことから、呼吸量の大きい夏緑樹林が Y であると考えることができる。

2)図の上段のグラフは、光合成による二酸化炭素の吸収量から呼吸による二酸化炭素の放出量を引いた値のグラフである。また、下段のグラフは、呼吸量のグラフである。したがって、総生産量＝純生産量＋呼吸量　すなわち、『上段の値＋下段の値』 と考えることができる。

3)前述の通り、総生産量の値は、『上段の値＋下段の値』となるので、バイオーム X ＜バイオーム Y ＜バイオーム Z となる。

　すなわち、落葉針葉樹林＜夏緑樹林＜熱帯多雨林となる。

4)上述の通り、バイオーム Z すなわち、熱帯多雨林は総生産量・純生産量が最も大きい。しかし、バイオーム全体の呼吸量も最も大きいバイオームである。そのため、他のバイオームと比較すると、図の上段の年間合計の値は小さくなっていると考えられる。

①③バイオーム Z の呼吸量は最も多い。よって誤り。

②バイオーム Z の純生産量は最も多い。よって誤り。

生　物

解答　　5年度

Ⅰ

〔解答〕

問1．1．1-⑫　　2．2-④　　3．3-⑩
　　　4．4-②　　5．5-⑪　　6．6-⑫
問2．7．①⑤⑥
問3．1．8-⑥　　9-①　　10-②　　11-③
　　　2．(1)12-③　　(2)13-④⑤　　(3)14-⑧
　　　　　(4)15-⑥
　　　3．(1)16-②③⑥　　(2)17-④⑥　(3)18-⑥
　　　　　(4)19-③
問4．1．20-⑪　　2．21-⑦

〔出題者が求めたポイント〕

出題分野：筋収縮　代謝（呼吸・発酵・酵素の性質）

問1．2．筋収縮時には、トロポニンにカルシウムイオンが結合することで、トロポミオシンの形状が変化し、ミオシン結合部が表出する。これによってアクチンフィラメントにミオシン頭部が結合できるようになる。
　　3．ATPはミオシン頭部で加水分解される。
　　4．筋収縮時には、クレアチンリン酸のリン酸が、ADPに転移されることでATPの再合成が起こる。
　　6．カルビンベンソン回路において、CO₂はリブロースビスリン酸(RuBP)に結合する。

問2．②酵素は活性化エネルギーを小さくすることで、反応を促進させる。よって誤り。
　　③不応期ではなく、失活である。不応期とはニューロンにおいて、電位依存性Na⁺チャネルの不活化等により新たな活動電位が生じない期間のことをいう。よって誤り。
　　④競争的阻害に関する記述である。
　　　非競争的阻害とは、酵素の活性部位以外に阻害物質が結合することで生じる。よって誤り。

問3．1・2．酵母は呼吸とアルコール発酵の両方を行うことができる。呼吸もアルコール発酵も解糖系までの経路は同じである。
　　解糖系では、グルコース1分子をフルクトースリン酸(F6P)を経てフルクトースビスリン酸(F6BP)へと変換する。この時ATPが2分子消費される。その後、F6BPはピルビン酸へと変換される。すなわち、物質Aまでは解糖系であり、物質Aはピルビン酸であると考えられる。また、この時ATPが4分子生じる。
　　ピルビン酸はアルコール発酵の経路において、エタノールと二酸化炭素に分解される。すなわち、図1のAはピルビン酸、矢印エはアルコール発酵であると考えられる。
　　呼吸の経路では、ピルビン酸はミトコンドリアに取り込まれた後、アセチルCoAと二酸化炭素に分解され、オキサロ酢酸と結合し、クエン酸となる。すなわち、図1のBはアセチルCoA、Cはオキサロ

酢酸、Dはクエン酸であると考えられる。
　　脂肪酸の分解はミトコンドリアのマトリックスで行われる。これによってアセチルCoAが生成される。この反応をβ酸化という。すなわち、図1の矢印カはβ酸化であると考えられる。また、各種アミノ酸は脱アミノ反応を経てクエン酸回路へと取り込まれる。すなわち矢印クは脱アミノ反応であると考えられる。

3．(1)AMP存在下のグラフは『あ』、非存在下のグラフは『い』である。
　　①『い』のグラフより、F6P濃度が0.8mM から1.6mMに上げると反応速度（酵素活性）は2倍になっている。よって誤り。
　　④『あ』『い』のグラフより、F6P濃度が0.6mMの時にもっとも差が生じている。よって誤り。
　　⑤『あ』『い』のグラフより、F6P濃度が2.0mMに近づくにしたがい、差は小さくなっており、同じ比率ではない。よって誤り。

(2)AMP存在下のグラフは『う』、非存在下のグラフは『え』である。
　　④両グラフともATP濃度が1.0mMを超える反応速度の低下が見られる。よって正しい。
　　⑥『う』のグラフは、『え』のグラフに比べ、ATP濃度が2.0mMを超えてからの反応速度の低下が著しい。これは、AMPが存在することによると考えられる。よって正しい。

(3)リード文及び、実験1・実験2の結果から、PFKの性質についてまとめると以下のようになる。
　【リード文より】
　・PFKの活性部位には基質であるATPが結合する。
　・PFKのアロステリック部位にはATP・AMPが結合する。
　・ATPのアロステリック部位への結合は、AMPの有無に影響される。
　【実験1より】
　・AMPが存在すると、PFKの活性は増加する。
　【実験2より】
　・ATP濃度が増加するとPFKの活性は低下する。
　　（ATPのアロステリック効果はPFKの活性を下げる。）
　・AMPが存在すると、ATP濃度の増加に伴うPFKの活性低下が抑えられる。
　これらのことより、
　　PFKのアロステリック部位に、ATPが結合すると、酵素の活性が低下するが、AMPが存在すると、ATPのアロステリック部位への結合が阻害され、酵素活性の低下（ATPのアロステリック効果）が抑えられる
　　PFKのアロステリック部位に、AMPが結合することで、ATPがアロステリック部位に結合する

のを阻害すると考えられる。

(4)好気的条件に変えると、電子伝達系の反応が進むため、ATP 合成酵素による ATP 合成が促進される。そのため、ATP 濃度は上昇する。ATP 濃度の上昇は、(3)で考察したように、PFK の活性を低下させる。したがって、エタノールの生成量も低下することになる。

問4. 1. 日本酒1升に含まれるエタノールの物質量は、

$$\frac{1800 \times 0.15}{46} \text{mol}$$

アルコール発酵の式は

$C_6H_{12}O_6 \longrightarrow 2C_2H_5OH + 2CO_2$ なので 1 mol のグルコースから 2 mol のエタノールが生成されるとわかる。

すなわち、$\frac{1800 \times 0.15}{46}$ mol のエタノールを生成するのに必要なグルコースの物質量は

$$\frac{1800 \times 0.15}{46} \times \frac{1}{2} \text{mol} \text{である。}$$

したがって、日本酒1升の含まれるエタノールを生成するのに必要なグルコースは、

$$\frac{1800 \times 0.15}{46} \times \frac{1}{2} \times 180 ≒ 528 \text{g} \quad \text{となる。}$$

2. 日本酒1升に含まれるグルコースの物質量は、

$$1800 \times \frac{2}{100} \times \frac{1}{180} \text{mol}$$

このグルコースを全て呼吸で消費するのに必要な酸素の物質量は

$$1800 \times \frac{2}{100} \times \frac{1}{180} \text{mol} \times 6 \text{mol}$$

この物質量の酸素の質量は、

$$1800 \times \frac{2}{100} \times \frac{1}{180} \text{mol} \times 6 \times 32 = 38.4 \text{g}$$

Ⅱ
〔解答〕

問1. 1. 22-③ 23-⑦ 24-④ 25-⑨
　　　 26-⑩ 27-① 28-⑤
　　 2. 29-③
　　 3. (1)30-⑫ 31-①⑨ (2)32-⑧ 33-⑦
問2. 1. 34-② 2. 35-① 36-⑤
問3. 1. 37-① 38-②
　　 2. (1)39-① 40-⑥ 41-②
　　　 (2)42-⑩ 43-⑥ 44-⑥
　　 3. 45-④ 4. (1)46-② (2)47-⑥⑦
　　 5. 48-⑩ 49-②

〔出題者が求めたポイント〕
出題分野：血糖調節　遺伝子の発現　タンパク質の構造
問1. 血糖調節に関する基本的な知識問題である。
　　　血糖調節の中枢は間脳の視床下部である。
　　　血糖値が低い時は、間脳の視床下部から交感神経を通じて膵臓のランゲルハンス島 A 細胞からグルカゴ

ン、副腎髄質からアドレナリンが分泌される。グルカゴンは肝臓に、アドレナリンは肝臓や筋肉に働きかけ、グリコーゲンの分解促進や糖新生を促進させる。したがって、図1の24はランゲルハンス島 A 細胞であり、25は副腎髄質であると判断できる。また、間脳の視床下部は、副腎皮質刺激ホルモン放出ホルモンを分泌し、それを受容した脳下垂体前葉から副腎皮質刺激ホルモンが分泌される。さらに副腎皮質刺激ホルモンを受容した副腎皮質からは糖質コルチコイドが分泌され、糖質コルチコイドは組織の細胞に働きかけ、タンパク質の分解を促進することで、糖新生を促進させ、血糖値の上昇に貢献する。

　　血糖値が高い時は、間脳視床下部から副交感神経を通じて、すい臓のランゲルハンス島 B 細胞からインスリンが分泌される。インスリンは肝臓や筋肉の細胞に働きかけ、グルコースの細胞内への取り込み促進や、グリコーゲンの合成を促進させるなど、血糖値を下げる働きがある。

問2. 血糖値は、健康な人で、血液 100ml 中 100mg 前後（0.1％前後）に保たれている。

　　健康な人は、食事後は一時的に血糖値が上昇するが、血糖値の上昇に伴ってインスリンが分泌され、血糖値は正常な値に下がる。血糖値が下がるとインスリンの分泌量も低下する。したがって、図3のa、図4のeが正常な人のグラフであると考えられる。

問3. 1. ①～⑦を順番に並べると、⑤→①→⑦→③→②→④→⑥　となる。
　　 2. リード文に、『タンパク質は N 末端から、C 末端へ向かって合成される』とある。このことから、合成されるペプチドの順番は、図5上段の図の右から左に向かって合成されることになる。
　　　(1)B 鎖の C 末端のアミノ酸は、【N 末端側の除かれる領域（24 アミノ酸）】＋【B 鎖（30 アミノ酸）】、すなわち 54 番目のアミノ酸と考えられる。54 番目のアミノ酸を指定するコドンの 3 番目の塩基は、54×3＝162 番目の塩基であると考えられる。
　　　(2)終止コドンは開始コドンとは異なり、アミノ酸を指定しないことに注意する。すなわち、終止コドンの 3 番目の塩基は、A 鎖の C 末端のアミノ酸を指定する 3 番目のコドンからさらに 3 塩基下流に存在するということである。
　　　　『A 鎖の N 末端のアミノ酸を指定するコドンの 1 番目の塩基』を、A 鎖の C 末端を指定するアミノ酸のコドンの 3 番目の塩基から数えると、21×3＝63 番目　となる。
　　　　すなわち、終止コドンの 3 番目の塩基から数えると、63＋3＝66 番目と考えることができる。
　　 3. S－S 結合は、システインの側鎖間で作られる。タンパク質の材料となる 20 種類のアミノ酸のうち、硫黄(S)を持つアミノ酸は、システインとメチオニンの 2 つである。このうち、システインは、側鎖の末端に硫黄(S)を持つため、S－S 結合を作る。

4・5．リード文及び図 5 からわかることをまとめる
　と以下のようになる。
【リード文より】
・A 鎖内に 1 か所 S－S 結合が作られるとわかる。
【図 5 中段の図より】
・A 鎖内の S－S 結合によって、A 鎖にはループ構
　造が 1 か所存在すると考えられる。
・A 鎖のループ構造付近に、A 鎖と B 鎖を結合す
　る S-S 結合が形成されると考えられる。
・A 鎖の C 末端付近のアミノ酸と、B 鎖の C 末端
　寄りの途中のアミノ酸を結合する S-S 結合が形
　成されると考えられる。
以上のことから、
・A 鎖内の S-S 結合は図 5 下段の h
・A 鎖と B 鎖を結合する S－S 結合は、図 5 下段の
　l と m
・A 鎖の C 末端はコ、N 末端はキ
・B 鎖の C 末端はソ、N 末端はシ
であるとわかる。

2023年度

フリガナ

氏　名

受験番号

万	千	百	十	一

志望学部・学科

獣医学部
○ 獣医学科
○ 動物資源科学科
○ 生物環境科学科

海洋生命科学部
○ 海洋生命科学科

未来工学部
○ データサイエンス学科

第1志望の学科のみマークすること。

注意事項

マークの仕方

・マークはHBの鉛筆で、はっきりマークすること。
（ボールペン・サインペン等は不可）
・マークを消すときは、消しゴムで完全に消し、消しくずを残さないこと。

（良い例）●

（悪い例）細い　短い　うすい　はみだる

英　語　解　答　用　紙

2023年2月1日実施

獣医学部　獣医学科、動物資源科学科
生物環境科学科

海洋生命科学部　海洋生命科学科

未来工学部　データサイエンス学科

I

	問1	1	① ② ③ ④ ⑤
		2	① ② ③ ④ ⑤
		3	① ② ③ ④ ⑤
		4	① ② ③ ④ ⑤
		5	① ② ③ ④ ⑤
		6	① ② ③ ④ ⑤
		7	① ② ③ ④ ⑤
		8	① ② ③ ④ ⑤
	問2	9	① ② ③ ④ ⑤
		10	① ② ③ ④ ⑤
		11	① ② ③ ④ ⑤
	問3	12	① ② ③ ④ ⑤
	問4	13	① ② ③ ④ ⑤
		14	① ② ③ ④ ⑤
	問5	15	① ② ③ ④ ⑤
		16	① ② ③ ④ ⑤
		17	① ② ③ ④ ⑤
	問6	18	① ② ③ ④ ⑤
	問7	19	① ② ③ ④ ⑤
		20	① ② ③ ④ ⑤

II

	問1	21	① ② ③ ④
		22	① ② ③ ④
		23	① ② ③ ④
		24	① ② ③ ④
		25	① ② ③ ④
		26	① ② ③ ④
		27	① ② ③ ④
	問2	28	① ② ③ ④
		29	① ② ③ ④
		30	① ② ③ ④
		31	① ② ③ ④

III

	32	① ② ③ ④
	33	① ② ③ ④
	34	① ② ③ ④
	35	① ② ③ ④ ⑤
	36	① ② ③ ④ ⑤

IV

	問1	37	① ② ③ ④
		38	① ② ③ ④
		39	① ② ③ ④
		40	① ② ③ ④
		41	① ② ③ ④
	問2	42	① ② ③ ④
		43	① ② ③ ④
		44	① ② ③ ④

この解答用紙は 133％に拡大すると、ほぼ実物大になります

２０２３年度

数 学 解 答 用 紙

2023年2月1日実施
獣医学部　動物資源科学科，生物環境科学科
海洋生命科学部　海洋生命科学科

志望学部		学部	志望学科		学科	受験番号		氏名	

注意：問題1は答えのみを記入すること。問題2は解答の過程を必ず記すこと。解答の過程も採点の対象となる。

問題1.（1）

ア	イ	ウ	エ

（2）

オ	カ

（3）

キ	ク	ケ	コ

（4）

サ	シ	ス	セ

点

（5），（6）には解答しないこと。

問題2.（1）

答え＿＿＿＿＿＿＿＿

（2）

答え＿＿＿＿＿＿＿＿

（3）

答え＿＿＿＿＿＿＿＿

（4）

答え　$a=$　　　　，$S(a)=$　　　　　　　　

点

合計	点

この解答用紙は182%に拡大すると、ほぼ実物大になります。

物 理 解 答 用 紙

2023年度

フリガナ

氏　名

受験番号

万　千　百　十　一

志望学部・学科

獣医学部
〇 獣医学科
〇 動物資源科学科
〇 生物環境科学科

海洋生命科学部
〇 海洋生命科学科

第1志望の学科のみマークすること。

2023年2月1日実施

獣医学部　獣医学科，動物資源科学科
生物環境科学科

海洋生命科学部　海洋生命科学科

I

問1　1
問2　2　3　4
問3　5　6
問4　7　8　9
問5　10　11

II

問1　1　2
問2　3　4
問3　5
問4　6
問5　7　8

III

問1　1　2
問2　3　4
問3　5　6
問4　7　8
問5　9

この解答用紙は133％に拡大すると、ほぼ実物大になります

注意事項

〔マークの仕方〕
・マークはHBの鉛筆で、はっきりマークすること。
（ボールペン・サインペン等は不可）
・マークを消すときは、消しゴムで完全に消し、消しくずを残さないこと。

（良い例）　●

（悪い例）
細い　〇
短い　〇
うすい　〇
はみでる　〇

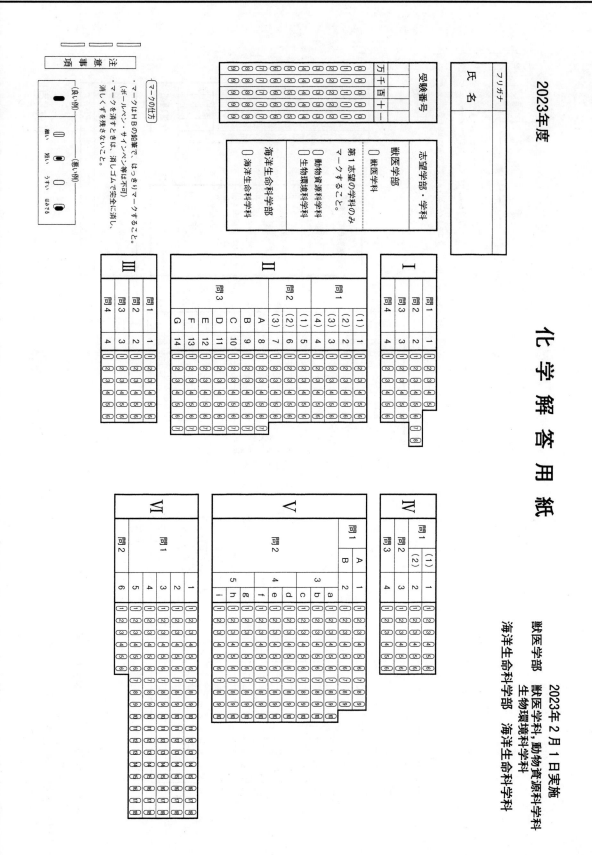

化 学 解 答 用 紙

2023年度

2023年2月1日実施

獣医学部　獣医学科，動物資源科学科
海洋生命科学部　生物環境科学科
海洋生命科学部　海洋生命科学科

この解答用紙は133%に拡大すると、ほぼ実物大になります。

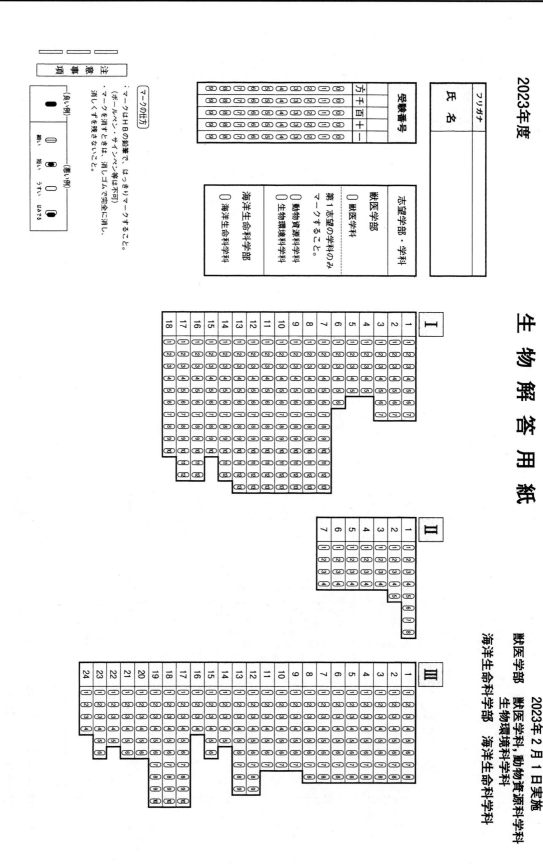

生 物 解 答 用 紙

2023年2月1日実施

獣医学部　獣医学科，動物資源科学科
生物環境科学科
海洋生命科学部　海洋生命科学科

この解答用紙は133%に拡大すると、ほぼ実物大になります

2023年度

英 語 解 答 用 紙

2023年3月4日実施

獣医学部　獣医学科，動物資源科学科
海洋生命科学部　生物環境科学科
海洋生命科学部　海洋生命科学科
未来工学部　データサイエンス学科

氏名

フリガナ

受験番号

万　千　百　十　一

志望学部・学科

獣医学部
○　獣医学科

○　動物資源科学科
○　生物環境科学科

第1志望の学科のみ
マークすること。

海洋生命科学部
○　海洋生命科学科

未来工学部
○　データサイエンス学科

注意事項

【マークの仕方】
・マークはHBの鉛筆で、はっきりマークすること。
（ボールペン、サインペン等は不可）
・マークを消すときは、消しゴムで完全に消し、消しくずを残さないこと。

（良い例）　●

（悪い例）
薄い　○　　短い　◖　　うすい　◑　　はみ出る　◕

I

問1
1 ① ② ③ ④
2 ① ② ③ ④
3 ① ② ③ ④
4 ① ② ③ ④
5 ① ② ③ ④
6 ① ② ③ ④

問2
7 ① ② ③ ④
8 ① ② ③ ④
9 ① ② ③ ④
10 ① ② ③ ④
11 ① ② ③ ④

問3
12 ① ② ③ ④
13 ① ② ③ ④
14 ① ② ③ ④
15 ① ② ③ ④

II
16 ① ② ③ ④
17 ① ② ③ ④
18 ① ② ③ ④
19 ① ② ③ ④
20 ① ② ③ ④

III
21 ① ② ③ ④
22 ① ② ③ ④
23 ① ② ③ ④
24 ① ② ③ ④
25 ① ② ③ ④
26 ① ② ③ ④
27 ① ② ③ ④
28 ① ② ③ ④
29 ① ② ③ ④
30 ① ② ③ ④

IV
31 ① ② ③ ④
32 ① ② ③ ④
33 ① ② ③ ④
34 ① ② ③ ④
35 ① ② ③ ④
36 ① ② ③ ④
37 ① ② ③ ④
38 ① ② ③ ④
39 ① ② ③ ④
40 ① ② ③ ④

この解答用紙は133％に拡大すると、ほぼ実物大になります。

2023年度

数 学 解 答 用 紙

2023年3月4日実施

獣医学部　獣医学科，動物資源科学科，生物環境科学科
海洋生命科学部　海洋生命科学科
未来工学部　データサイエンス学科

志望学部		学部	志望学科		学科	受験番号		氏名	

注意：問題Ⅰは答えのみを記すこと。問題Ⅱは答えだけでなく解答の過程も簡潔に記すこと。解答の過程も採点の対象となる。

問題Ⅰ. (1)

ア	イ	ウ	エ

(2)

オ	カ	キ

(3)

ク	ケ	コ	サ

(4)

シ	ス	セ	ソ	タ

点

問題Ⅱ. (1)

答え

(2)

答え　a の値：　　　　　　，b の値：

(3)

答え　　　　　　点

合計　　　点

この解答用紙は182%に拡大すると、ほぼ実物大になります

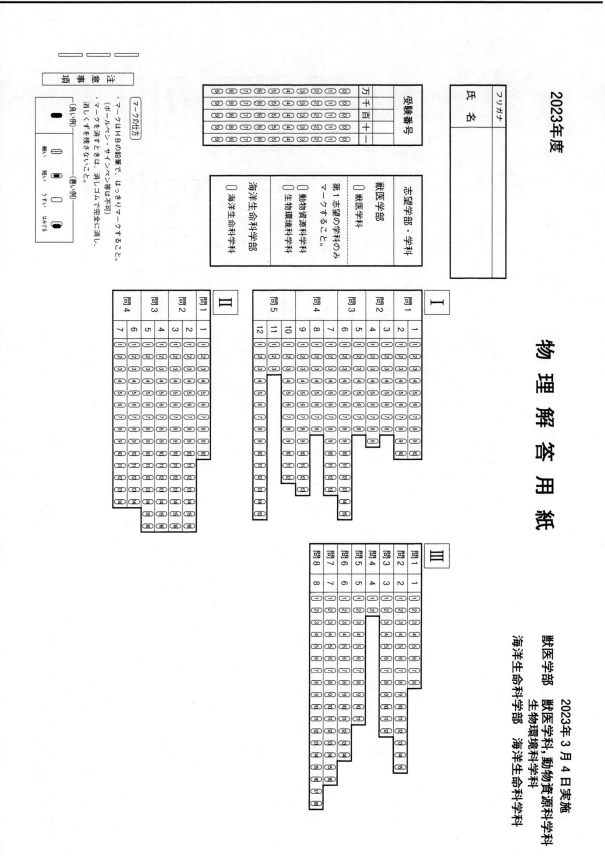

2023年度

物 理 解 答 用 紙

2023年3月4日実施

獣医学部　獣医学科，動物資源科学科
生物環境科学科
海洋生命科学部　海洋生命科学科

この解答用紙は133%に拡大すると、ほぼ実物大になります。

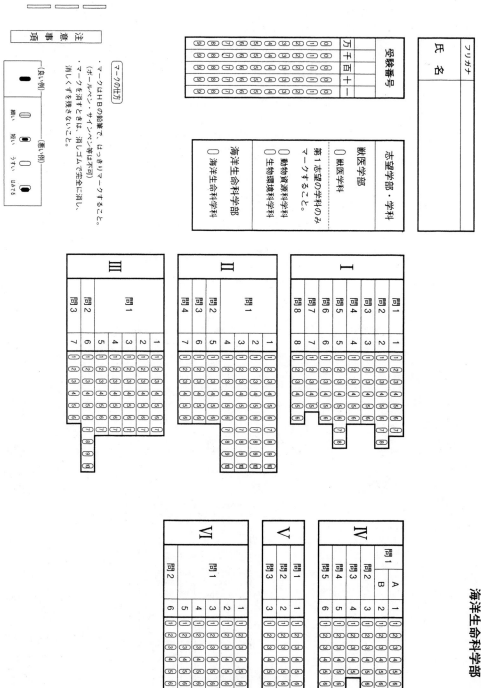

化 学 解 答 用 紙

2023 年度

フリガナ

氏 名

受験番号

志望学部・学科

獣医学部
○ 獣医学科
○ 動物資源科学科
○ 生物環境科学科

海洋生命学部
○ 海洋生命科学科

第 1 志望の学科のみマークすること。

〔マークの仕方〕
・マークは H B の鉛筆で、はっきりマークすること。
（ボールペン・サインペン等は不可）
・マークを消すときは、消しゴムで完全に消し、消しくずを残さないこと。

注意事項

2023 年 3 月 4 日実施
獣医学部　獣医学科、動物資源科学科
生物環境科学科
海洋生命科学部　海洋生命科学科

この解答用紙は 133％ に拡大すると、ほぼ実物大になります

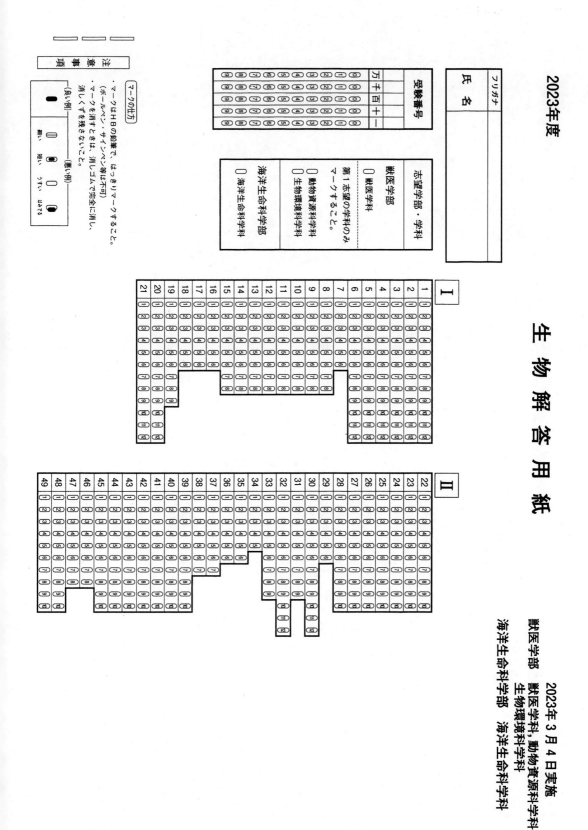

2023年度

生 物 解 答 用 紙

2023年3月4日実施

獣医学部　獣医学科，動物資源科学科
生物環境科学科
海洋生命科学部　海洋生命科学科

この解答用紙は133%に拡大すると、ほぼ実物大になります。

令和4年度

問 題 と 解 答

英　語

問題
(60分)

4年度

Ⅰ　次の英文を読み，下記の設問に答えなさい。 1 〜 7 はパラグラフの番号です。

1　　A prominent educator once warned that a popular new technology was becoming a (1) crutch, with a negative impact on his students' memories. That educator was Socrates, and the new technology he disliked was writing — on wax tablets and papyrus scrolls, to be exact. The great orators*¹ of his time delivered memorized speeches without notes. Socrates saw writing as a threat to that tradition, and by extension, those mental faculties. Or so reported his student Plato in *Phaedrus**², anyway. True to his word, Socrates himself (2) stubbornly refused to write his thoughts down.

2　　It's no great leap, therefore, to suppose Socrates would similarly disapprove of the Internet today. His attitude is echoed in growing concerns that the Internet is changing our brains. Many of these concerns center on the so-called "Google Effect," which some researchers and a growing number of journalists believe may have an (3) adverse effect on our memories.

3　　At the heart of specific concerns about memory is a study authored by psychologist Betsy Sparrow. It was published in 2011 as "Google Effects on Memory" in the journal *Science*. In experiments at Harvard University, Sparrow's team found that subjects exposed to detailed, trivial information were more likely to forget it if told they could look it up online later. Subjects also tended to include the Internet among their own cognitive tools. It was as if the computer were part of their intellectual abilities. Hence, Sparrow concluded, the Internet has become a central player in our "transactive memory." This is the sharing of information retention among persons — or in this case, digital networks — in a group. In short, Google has become everyone's brainy friend, the "walking encyclopedia." Sparrow (4) hypothesized this may have far-reaching effects on the way we think, and perhaps even the physiology of our brains.

4　　Critics of the study and of many of the other "Google Effect" articles that followed it point out what they see as significant flaws. The first is the questionable validity of the assumption that forgetting something because we can google it later is different from forgetting a phone number immediately after writing it down. The same study showed frequent Internet users were adept at*³ remembering where to find information, if not the information itself. Moreover, Sparrow herself admits that transactive memory is nothing new. Long before Google, we had libraries with librarians and card catalogues to direct our searches.

5　　Is there proof that our memories are in fact getting worse because of Internet search engines, or that relying on them rather than the library has the demonstrable physiological effects? So far, cognitive neuroscience has revealed no such data. And in the US, a country with one of the highest Internet usage rates, average IQ scores continue to steadily rise three points per decade. Standard tests of IQ measure fluid working memory and long-term retention. It may be too soon for a quantifiable negative effect to emerge, but until it does, the sticklers for evidence*⁴ will likely remain unconvinced. "Such panics often fail basic reality checks," the Harvard University research psychologist Steven Pinker states in a *New York Times* article on the subject. "The effects of consuming electronic media are ... likely to be far more limited than the panic implies."

⑥　What we know about the plasticity — or changeability — of human memory should make us think twice about placing it in such high esteem. Recent findings in neuroscience have proven that we alter memories every time we access them. Therefore, even the most accurate memories will change each other. This highlights the difference between accessibility and accuracy: some humans may recall information well, but plasticity will affect the accuracy of that information over time. The Internet, (5) by contrast, is not subject to plasticity. That does not mean the information is static, however. It's constantly fact-checked and updated, with a cumulative*⁵ effect that's mostly positive, low-quality Web content notwithstanding.

⑦　There may be sociological consequences of Google's power as the main "keeper" of information. But Internet users aren't really consulting Google. They are using it as a tool to access the same scientific journals and respected news sources they might find in the library — if they had all sorts of spare time.

注：*¹orator「演説者」　　　　　　*²*Phaedrus*「パエドロス」プラトンの中期対話篇の一つ
　　*³adept at「～に熟達した」　　*⁴stickler for evidence「証拠をやかましく問う人」
　　*⁵cumulative「累積的な」

問1　本文中の下線部（1）～（5）の語（句）に意味が最も近いものを，それぞれ①～⑤の中から
　　　選びなさい。

（1）crutch

　　　① appearance　　　　　② nonsense　　　　　③ support
　　　④ tolerance　　　　　　⑤ vulgarity

（2）stubbornly

　　　① determinedly　　　　② generally　　　　　③ ordinarily
　　　④ penetrably　　　　　　⑤ flexibly

（3） adverse

    ① agreeing   ② beneficial   ③ crucial

    ④ dominant   ⑤ opposing

（4） hypothesized

    ① abolished   ② conjectured   ③ established

    ④ persisted   ⑤ withdrew

（5） by contrast

    ① conversely   ② gradually   ③ constantly

    ④ persistently   ⑤ similarly

問2　本文に関する（6）～（9）の問いに対する答えとして最も適切なものを，それぞれ①～④ の中から選びなさい。

（6） What is the reading mainly about?

    ① Reports that the Internet changes memory are misleading.

    ② Every new technology has critics who believe it will be bad for humanity.

    ③ Internet search engines give us an exaggerated idea of our intelligence.

    ④ The Internet has reduced memory capacity, but neuroscientists do not know why.

（7） What can we guess about Betsy Sparrow from paragraph ③?

    ① She lied about the results of her research.

    ② She spent a lot of time on the Internet as a child.

    ③ She has uncovered physiological proof of her hypothesis.

    ④ She believes the Internet is adversely affecting our mental ability.

（8） Which is NOT true about Steven Pinker?

    ① He is a research psychologist.

    ② He is a reporter for *The New York Times*.

    ③ He is associated with Harvard University.

    ④ He is skeptical of claims about electronic media.

（9）What is paragraph ⑥ mainly about?

　　① The history of the Internet as a research tool

　　② The reasons our brains can retain long-term memories

　　③ An argument in favor of replacing libraries with the Internet

　　④ The limitations of human memory compared to the Internet

問3　次の文章が本文の要約となるように，下線部 (10) ～ (15) に入れるのに最も適当な句を下の① ～ ⑥の中から選びなさい。ただし，文頭の空欄に入るものも小文字の書き出しになっている場合があります。

　　Just as Socrates objected to writing, some people are concerned about the (10)＿＿＿＿＿＿ on our mind — specifically, our memory. Much of this concern stems from a study which found that subjects were more likely (11)＿＿＿＿＿＿ if they were told they could look it up online later. The study's author concluded we have integrated the Internet into (12)＿＿＿＿＿＿, and this may affect our thinking and the makeup of our brains. But some people point out that forgetting something because we can look it up later does not necessarily show a decrease in the (13)＿＿＿＿＿＿. And if relying on the Internet is bad, isn't relying on the library bad, too? (14)＿＿＿＿＿＿, which measures memory among other abilities, has been rising steadily in the US. Regardless of criticism, the Internet has an advantage over human memory, since our memories actually become (15)＿＿＿＿＿＿ over time. Information on the Internet does not change in this way.

(10) ～ (15) の選択肢

　　　① ability to remember　　　② Internet's effects

　　　③ less accurate　　　　　　④ the average IQ

　　　⑤ to forget information　　⑥ our transactive memory

Ⅱ 次の (16) ～ (25) の各英文の空欄に入る最も適切なものを，それぞれ①～⑤の中から
一つずつ選びなさい。

(16) Though his salary is scarcely adequate to _____ ends meet, John still manages
to travel overseas quite frequently.

① allow ② get ③ have

④ let ⑤ make

(17) James _____ an early flight to Paris tomorrow morning because he is going to
conduct an interview with a famous French actress.

① take ② took ③ is taking

④ has taken ⑤ taking

(18) There is _____ the fact that the decreasing population of wild animals in this
area is the result of habitat destruction.

① any denying ② not deny ③ not denying

④ never denied ⑤ no denying

(19) During the morning and evening commuting hours, _____ the railway line's
employees are engaged in accident prevention.

① almost ② almost all of ③ most

④ the most of ⑤ mostly on

(20) _____ the final presentation wins the client over, all of our efforts over the past
few months will have been wasted.

① Since ② Though ③ Unless

④ With ⑤ Without

(21) Simon's been so absorbed in his work _____ that his girlfriend is thinking of
breaking up with him.

① lateness ② late ③ later

④ latest ⑤ lately

(22) The consultant admitted that the sales team's efforts were _____ , but suggested
some changes nonetheless.

① admire ② admirable ③ admirably

④ admiration ⑤ unadmired

(23) The trainees were _____ sure that they could operate the machinery after the workshop.

   ① reason   ② reasoned   ③ reasoning

   ④ reasonable   ⑤ reasonably

(24) _____ adequate promotion, Ms. Walker's book should be a national bestseller.

   ① According   ② Because   ③ Given

   ④ Moreover   ⑤ Once

(25) None of the plans can be carried out _____ additional funds are provided.

   ① again   ② only   ③ until

   ④ without   ⑤ by

III 次の劇場の掲示文を読み，(26)〜(35)の空欄に入る最も適切な語を下記の①〜⑩の中から選びなさい。ただし，各選択肢の使用は一度限りとします。

There are still tickets (26) for the final performance of *Jardin Verde* at the Lyric Theater in Hamilton. The popular musical has been played there for nearly six months and Friday, January 26 will be the (27) time it will be performed. Tickets can be (28) from the box office or (29) the Web Site. It is highly recommended that anyone with an interest in (30) entertainment take this opportunity. The cast have (31) multiple awards for their work and newspaper (32) have been overwhelmingly positive. After January 26, the theater will be (33) for two weeks (34) they get ready for the (35) production — *Los Perros de Homero*.

(26)〜(35)の選択肢：

① available	② closed	③ last	④ live
⑤ next	⑥ purchased	⑦ through	⑧ won
⑨ reviews	⑩ while		

Ⅳ　次の（ア）～（ウ）の和文の意味を表す英文を完成させるため，各文の空欄に①～⑧の
　　語（句）を並べ替えて入れ，その際(36)～(45)の空欄に入るものの番号を選びなさい。

（ア）グランドキャニオンを自分の眼で見て欲しい。テレビはそのスケールを決して伝えて
　　くれないから。

　　I want (　　　) (　36　) (　　　) the Grand Canyon with your own eyes, since
　　TV (　37　) (　　　) (　　　) (　38　) (　　　).

　　① convey　　　　② could never　　　③ it　　　　　④ of
　　⑤ to　　　　　　⑥ see　　　　　　⑦ the scale　　⑧ you

（イ）エマソンさんは彼女の上司が出張から戻ってくるまでに，上司のプレゼンテーションの
　　準備を終えているでしょう。

　　Ms. Emerson will (　　　) (　39　) (　40　) her boss's presentation (　　　)
　　(　　　) he (　41　) (　　　) (　　　) trip.

　　① by　　　　　　② finished　　　　③ from　　　　④ have
　　⑤ his business　　⑥ preparing　　　⑦ returns　　　⑧ the time

（ウ）もしブラウン氏が海外の関連会社に転職するならば，彼は今の二倍の金を稼ぐでしょう。

　　If Mr. Brown transfers to a foreign affiliated company, he (　　　) (　42　)
　　(　　　) (　　　) (　43　) (　　　) (　44　) (　45　) now.

　　① as he　　　　　② as　　　　　　③ be　　　　　④ does
　　⑤ earning　　　　⑥ much money　　⑦ twice　　　⑧ will

V　次の (46) ～ (50) のそれぞれの英文が説明する動物の名称を，下の①～⑧の中から一つずつ選びなさい。

(46)　a very large marine mammal with a streamlined hairless body, a horizontal tail fin, and a blowhole on top of the head for breathing

(47)　a very large plant-eating mammal with a trunk, long curved tusks, and large ears, native to Africa and South Asia

(48)　a large flightless sea bird living in the southern hemisphere covered with ice

(49)　a large African mammal with a very long neck and forelegs, having a coat patterned with brown patches separated by lighter lines

(50)　a powerfully built great ape with a large head and short neck, found in the central African forests

①　zebra　　　　②　elephant　　　③　giraffe　　　④　gorilla

⑤　panda　　　　⑥　parrot　　　　⑦　penguin　　　⑧　whale

数 学

問題
（70分）

4年度

$$\boxed{\text{前期 2月1日 試験}}$$

(全受験者共通)

問題 1. 以下の $\boxed{}$ に当てはまる答えを求めよ。

(1) $\alpha = \dfrac{1}{\sqrt{3}+2+\sqrt{7}}$, $\beta = \dfrac{1}{\sqrt{3}+2-\sqrt{7}}$ とする。$\alpha\beta = \boxed{\text{ア}}$ であり, α の分母を有理化すると, $\alpha = \boxed{\text{イ}}$ である。

(2) $f(x) = |3x-2| - |2x+1|$ とおく。$f\left(\dfrac{1}{2}\right) = \boxed{\text{ウ}}$ であり, 方程式 $f(x) = 0$ の実数解は $x = \boxed{\text{エ}}, \boxed{\text{オ}}$ である。また, 不等式 $f(x) < \dfrac{1}{2}x$ の解は $\boxed{\text{カ}}$ である。

(3) $x > 0$, $y > 0$ で, $x+y = 18$ とする。このとき, $\log_3 x + \log_3 y$ の最大値は $\boxed{\text{キ}}$ である。また, $\log_3 2 = A$ とおくとき, $\log_3 x + 2\log_3 y$ の最大値を A を用いて表すと $\boxed{\text{ク}}$ である。

(4) 次のような数列 $\{a_n\}$ を考える。

$$\frac{1}{1}, \frac{1}{2}, \frac{3}{2}, \frac{1}{3}, \frac{3}{3}, \frac{5}{3}, \frac{1}{4}, \frac{3}{4}, \frac{5}{4}, \frac{7}{4}, \cdots\cdots, \frac{1}{k}, \frac{3}{k}, \frac{5}{k}, \frac{7}{k}, \cdots, \frac{2k-1}{k}, \cdots\cdots$$

この数列を, 次のように群に分ける。

$$\underbrace{\frac{1}{1}}_{\text{第1群}} \bigg| \underbrace{\frac{1}{2}, \frac{3}{2}}_{\text{第2群}} \bigg| \underbrace{\frac{1}{3}, \frac{3}{3}, \frac{5}{3}}_{\text{第3群}} \bigg| \underbrace{\frac{1}{4}, \frac{3}{4}, \frac{5}{4}, \frac{7}{4}}_{\text{第4群}} \bigg| \cdots\cdots \bigg| \underbrace{\frac{1}{k}, \frac{3}{k}, \frac{5}{k}, \frac{7}{k}, \cdots, \frac{2k-1}{k}}_{\text{第}k\text{群}} \bigg| \cdots\cdots$$

このとき, $a_{26} = \boxed{\text{ケ}}$ であり, 第 k 群に含まれる項の総和を k を用いて表すと $\boxed{\text{コ}}$ である。また, $a_{2022} = \boxed{\text{サ}}$ である。

(獣医学部獣医学科受験者用)

(5) (i) 3 個のさいころ A, B, C を同時に投げるとき，それぞれの出る目を a, b, c とする。$a + b + c = 10$ となる確率は $\boxed{シ}$ である。また，3 つの値 $a+b, a+c, b+c$ のうち少なくとも 1 つが 3 となる確率は $\boxed{ス}$ である。

   (ii) 4 個のさいころ A, B, C, D を同時に投げるとき，それぞれの出る目を a, b, c, d とする。4 つの値 $a+b+c, a+b+d, a+c+d, b+c+d$ のうち少なくとも 1 つが 10 となる確率は $\boxed{セ}$ である。

(6) 正六角形 ABCDEF において，$\overrightarrow{AB} = \vec{a}, \overrightarrow{AF} = \vec{b}$ とおく。$\overrightarrow{AD}$ を $\vec{a}, \vec{b}$ を用いて表すと $\overrightarrow{AD} = \boxed{ソ}\vec{a} + \boxed{タ}\vec{b}$ である。線分 BD を $3 : 1$ に内分する点を P とする。このとき，$\overrightarrow{AP}$ を $\vec{a}, \vec{b}$ を用いて表すと $\overrightarrow{AP} = \boxed{チ}\vec{a} + \boxed{ツ}\vec{b}$ である。さらに，点 B から線分 FP に下ろした垂線と線分 CF の交点を Q とするとき，$\overrightarrow{AQ}$ を $\vec{a}, \vec{b}$ を用いて表すと $\overrightarrow{AQ} = \boxed{テ}\vec{a} + \vec{b}$ である。

(全受験者共通)

問題 2. a, b を定数として, 関数 $f(x) = x^4 + ax^2 + bx + 24$ を考える。曲線 $y = f(x)$ 上の点 $A(2, f(2))$ における接線 l の方程式が $y = 16x + 8$ であるとき, 次の問いに答えよ。

(1) a, b の値を求めよ。

(2) 曲線 $y = f(x)$ と直線 l の A 以外の共有点の座標を求めよ。

(3) 曲線 $y = f(x)$ と直線 l で囲まれた部分の面積を求めよ。

(4) m を定数とする。 曲線 $y = f(x)$ の接線で, その傾きが m となるものが 2 つ以上存在するとき, m のとりうる値の範囲を求めよ。

物　理

問題
（60分）

4年度

前期　2月1日 試験

I 次の問い（問1〜問5）の空所 ☐ に入る適語を解答群から選択せよ。（解答番号 **1** 〜 **12** ）

問1　図1のように，水平面と角度 θ〔rad〕をなすあらい斜面上に，点Oを中心とする半径 r〔m〕，重さ W〔N〕の一様な円板Aを静かに置き，点Oから高さ h〔m〕にあるAの外周の点Pに矢印の向きに水平に力を加えたところ，Aは静止した。このとき，加えた力の大きさは ☐ **1** ☐ $\times W$〔N〕であり，Aが斜面から受ける摩擦力の大きさは ☐ **2** ☐ $\times W$〔N〕である。

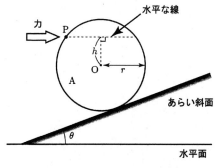

図1

解答群

① $\dfrac{h}{h+r}$　　② $\dfrac{h\sin\theta}{h+r}$　　③ $\dfrac{h\cos\theta}{h+r}$　　④ $\dfrac{h}{h+r\sin\theta}$　　⑤ $\dfrac{h\sin\theta}{h+r\sin\theta}$　　⑥ $\dfrac{h\cos\theta}{h+r\sin\theta}$

⑦ $\dfrac{h}{h+r\cos\theta}$　　⑧ $\dfrac{h\sin\theta}{h+r\cos\theta}$　　⑨ $\dfrac{h\cos\theta}{h+r\cos\theta}$　　⑩ $\dfrac{r}{h+r}$　　⑪ $\dfrac{r\sin\theta}{h+r}$　　⑫ $\dfrac{r\cos\theta}{h+r}$

⑬ $\dfrac{r}{h+r\sin\theta}$　　⑭ $\dfrac{r\sin\theta}{h+r\sin\theta}$　　⑮ $\dfrac{r\cos\theta}{h+r\sin\theta}$　　⑯ $\dfrac{r\sin\theta}{h+r\cos\theta}$　　⑰ $\dfrac{r\cos\theta}{h+r\cos\theta}$

問 2　図 2(a) のように，上面があらく水平な台 A をなめらかな水平面上に置いて止め具で固定し，A の上に置いた小物体 B に矢印の向きに大きさ v〔m/s〕の初速度を与えて A の上で運動させたところ，B は A の上を距離 L〔m〕だけ進んで静止した。つぎに，図 2(b) のように止め具を外してから，A の上に置いた B に，矢印の向きに同じ大きさ v の初速度を与えて A の上を運動させたところ，B と A は運動を始め，B はやがて A の上で止まり，その後，A と B は一体となって運動した。止め具を外してから，B が A に対して移動した距離は　　3　　 $\times L$〔m〕であり，B が A の上で運動を始めてから，B が A の上で止まるまでの時間は　　4　　 $\times \dfrac{L}{v}$〔s〕である。また，この間に A が水平面に対して移動した距離は　　5　　 $\times L$〔m〕である。ただし，A の質量は B の質量の 2 倍であるものとする。

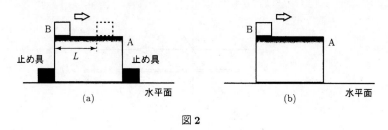

(a)　　　　　　　水平面　　　　　　　　(b)　　　　　　水平面

図 2

解答群

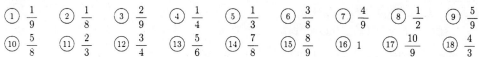

① $\dfrac{1}{9}$　② $\dfrac{1}{8}$　③ $\dfrac{2}{9}$　④ $\dfrac{1}{4}$　⑤ $\dfrac{1}{3}$　⑥ $\dfrac{3}{8}$　⑦ $\dfrac{4}{9}$　⑧ $\dfrac{1}{2}$　⑨ $\dfrac{5}{9}$

⑩ $\dfrac{5}{8}$　⑪ $\dfrac{2}{3}$　⑫ $\dfrac{3}{4}$　⑬ $\dfrac{5}{6}$　⑭ $\dfrac{7}{8}$　⑮ $\dfrac{8}{9}$　⑯ 1　⑰ $\dfrac{10}{9}$　⑱ $\dfrac{4}{3}$

問 3 　図 3 のように，真空中の x-y 平面内の $x > 0$ の領域において，じゅうぶん長く細い導線 P が y 軸に平行に張られ，大きさ I〔A〕の電流が図の矢印の向きに流れている。さらに，この真空中に大きさ E〔V/m〕の一様な電場を加えてから，y 軸上で負の点電荷 Q に y 軸の正の向きに大きさ v〔m/s〕の初速度を与えたところ，Q は等速直線運動した。このとき，P を流れる電流により y 軸上に生じている磁場の向きは　6　であり，加えられている電場の向きは　7　である。また，P と y 軸との距離は　8　〔m〕である。ただし，真空の透磁率を μ_0〔N/A²〕とする。

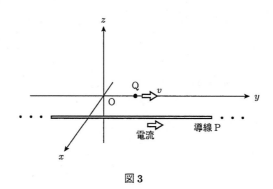

図 3

6 と 7 の解答群

① x 軸の正の向き　　② x 軸の負の向き　　③ y 軸の正の向き

④ y 軸の負の向き　　⑤ z 軸の正の向き　　⑥ z 軸の負の向き

8 の解答群

① $\dfrac{2\pi\mu_0 IE}{v}$　② $\dfrac{2\pi\mu_0 Ev}{I}$　③ $\dfrac{2\pi\mu_0 vI}{E}$　④ $\dfrac{2\pi\mu_0 v}{IE}$　⑤ $\dfrac{2\pi\mu_0 I}{Ev}$　⑥ $\dfrac{2\pi\mu_0 E}{vI}$

⑦ $\dfrac{2\pi IE}{\mu_0 v}$　⑧ $\dfrac{2\pi Ev}{\mu_0 I}$　⑨ $\dfrac{2\pi vI}{\mu_0 E}$　⑩ $\dfrac{2\pi v}{\mu_0 IE}$　⑪ $\dfrac{2\pi I}{\mu_0 Ev}$　⑫ $\dfrac{2\pi E}{\mu_0 vI}$

⑬ $\dfrac{\mu_0 IE}{2\pi v}$　⑭ $\dfrac{\mu_0 Ev}{2\pi I}$　⑮ $\dfrac{\mu_0 vI}{2\pi E}$　⑯ $\dfrac{\mu_0 v}{2\pi IE}$　⑰ $\dfrac{\mu_0 I}{2\pi Ev}$　⑱ $\dfrac{\mu_0 E}{2\pi vI}$

問4　図4は，振幅 A〔m〕，波長 $2d$〔m〕，速さ v〔m/s〕で x 軸の正の向きに進む正弦波の一部を表している。この図が時刻 0 でのようすを表しているとすると，各点が再び同じ変位となるもっとも早い時刻は　 9 　〔s〕である。また，時刻 t〔s〕における位置 x〔m〕での変位 y〔m〕は　 10 　と表される。

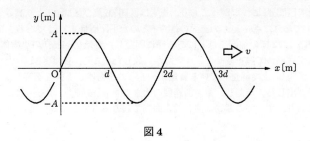

図4

 9 　の解答群

① vd　② $2vd$　③ $3vd$　④ $\dfrac{v}{d}$　⑤ $\dfrac{v}{2d}$　⑥ $\dfrac{v}{3d}$　⑦ $\dfrac{d}{v}$　⑧ $\dfrac{2d}{v}$　⑨ $\dfrac{3d}{v}$

 10 　の解答群

① $y = A\sin\left[\dfrac{\pi}{d}(vt - x)\right]$　② $y = -A\sin\left[\dfrac{\pi}{d}(vt - x)\right]$　③ $y = A\sin\left[\dfrac{2\pi}{d}(vt - x)\right]$

④ $y = -A\sin\left[\dfrac{2\pi}{d}(vt - x)\right]$　⑤ $y = A\sin\left[\dfrac{\pi}{v}(dt - x)\right]$　⑥ $y = -A\sin\left[\dfrac{\pi}{v}(dt - x)\right]$

⑦ $y = A\sin\left[\dfrac{2\pi}{v}(dt - x)\right]$　⑧ $y = -A\sin\left[\dfrac{2\pi}{v}(dt - x)\right]$　⑨ $y = A\sin\left[\dfrac{\pi}{d}(vt + x)\right]$

⑩ $y = -A\sin\left[\dfrac{\pi}{d}(vt + x)\right]$　⑪ $y = A\sin\left[\dfrac{2\pi}{d}(vt + x)\right]$　⑫ $y = -A\sin\left[\dfrac{2\pi}{d}(vt + x)\right]$

⑬ $y = A\sin\left[\dfrac{\pi}{v}(dt + x)\right]$　⑭ $y = -A\sin\left[\dfrac{\pi}{v}(dt + x)\right]$　⑮ $y = A\sin\left[\dfrac{2\pi}{v}(dt + x)\right]$

⑯ $y = -A\sin\left[\dfrac{2\pi}{v}(dt + x)\right]$

問5　定圧モル比熱 C_p〔J/(mol·K)〕と定積モル比熱 C_v〔J/(mol·K)〕の比である $\dfrac{C_p}{C_v}$ を比熱比とよぶ。単原子分子理想気体の場合，比熱比の値は　 11 　である。また，温度 T〔K〕の単原子分子理想気体をゆっくり断熱変化させて，体積を 2 倍にすると，気体の温度は　 12 　$\times T$〔K〕になる。

 11 　の解答群

① $\dfrac{1}{2}$　② $\dfrac{3}{2}$　③ $\dfrac{5}{2}$　④ $\dfrac{1}{3}$　⑤ $\dfrac{2}{3}$　⑥ $\dfrac{4}{3}$　⑦ $\dfrac{5}{3}$　⑧ $\dfrac{1}{4}$　⑨ $\dfrac{3}{4}$　⑩ $\dfrac{5}{4}$

⑪ $\dfrac{1}{5}$　⑫ $\dfrac{2}{5}$　⑬ $\dfrac{3}{5}$　⑭ $\dfrac{4}{5}$

 12 　の解答群

① $4^{\frac{1}{2}}$　② $4^{\frac{1}{3}}$　③ $4^{\frac{2}{3}}$　④ $4^{\frac{1}{4}}$　⑤ $4^{\frac{3}{4}}$　⑥ $4^{\frac{1}{5}}$　⑦ $4^{\frac{2}{5}}$　⑧ $4^{\frac{3}{5}}$

⑨ $4^{-\frac{1}{2}}$　⑩ $4^{-\frac{1}{3}}$　⑪ $4^{-\frac{2}{3}}$　⑫ $4^{-\frac{1}{4}}$　⑬ $4^{-\frac{3}{4}}$　⑭ $4^{-\frac{1}{5}}$　⑮ $4^{-\frac{2}{5}}$　⑯ $4^{-\frac{3}{5}}$

II 次の問い（問1〜問6）の空所 ☐ に入る適語を解答群から選択せよ。（解答番号 **1** 〜 **8** ）

図5のように，なめらかな軌道 abcde と台 A がある。この軌道は区間 ab が水平であり，点 b で点 O を中心とする半径 r [m] の円軌道となり，最高点 c を経て再び点 b につながっている。軌道はその後，水平な区間 bd を経て，水平と角度 45° をなす区間 de につながっており，点 e は区間 ab 及び区間 bd より高さ H [m] だけ高くなっている。また，A の高さは H であり，点 e と A の上面の端点 f との水平距離は L [m] である。一端に軽い板を取り付けたばね定数 k [N/m] の軽いばね K の他端を点 a にある壁に固定し，質量 $2m$ [kg] の小物体 B を板に押し付けて K を自然長から距離 d [m] だけ縮めて静止させた。B を静かに放したところ，B は区間 ab 上を運動し，板から離れたのちに円軌道を通過し，区間 bd 上で静止している質量 $3m$ [kg] の小物体 C と弾性衝突した。その後，C は軌道に沿って運動し，点 e から飛び出した。ただし，重力加速度の大きさを g [m/s²] とする。また，軌道は点 a から点 e までなめらかにつながっており，すべての運動は同じ鉛直面内で起きるものとする。

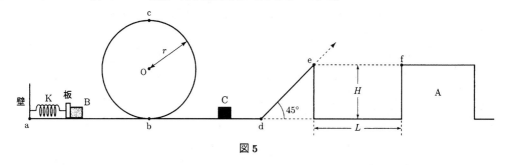

図5

問1　B を放してから，B が板と離れるまでの時間は **1** [s] である。

解答群

① $\dfrac{\pi}{2}\sqrt{\dfrac{m}{k}}$　② $\pi\sqrt{\dfrac{m}{k}}$　③ $2\pi\sqrt{\dfrac{m}{k}}$　④ $\dfrac{\pi}{2}\sqrt{\dfrac{2m}{k}}$　⑤ $\pi\sqrt{\dfrac{2m}{k}}$　⑥ $2\pi\sqrt{\dfrac{2m}{k}}$

⑦ $\dfrac{\pi}{2}\sqrt{\dfrac{k}{m}}$　⑧ $\pi\sqrt{\dfrac{k}{m}}$　⑨ $2\pi\sqrt{\dfrac{k}{m}}$　⑩ $\dfrac{\pi}{2}\sqrt{\dfrac{k}{2m}}$　⑪ $\pi\sqrt{\dfrac{k}{2m}}$　⑫ $2\pi\sqrt{\dfrac{k}{2m}}$

問2　B が板と離れた直後の B の速さは **2** [m/s] である。

解答群

① $\dfrac{d}{2}\sqrt{\dfrac{m}{k}}$　② $d\sqrt{\dfrac{m}{k}}$　③ $2d\sqrt{\dfrac{m}{k}}$　④ $\dfrac{d}{2}\sqrt{\dfrac{2m}{k}}$　⑤ $d\sqrt{\dfrac{2m}{k}}$　⑥ $2d\sqrt{\dfrac{2m}{k}}$

⑦ $\dfrac{d}{2}\sqrt{\dfrac{k}{m}}$　⑧ $d\sqrt{\dfrac{k}{m}}$　⑨ $2d\sqrt{\dfrac{k}{m}}$　⑩ $\dfrac{d}{2}\sqrt{\dfrac{k}{2m}}$　⑪ $d\sqrt{\dfrac{k}{2m}}$　⑫ $2d\sqrt{\dfrac{k}{2m}}$

問 3 　B が点 c を通過する直前に B が軌道から受ける力の大きさは 　3　 〔N〕である。また，B が点 c を通過
　　　したことから，d は少なくとも 　4　 〔m〕以上である。

　　　 3 　 の解答群

① $kd - mg$ 　② $kd - 2mg$ 　③ $kd - 3mg$ 　④ $kd - 4mg$ 　⑤ $kd - 5mg$ 　⑥ $kd - 6mg$

⑦ $kd - 8mg$ 　⑧ $kd - 10mg$ 　⑨ $\dfrac{kd^2}{r} - mg$ 　⑩ $\dfrac{kd^2}{r} - 2mg$ 　⑪ $\dfrac{kd^2}{r} - 3mg$

⑫ $\dfrac{kd^2}{r} - 4mg$ 　⑬ $\dfrac{kd^2}{r} - 5mg$ 　⑭ $\dfrac{kd^2}{r} - 6mg$ 　⑮ $\dfrac{kd^2}{r} - 8mg$ 　⑯ $\dfrac{kd^2}{r} - 10mg$

　　　 4 　 の解答群

① $\sqrt{\dfrac{mgr}{k}}$ 　② $\sqrt{\dfrac{2mgr}{k}}$ 　③ $\sqrt{\dfrac{3mgr}{k}}$ 　④ $\sqrt{\dfrac{4mgr}{k}}$ 　⑤ $\sqrt{\dfrac{5mgr}{k}}$ 　⑥ $\sqrt{\dfrac{6mgr}{k}}$

⑦ $\sqrt{\dfrac{8mgr}{k}}$ 　⑧ $\sqrt{\dfrac{10mgr}{k}}$ 　⑨ $\dfrac{mg}{k}$ 　⑩ $\dfrac{2mg}{k}$ 　⑪ $\dfrac{3mg}{k}$ 　⑫ $\dfrac{4mg}{k}$ 　⑬ $\dfrac{5mg}{k}$

⑭ $\dfrac{6mg}{k}$ 　⑮ $\dfrac{8mg}{k}$ 　⑯ $\dfrac{10mg}{k}$

問 4 　 2 　 を v とおく。B と C が衝突した直後の B の速さを v を含む式で表すと 　5　 〔m/s〕であり，B
　　　と C が衝突した直後の C の速さを v を含む式で表すと 　6　 〔m/s〕である。

　　　解答群

① $\dfrac{1}{6}v$ 　② $\dfrac{1}{5}v$ 　③ $\dfrac{1}{4}v$ 　④ $\dfrac{1}{3}v$ 　⑤ $\dfrac{2}{5}v$ 　⑥ $\dfrac{1}{2}v$ 　⑦ $\dfrac{3}{5}v$ 　⑧ $\dfrac{2}{3}v$

⑨ $\dfrac{3}{4}v$ 　⑩ $\dfrac{4}{5}v$ 　⑪ $\dfrac{5}{6}v$ 　⑫ v

問 5 　 6 　 を V とおく。C が点 e から飛び出してから，最高点に達するまでの時間を V を含む式で表すと
　　　 7 　 〔s〕である。

　　　解答群

① $\dfrac{V}{2g}$ 　② $\dfrac{V}{\sqrt{2}g}$ 　③ $\dfrac{V}{g}$ 　④ $\dfrac{V}{2g} - \sqrt{\dfrac{H}{g}}$ 　⑤ $\dfrac{V}{\sqrt{2}g} - \sqrt{\dfrac{H}{g}}$ 　⑥ $\dfrac{V}{g} - \sqrt{\dfrac{H}{g}}$

⑦ $\dfrac{V}{2g} - \sqrt{\dfrac{H}{2g}}$ 　⑧ $\dfrac{V}{\sqrt{2}g} - \sqrt{\dfrac{H}{2g}}$ 　⑨ $\dfrac{V}{g} - \sqrt{\dfrac{H}{2g}}$ 　⑩ $\sqrt{\dfrac{V^2}{4g^2} - \dfrac{H}{g}}$ 　⑪ $\sqrt{\dfrac{V^2}{2g^2} - \dfrac{H}{g}}$

⑫ $\sqrt{\dfrac{V^2}{g^2} - \dfrac{H}{g}}$ 　⑬ $\sqrt{\dfrac{V^2}{4g^2} - \dfrac{H}{2g}}$ 　⑭ $\sqrt{\dfrac{V^2}{2g^2} - \dfrac{H}{2g}}$ 　⑮ $\sqrt{\dfrac{V^2}{g^2} - \dfrac{H}{2g}}$

問6 Cが点 f を越えて A の上面に落下するためには，d は少なくとも $\boxed{8}$ 〔m〕より長くなければならない。

解答群

①　$\dfrac{1}{2}\sqrt{\dfrac{mg}{2k}(H+L)}$　②　$\dfrac{3}{2}\sqrt{\dfrac{mg}{2k}(H+L)}$　③　$\dfrac{5}{2}\sqrt{\dfrac{mg}{2k}(H+L)}$　④　$\dfrac{1}{2}\sqrt{\dfrac{mg}{2k}(2H+L)}$

⑤　$\dfrac{3}{2}\sqrt{\dfrac{mg}{2k}(2H+L)}$　⑥　$\dfrac{5}{2}\sqrt{\dfrac{mg}{2k}(2H+L)}$　⑦　$\dfrac{1}{2}\sqrt{\dfrac{mg}{k}(H+L)}$　⑧　$\dfrac{3}{2}\sqrt{\dfrac{mg}{k}(H+L)}$

⑨　$\dfrac{5}{2}\sqrt{\dfrac{mg}{k}(H+L)}$　⑩　$\dfrac{1}{2}\sqrt{\dfrac{mg}{k}(2H+L)}$　⑪　$\dfrac{3}{2}\sqrt{\dfrac{mg}{k}(2H+L)}$　⑫　$\dfrac{5}{2}\sqrt{\dfrac{mg}{k}(2H+L)}$

III 次の問い（問1〜問4）の空所 □ に入る適語を解答群から選択せよ。（解答番号 **1** 〜 **10** ）

　図6のように，抵抗値がそれぞれ $3R$〔Ω〕，$2R$〔Ω〕，R〔Ω〕の電気抵抗 R_1，R_2，R_3，電気容量がそれぞれ $2C$〔F〕，C〔F〕のコンデンサー C_1，C_2，自己インダクタンスが L〔H〕のコイル L，内部抵抗の無視できる起電力が V〔V〕の直流電源 E，およびスイッチ S_1，S_2 からなる回路がある。はじめ，S_1，S_2 は開いており，C_1，C_2 に電荷はたくわえられていないものとする。また，点 a は回路上の点である。

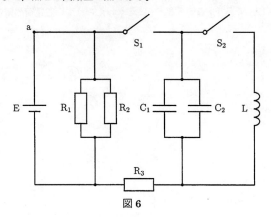

図6

問1　並列接続された R_1，R_2 の合成抵抗の抵抗値は □ **1** □ $\times R$〔Ω〕である。

解答群

① $\dfrac{1}{4}$　② $\dfrac{1}{3}$　③ $\dfrac{5}{11}$　④ $\dfrac{1}{2}$　⑤ $\dfrac{6}{11}$　⑥ $\dfrac{2}{3}$　⑦ $\dfrac{5}{6}$　⑧ 1　⑨ $\dfrac{6}{5}$

⑩ $\dfrac{3}{2}$　⑪ $\dfrac{5}{3}$　⑫ $\dfrac{11}{6}$　⑬ 2　⑭ $\dfrac{11}{5}$　⑮ 3　⑯ 4　⑰ 5　⑱ 6

問2　R_1 を流れる電流の大きさは □ **2** □ $\times \dfrac{V}{R}$〔A〕であり，R_2 の消費電力は □ **3** □ $\times \dfrac{V^2}{R}$〔W〕である。

解答群

① $\dfrac{1}{4}$　② $\dfrac{1}{3}$　③ $\dfrac{5}{11}$　④ $\dfrac{1}{2}$　⑤ $\dfrac{6}{11}$　⑥ $\dfrac{2}{3}$　⑦ $\dfrac{5}{6}$　⑧ 1　⑨ $\dfrac{6}{5}$

⑩ $\dfrac{3}{2}$　⑪ $\dfrac{5}{3}$　⑫ $\dfrac{11}{6}$　⑬ 2　⑭ $\dfrac{11}{5}$　⑮ 3　⑯ 4　⑰ 5　⑱ 6

問3　S_2 を開いたまま S_1 を閉じた。S_1 を閉じた直後に点 a を流れる電流の大きさは □ **4** □ $\times \dfrac{V}{R}$〔A〕である。また，S_1 を閉じてからじゅうぶん時間が経過した後，C_1 にたくわえられている電荷の電気量は □ **5** □ $\times CV$〔C〕であり，C_1 と C_2 にたくわえられている静電エネルギーの和は □ **6** □ $\times CV^2$〔J〕である。

解答群

① $\dfrac{1}{4}$　② $\dfrac{1}{3}$　③ $\dfrac{5}{11}$　④ $\dfrac{1}{2}$　⑤ $\dfrac{6}{11}$　⑥ $\dfrac{2}{3}$　⑦ $\dfrac{5}{6}$　⑧ 1　⑨ $\dfrac{6}{5}$

⑩ $\dfrac{3}{2}$　⑪ $\dfrac{5}{3}$　⑫ $\dfrac{11}{6}$　⑬ 2　⑭ $\dfrac{11}{5}$　⑮ 3　⑯ 4　⑰ 5　⑱ 6

問4 　問 3 の最後の状態で S_1 を開いてから S_2 を閉じたところ，C_1，C_2，および L の間に振動電流が流れた。S_2 を閉じた直後に L を流れる電流の大きさは $\boxed{\ 7\ } \times V\sqrt{\dfrac{C}{L}}$ 〔A〕であり，S_2 を閉じてから，最初に L を流れる電流の大きさが最大になるまでの時間は $\boxed{\ 8\ } \times \pi\sqrt{LC}$ 〔s〕である。また，C_1 と C_2 にたくわえられている静電エネルギーの和と L にたくわえられているエネルギーが等しいときに L を流れる電流の大きさは $\boxed{\ 9\ } \times V\sqrt{\dfrac{C}{L}}$ 〔A〕であり，このとき C_2 にたくわえられている電荷の電気量は $\boxed{\ 10\ } \times CV$ 〔C〕である。

解答群

① 0 　② $\dfrac{\sqrt{3}}{6}$ 　③ $\dfrac{\sqrt{2}}{4}$ 　④ $\dfrac{\sqrt{6}}{6}$ 　⑤ $\dfrac{\sqrt{6}}{4}$ 　⑥ $\dfrac{\sqrt{2}}{2}$ 　⑦ $\dfrac{\sqrt{10}}{4}$ 　⑧ $\dfrac{\sqrt{6}}{3}$

⑨ $\dfrac{\sqrt{3}}{2}$ 　⑩ 1 　⑪ $\dfrac{\sqrt{6}}{2}$ 　⑫ $\sqrt{2}$ 　⑬ $\dfrac{3}{2}$ 　⑭ $\sqrt{3}$ 　⑮ 2 　⑯ 3

化 学

問題
(60分)

4年度

前期　2月1日試験

注意：必要があれば次の値を用いよ。

原子量　H：1.0　C：12.0　N：14.0　O：16.0

0℃：273 K

0℃，1.013×10^5 Pa における気体1 molの体積：22.4 L

気体定数：8.31×10^3 Pa・L/(K・mol)

問題文中の気体はすべて理想気体としてふるまうものとする。

Ⅰ　次の問1～問8に答えよ。

問1　次の物質の下線をつけた原子の酸化数を，下記の＜選択肢＞からそれぞれ選べ。ただし，同じものを繰り返し選んでもよい。

(1) $\underline{\text{Cl}}_2$　　1

(2) $\text{H}_2\underline{\text{S}}$　　2

(3) $\text{K}_2\underline{\text{Cr}}_2\text{O}_7$　　3

(4) $\underline{\text{N}}_2\text{O}_5$　　4

＜選択肢＞

① -2　　　② -1　　　③ 0　　　④ +1　　　⑤ +2

⑥ +3　　　⑦ +4　　　⑧ +5　　　⑨ +6　　　⑩ +7

問2　分子式が C_8H_{10} で表されるベンゼン環をもつ化合物には，異性体がいくつ存在するか。次のうちから選べ。　5

①1　　　②2　　　③3　　　④4　　　⑤5　　　⑥6

問3　次のうちから，その水溶液が還元性を示さないものを選べ。　6

① グルコース　　　② フルクトース　　　③ スクロース

④ セロビオース　　　⑤ マルトース　　　⑥ ラクトース

問4　ケラチンは毛髪や爪などを構成するタンパク質である。ケラチンは，構成元素として硫黄を含むアミノ酸を，他のタンパク質よりも多く含む。このアミノ酸はどれか。次のうちから選べ。　7

① アルギニン　　　② グリシン　　　③ グルタミン酸

④ システイン　　　⑤ メチオニン　　　⑥ リシン

問5　次のうちから，誤っているものをすべて選べ。ただし，硫酸バリウムの溶解度積を 1.0×10^{-10} $(mol/L)^2$ とする。　　8

① 酸性水溶液中では，$Zn(OH)_2$ は塩基として作用する。

② 水溶液中では，H^+ は水分子と配位結合して H_3O^+ として存在する。

③ 0.1 mol/L 硫酸 30 mL に，0.1 mol/L 水酸化バリウム水溶液を加えていくと，30 mL 加えたときに，混合水溶液中の全イオンの物質量の総和は最小になる。

④ 弱塩基を強酸で滴定するときには，フェノールフタレインを指示薬として用いることができる。

⑤ 中和滴定に用いられる指示薬は，水溶液中の H^+ の濃度によって水溶液の色調を変える。

⑥ 水のイオン積は温度が高いほど小さくなる。

問6　メタンと水素の混合気体が，0 ℃，1.013×10^5 Pa で 8.96 L を占めている。その混合気体を完全燃焼させたところ，水 9.0 g が得られた。燃焼前の混合気体中の水素の物質量〔mol〕はいくらか。次のうちから選べ。　　9

①　0.10　　　②　0.20　　　③　0.30　　　④　0.40　　　⑤　0.50　　　⑥　0.60

問7　0.10 mol/L 酢酸水溶液中の酢酸の電離度は 0.016 である。この酢酸水溶液の pH はいくらか。次のうちから最も近い値を選べ。ただし，$\log_{10}2 = 0.30$ とする。　　10

①　2.6　　　②　2.8　　　③　3.0　　　④　3.2　　　⑤　3.4　　　⑥　3.6

問8　次の条件 a，b，c を満たす炭化水素がある。この炭化水素 1.0 mol を完全燃焼させたとき，消費される酸素の物質量〔mol〕はいくらか。次のうちから最も適当な値を選べ。　　11

a．環を一つもつ。

b．二重結合を二つもち，残りはすべて単結合である。

c．水素原子の数は，炭素原子の数よりも四つ多い。

①　3.0　　　②　5.5　　　③　6.0　　　④　8.0　　　⑤　11　　　⑥　14

Ⅱ 次の問1，問2に答えよ。

問1 下の図の実線**A**はある温度，ある圧力で，窒素と水素に次の化学反応式で表される反応をさせたときの，時間（反応時間）に伴うアンモニアの生成率（体積百分率）の変化を示したものである。

$$N_2（気）+ 3H_2（気）\rightleftharpoons 2NH_3（気）$$

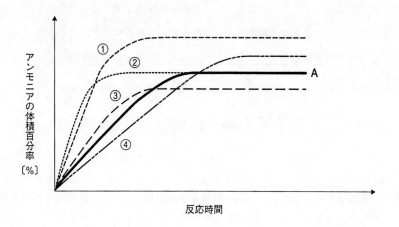

ここで，実線**A**の反応条件を次の(1)，(2)のように変えるとき，それぞれのグラフはどのようになると予想されるか。上の図の①〜④のグラフのうちから選べ。ただし，この反応におけるアンモニアの生成熱は46 kJ/molである。

(1) 圧力一定で温度を上げる。 ☐ 1

(2) 触媒を加える。 ☐ 2

問2 アンモニアは，水素と窒素から工業的にハーバー・ボッシュ法で合成されている。
ハーバー・ボッシュ法に使用される触媒に，主要成分として含まれる金属元素はどれか。
次のうちから選べ。 ☐ 3

　① Fe　　　② Mg　　　③ Mn　　　④ Na　　　⑤ Pt　　　⑥ V

Ⅲ　次の炭酸ナトリウムの工業的製法に関する文章を読み，問1〜問3に答えよ。

アンモニアソーダ法（ソルベー法）は炭酸ナトリウムの工業的な製法である。その第一段階では，　1　の飽和水溶液にアンモニアを吸収させた後，二酸化炭素を通じて　2　を沈殿させる。第二段階では，第一段階で得られた沈殿を取り出して熱分解し，目的とする炭酸ナトリウムを粉末として得る。第二段階で生じた二酸化炭素は回収して，再び第一段階の反応に利用するが，不足する分は　3　を熱分解することにより発生させる。そのとき同時に生成する　4　を水と反応させて水酸化カルシウムに変え，それを第一段階で生じた塩化アンモニウムと反応させることにより，生成したアンモニアを回収し，同時に副産物として　5　を得る。

問1　文章中の　1　〜　5　に当てはまる化合物はどれか。次のうちからそれぞれ選べ。

　　　　　　　　　　　　　　　　　　　　　　　　　　　　　　1　〜　5

　　① 塩化カルシウム　　　② 塩化ナトリウム　　　③ 酸化カルシウム

　　④ 炭酸アンモニウム　　⑤ 炭酸カリウム　　　　⑥ 炭酸カルシウム

　　⑦ 炭酸水素カリウム　　⑧ 炭酸水素ナトリウム　⑨ 尿素

　　⑩ 硫酸水素ナトリウム

問2　炭酸ナトリウムについて，当てはまるものはどれか。次のうちからすべて選べ。　6

　　① 水溶液は中性である。

　　② 加熱によって分解し，二酸化炭素を発生する。

　　③ ソーダ石灰ガラスの原料の一つとして使用される。

　　④ 重曹とよばれ，胃腸薬（制酸剤）に利用される。

　　⑤ 水溶液の結晶化によって得られる結晶は，風解性を示す。

問3　文中の下線部のように，塩化アンモニウムと水酸化カルシウムを混合して加熱することによってアンモニアが得られる。このとき，水酸化カルシウムの代わりに用いることができる化合物はどれか。次のうちから選べ。　7

　　① 塩化カルシウム　　　② 塩化ナトリウム　　　③ 水酸化ナトリウム

　　④ 炭酸カルシウム　　　⑤ 炭酸水素ナトリウム

Ⅳ　次のエステルに関する文章を読み，問1〜問4に答えよ。

　　炭素，水素，酸素を構成元素にもち，分子量が102である三種類のエステルA, B, Cについて，次の（a）〜（e）の結果を得た。

（a）エステルA, B, Cの元素分析をおこなったところ，質量比はいずれも水素9.8％，炭素58.8％であった。

（b）これらのエステルを加水分解したところ，エステルAからカルボン酸DとアルコールG，エステルBからカルボン酸EとアルコールH，エステルCからカルボン酸FとアルコールIが生じた。

（c）アルコールGを酸化して得られた化合物は，クメン法によるフェノール合成時に，フェノールと同時に生成する化合物と同じであった。

（d）アルコールHは酸化反応に対して安定であり，変化しなかった。

（e）アルコールIを酸化したところ，フェーリング液を還元する化合物Jが生成した。また，アルコールIと化合物Jは，ともにヨードホルム反応を示した。この化合物Jをさらに酸化したところ，カルボン酸Dと同じ化合物が生成した。

問1　エステルA〜Cの分子式 $C_xH_yO_z$ を答えよ。この分子式の x, y, z に当てはまる数字はどれか。下記の＜選択肢＞からそれぞれ選べ。ただし，同じ選択肢を繰り返し選んでもよい。

x：　1　　　y：　2　　　z：　3

＜選択肢＞

① 1　　　　② 2　　　　③ 3　　　　④ 4　　　　⑤ 5　　　　⑥ 6

⑦ 7　　　　⑧ 8　　　　⑨ 9　　　　⑩ 10　　　⑪ 11　　　⑫ 12

⑬ 13　　　⑭ 14　　　⑮ 15　　　⑯ 16　　　⑰ 17　　　⑱ 18

問2　エステルA～Cの構造式はどれか。下記の＜選択肢＞からそれぞれ選べ。

エステルA：[4]　　　エステルB：[5]　　　エステルC：[6]

＜選択肢＞

① $H-\underset{O}{\overset{\|}{C}}-O-CH_2CH_2CH_3$

② $HO-\underset{O}{\overset{\|}{C}}-CH_2CH_2CH_3$

③ $H-\underset{O}{\overset{\|}{C}}-O-\underset{CH_3}{\overset{|}{C}H}-CH_2CH_3$

④ $H-\underset{O}{\overset{\|}{C}}-O-\underset{CH_3}{\overset{CH_3}{\overset{|}{C}}}-CH_3$

⑤ $CH_3-\underset{O}{\overset{\|}{C}}-O-\underset{CH_3}{\overset{|}{C}H}CH_3$

⑥ $CH_3-\underset{O}{\overset{\|}{C}}-O-CH_2CH_2CH_3$

⑦ $CH_3CH_2-\underset{O}{\overset{\|}{C}}-O-CH_2CH_3$

⑧ $CH_3-\underset{O}{\overset{\|}{C}}H-\underset{OH}{\overset{|}{C}H}-CH_2CH_3$

⑨ $CH_3-\underset{CH_3}{\overset{|}{C}}H-\underset{O}{\overset{\|}{C}}-O-CH_2CH_3$

⑩ $HO-\underset{O}{\overset{\|}{C}}-CH_2-\underset{CH_3}{\overset{CH_3}{\overset{|}{C}}}-CH_3$

問3　カルボン酸D～F，アルコールG～Iのうち，銀鏡反応を示すものはどれか。次のうちから選べ。[7]

① カルボン酸D　　　② カルボン酸E　　　③ カルボン酸F
④ アルコールG　　　⑤ アルコールH　　　⑥ アルコールI

問4　アルコールGを濃硫酸と共に160～170℃に加熱して，得られる化合物を単量体とする高分子化合物が生成するときの重合の仕方と，生成した高分子化合物の性質について当てはまる組み合わせはどれか。次のうちから選べ。[8]

① 開環重合 ― 熱可塑性　　　② 開環重合 ― 熱硬化性
③ 共重合　 ― 熱可塑性　　　④ 共重合　 ― 熱硬化性
⑤ 縮合重合 ― 熱可塑性　　　⑥ 縮合重合 ― 熱硬化性
⑦ 付加縮合 ― 熱可塑性　　　⑧ 付加縮合 ― 熱硬化性
⑨ 付加重合 ― 熱可塑性　　　⑩ 付加重合 ― 熱硬化性

V 次の卵白を用いた実験に関する **問1～問5** に答えよ。

問1　ビーカーに卵白を取り，その6倍量の水と少量の塩化ナトリウムを加えてかき混ぜ，卵白の水溶液をつくった。この卵白の水溶液に関する正しい記述はどれか。次のうちから選べ。　| 1 |

 ① 卵白の水溶液は，ろ紙を通過できない。
 ② 卵白の水溶液は，分散コロイドである。
 ③ 卵白の水溶液に強い光線を当てると，光を吸収して光の通路が見える。
 ④ 卵白の水溶液に電解質を加えて沈殿が生じる現象を，塩析という。
 ⑤ 卵白の水溶液に少量の電解質を加えると，沈殿が生じる。

問2　卵白の水溶液に水酸化ナトリウム水溶液を加えて塩基性にした後加熱し，酢酸鉛(Ⅱ)水溶液を加えたところ，黒色沈殿が生じた。この黒色沈殿の化合物はどれか。次のうちから選べ。　| 2 |

 ① 塩化鉛(Ⅱ)   ② クロム酸鉛(Ⅱ)   ③ 硝酸鉛(Ⅱ)
 ④ 酸化鉛(Ⅱ)   ⑤ 硫化鉛(Ⅱ)

問3　卵白の水溶液に濃硝酸を少量加えて加熱し，冷却してからアンモニア水を加えると橙黄色になった。この反応を表しているものはどれか。次のうちから選べ。　| 3 |

 ① アミノ基のジアゾ化反応
 ② ベンゼン環のニトロ化反応
 ③ ヒドロキシ基のエステル化反応
 ④ カルボキシ基のエステル化反応
 ⑤ エステルの加水分解反応

問4　卵白中のタンパク質含有量は，次のようにして求めることができる。卵白1.00gに6.00 mol/L硫酸を十分に加え，触媒とともに加熱して分解した後，濃い水酸化ナトリウム水溶液を加えてアンモニアを発生させ，卵白に含まれているタンパク質中の窒素をすべてアンモニアに変えた。次に，発生したアンモニアを0.100 mol/L硫酸 50.0 mLにすべて吸収させた。残った硫酸を中和するのに，0.400 mol/L水酸化ナトリウム水溶液を22.0 mL要した。この卵白中に含まれるタンパク質の質量〔g〕はいくらか。次のうちから最も近い値を選べ。ただし，このタンパク質は成分元素として質量パーセントで16.0 %の窒素が含まれるものとする。また，アンモニアを硫酸に吸収させた際に，水溶液の体積は変化しないものとする。　| 4 |

 ① 0.053 ② 0.11 ③ 0.21 ④ 0.32 ⑤ 0.77

問5　卵白に含まれるタンパク質1.00 g を水に溶解し，2.00 L にした水溶液の27℃における浸透圧は27.7 Pa であった。この実験から求められるタンパク質の分子量はいくらか。次のうちから選べ。ただし，タンパク質の分解や会合が起こらないものとする。 5

① 2.25×10^3　　　　② 4.50×10^3　　　　③ 9.00×10^3

④ 2.25×10^4　　　　⑤ 4.50×10^4　　　　⑥ 9.00×10^4

生　物

問題
（60分）

4年度

前期　2月1日　試験

【注意】1つの設問に対して複数解答する場合には，その設問に該当するマークシートの解答番号欄に
すべての解答をマークしなさい。

Ⅰ　膜タンパク質に関する以下の問いに答えなさい。

問1　細胞膜の構造とイオンの役割についての次の文を読み，以下の問いに答えなさい。

多細胞生物の細胞膜は主に 1 の二重層と ぁ膜タンパク質によって構成される。 ぃ 1 の
二重層を通過しにくい物質のうち，一部は膜タンパク質の働きによって選択的に細胞膜を通過するこ
とができる。膜タンパク質による物質輸送は細胞内外のイオン濃度の違いをもたらす。このイオン
濃度の違いは膜電位を生む原動力であるとともに， ぅ体液の浸透圧調節にも働いている。また，一部
の膜タンパク質は ぇ細胞骨格と相互作用して細胞の形や細胞小器官の位置を保つ。

1．文中の 1 に最も適切な物質を1つ答えなさい。

① アデノシン一リン酸　　　　② エーテル脂質　　　　　③ グリセリン

④ コレステロール　　　　　　⑤ ペプチドグリカン　　　⑥ リン脂質

2．下線部あに当てはまるタンパク質として適切なものを3つ答えなさい。 2

① グルコース輸送体（グルコーストランスポーター）　　② コネクソン

③ コラーゲン　　　　　　④ トロポニン　　　　　　⑤ ナトリウムポンプ

⑥ ヒストン

3．下線部いに当てはまる物質として適切なものを3つ答えなさい。 3

① CO_2　　　　　　　　　② O_2　　　　　　　　　③ アミノ酸

④ スクロース　　　　　　⑤ ステロイドホルモン　　　⑥ ペプチドホルモン

4．表は，興奮していないときのヒトのニューロンにおける細胞内外のイオン濃度（相対値）を示している。
表中の（ア）～（ウ）に当てはまるイオンの組合せとして最も適切なものを1つ答えなさい。なお，細胞膜
を介した（ウ）の移動が引き金となって，神経伝達物質が分泌される。 4

表　ヒトのニューロンにおける細胞内外のイオン濃度
（細胞内のMg^{2+}濃度を1としたときの相対値）

イオン	細胞内（細胞質基質）	細胞外
（ア）	155	4
（イ）	12	145
（ウ）	0.0001	1
Cl^-	4	120
H^+	0.00006	0.00004
Mg^{2+}	1	1

① （ア）Ca^{2+} （イ）K^+ （ウ）Na^+ 　　② （ア）Ca^{2+} （イ）Na^+ （ウ）K^+

③ （ア）K^+ （イ）Ca^{2+} （ウ）Na^+ 　　④ （ア）K^+ （イ）Na^+ （ウ）Ca^{2+}

⑤ （ア）Na^+ （イ）Ca^{2+} （ウ）K^+ 　　⑥ （ア）Na^+ （イ）K^+ （ウ）Ca^{2+}

5．ヒトのニューロンにおいて活動電位が発生するときに，膜電位が一定の値を超えると，より多く開口して
膜電位を急激に上昇させるチャネルはどのイオンのチャネルか。最も適切なイオンを1つ答えなさい。 5

① 表中の（ア） 　　② 表中の（イ） 　　③ 表中の（ウ）
④ Cl^- 　　⑤ H^+ 　　⑥ Mg^{2+}

6．下線部うについて，イオン以外の物質も浸透圧調節に関わる。肝臓において合成され，血しょう中に放出
される，血液の浸透圧調節に働く主な物質として最も適切なものを1つ答えなさい。 6

① アルブミン 　　② イヌリン 　　③ グリコーゲン
④ クレアチン 　　⑤ ビリルビン 　　⑥ ヘモグロビン

7．下線部えについて，動物細胞において以下の記述に当てはまる主な細胞骨格の名称の組合せとして，
最も適切なものを1つ答えなさい。 7

（A）細胞分裂において，染色体が両極に分かれるときのレールとして働く。

（B）細胞分裂のときに，細胞膜の伸展・収縮運動に関わる。

（C）繊維状のタンパク質を束ねたような構造をもち，細胞や核などの形を保つ。

① （A）アクチンフィラメント 　（B）中間径フィラメント 　（C）微小管

② （A）アクチンフィラメント 　（B）微小管 　（C）中間径フィラメント

③ （A）中間径フィラメント 　（B）アクチンフィラメント 　（C）微小管

④ （A）中間径フィラメント 　（B）微小管 　（C）アクチンフィラメント

⑤ （A）微小管 　（B）アクチンフィラメント 　（C）中間径フィラメント

⑥ （A）微小管 　（B）中間径フィラメント 　（C）アクチンフィラメント

問2　浸透圧調節のしくみを調べた実験についての次の文を読み，以下の問いに答えなさい。

　　ヒトの腎臓の集合管の上皮細胞は，基底膜側では周囲の組織の組織液と接しており，反対側（管腔側）では尿と接している。この上皮細胞が_ああるホルモンを受容すると，細胞内においてセカンドメッセンジャーの1つであるcAMPの濃度が変化し，それが引き金となって，タンパク質Xによる細胞膜を介した水分子の輸送が調節される。cAMPがタンパク質Xにどのように作用するのかを調べるために，タンパク質Xをもたないアフリカツメガエルの卵母細胞を用いて以下の実験を行った。なお，アフリカツメガエルの卵母細胞にヒトのタンパク質XのmRNAを注入すると，タンパク質Xが合成され，ヒトの集合管の上皮細胞と同じように，細胞膜を介した水分子の輸送が調節される。また，培養液中に加えたcAMPはタンパク質Xの有無にかかわらず卵母細胞内に浸透するが，タンパク質Xの合成や分解には影響を与えないものとする。

【実験1】卵膜を除去したアフリカツメガエルの卵母細胞（以下，卵母細胞）を複数個用意し，ヒトのタンパク質XのmRNAを一定量含む緩衝液（以下，mRNA），もしくは緩衝液のみを注入した。次に，それぞれの溶液を注入した卵母細胞を2つのグループに分け，片方のグループはcAMPを含まない通常の培養液に，もう一方は一定量のcAMPを加えた培養液に移して3日間培養した。さらに，このようにして得られた4種類の卵母細胞を浸透圧の低い培養液に移し，細胞の体積を30秒ごとに3分間測定したところ，図1に示す結果が得られた。

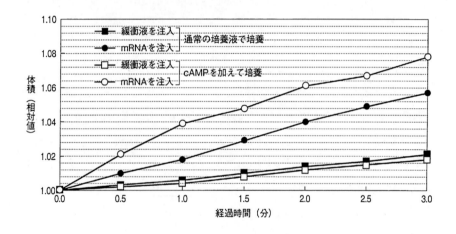

図1　浸透圧の低い培養液に移した後の卵母細胞の体積変化

【実験2】 実験1において，浸透圧の低い培養液に移してから3分後の4種類の卵母細胞それぞれについて，卵母細胞1個あたりの細胞膜上のタンパク質Xの量を測定したところ，図2に示す結果が得られた。

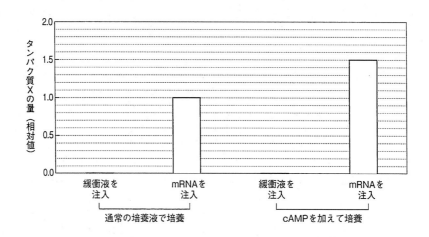

図2　浸透圧の低い培養液に移してから3分後の卵母細胞の細胞膜上のタンパク質Xの量

1．下線部おとして最も適切なホルモンを1つ答えなさい。　　8

　　① アドレナリン　　　　② インスリン　　　　③ グルカゴン　　　　④ チロキシン
　　⑤ バソプレシン　　　　⑥ パラトルモン

2．上記　8　が分泌される部位として最も適切なものを1つ答えなさい。　　9

　　① 視床下部　　　　　　② 脳下垂体前葉　　　③ 脳下垂体後葉　　　④ 甲状腺
　　⑤ 副甲状腺　　　　　　⑥ 副腎髄質

3．タンパク質Xとして最も適切なものを1つ答えなさい。　　10

　　① アクアポリン　　　　② エンドソーム　　　③ クレアチニン　　　④ ジベレリン
　　⑤ セクレチン　　　　　⑥ チューブリン

4．実験1と実験2の結果からわかる卵母細胞についての記述として，適切なものを3つ答えなさい。　11

  ① 体積が1％増加しても破裂しなかった。

  ② 体積が増加するほど，細胞膜を介した水分子の移動速度が増加した。

  ③ タンパク質Xが存在しない状態では，細胞膜を介した水分子の移動が起きなかった。

  ④ タンパク質Xが存在する状態では，すべてのタンパク質Xは細胞膜上に存在していた。

  ⑤ 浸透圧の低い培養液に移してから一定時間後に比較すると，タンパク質Xが存在する状態では，cAMPを加えたときの細胞の体積は，加えなかったときの細胞の体積よりも1％以上大きくなった。

  ⑥ 浸透圧の低い培養液に移してから一定時間後に比較すると，cAMPが存在する状態では，タンパク質Xを発現させたときの細胞の体積は，発現させなかったときの細胞の体積よりも10％以上大きくなった。

  ⑦ 浸透圧の低い培養液に移してから3分後に比較すると，タンパク質Xが存在する状態では，cAMPを加えたときの細胞膜上に存在するタンパク質Xの量は，加えなかったときのタンパク質Xの量よりも30％以上増加した。

5．実験1と実験2の結果から考えられる，集合管の上皮細胞における　8　の働きとして最も適切な記述を1つ答えなさい。なお，ヒトの腎臓の集合管を取り囲む組織の組織液の浸透圧は，集合管内の尿の浸透圧よりも高いものとする。　12

  ① cAMPの合成を促進することで，タンパク質Xの細胞膜への移動を促進し，組織液の浸透圧を上げる。

  ② cAMPの合成を促進することで，タンパク質Xの細胞膜への移動を促進し，組織液の浸透圧を下げる。

  ③ cAMPの合成を促進することで，タンパク質Xの細胞膜への移動を阻害し，組織液の浸透圧を上げる。

  ④ cAMPの合成を促進することで，タンパク質Xの細胞膜への移動を阻害し，組織液の浸透圧を下げる。

  ⑤ cAMPの分解を促進することで，タンパク質Xの細胞膜への移動を促進し，組織液の浸透圧を上げる。

  ⑥ cAMPの分解を促進することで，タンパク質Xの細胞膜への移動を促進し，組織液の浸透圧を下げる。

  ⑦ cAMPの分解を促進することで，タンパク質Xの細胞膜への移動を阻害し，組織液の浸透圧を上げる。

  ⑧ cAMPの分解を促進することで，タンパク質Xの細胞膜への移動を阻害し，組織液の浸透圧を下げる。

Ⅱ　動物の生殖・発生・遺伝に関する以下の問いに答えなさい。

問1　ウニの受精と発生についての以下の問いに答えなさい。

　1．受精についての記述として，適切なものを3つ答えなさい。　1

　　　① 精子が卵のゼリー層に接触すると，微小管の束が先体突起を形成する。

　　　② 精子が卵の細胞膜に結合すると，先体から酵素が放出され，細胞膜が溶かされる。

　　　③ 精子が卵の細胞膜に結合すると，精子によって卵に持ち込まれた中心体から精子星状体が形成される。

　　　④ 精子が卵の細胞膜に結合すると，表層粒の内容物が細胞内に放出される。

　　　⑤ 精子が卵の細胞膜に結合すると，細胞膜の膜電位が逆転し，その間は，他の精子は卵内に進入できない。

　　　⑥ 精子が卵の細胞膜に結合すると，表層反応が起き，卵黄膜は細胞膜から離れ受精膜となる。

　2．発生についての記述として，適切なものを2つ答えなさい。　2

　　　① 精子が卵に進入した部域が動物極となり，その後，卵割が進行する。

　　　② 卵割における細胞周期は，通常の体細胞分裂における細胞周期に比べて短い。

　　　③ 第4卵割によって，動物極側に8個の中割球が，植物極側に4個の小割球と4個の大割球が生じる。

　　　④ 胚を構成する細胞群は，胞胚期に外胚葉，内胚葉，中胚葉に分かれる。

　　　⑤ 赤道面よりやや植物極側に原口が生じ，原腸が形成される。

　　　⑥ 原腸胚の表面に繊毛が生じ，胚が回転してふ化する。

　　　⑦ 原腸胚において，原口によって囲まれた部分が卵黄栓となる。

問2　動物の発生におけるタンパク質の役割についての以下の記述が正しい場合は「⑬ 正しい」をマークしなさい。また誤っている場合は，正しい記述になるように下線部と入れ替える最も適切な語をそれぞれ1つずつ答えなさい。

　1．キイロショウジョウバエの卵の後端には<u>ビコイド</u>が局在し，尾部側の体節形成を促す遺伝子を発現させる。　3

　2．キイロショウジョウバエの<u>アンテナペディア</u>遺伝子（遺伝子複合体）は，後胸から尾部の構造を決定する。　4

　3．カエルの外胚葉において，ノギンは<u>ヒストン</u>と結合することで，その働きを阻害する。　5

　4．カエルの卵が受精すると，<u>βカテニン</u>が灰色三日月の部分に移動し，それが引き金となって，背側に特徴的な遺伝子が発現する。　6

　5．ヒトの胚において，<u>ダイニン</u>は，生殖腺を精巣に分化させる。　7

　　　　① カロテン　　　　　　② クリスタリン　　　　　　③ コーディン

　　　　④ チューブリン　　　　⑤ ディシェベルド　　　　　⑥ トロンビン

　　　　⑦ ナノス　　　　　　　⑧ バイソラックス（ウルトラバイソラックス）

　　　　⑨ ミオシン　　　　　　⑩ BMP　　　　　　　　　　⑪ MHC

　　　　⑫ SRY　　　　　　　　⑬ 正しい

問3　キイロショウジョウバエの胚発生において，以下の遺伝子群を，初めて発現する時期が早い順に並べた
　　　ときに，| 8 | 〜 | 11 | に最も適切なものをそれぞれ1つずつ答えなさい。

　　　| 8 | → | 9 | → | 10 | → | 11 |

　　　　① ギャップ遺伝子群　　　　② セグメントポラリティー遺伝子群
　　　　③ ペアルール遺伝子群　　　④ ホメオティック遺伝子群

問4　ヒトにおける遺伝子発現の調節についての記述として，適切なものを2つ答えなさい。| 12 |

　　　① 機能的に関連するタンパク質をコードする複数の遺伝子が隣り合って存在し，同時に転写される。
　　　② オペロンという転写単位に含まれる，1つのオペレーターによって転写が調節される。
　　　③ プロモーターとは別の位置に転写調節領域があり，そこに結合した調節タンパク質が転写を調節する。
　　　④ タンパク質をコードする遺伝子とは別の位置にオペレーターがあり，そこに結合した調節タンパク質
　　　　　が転写を調節する。
　　　⑤ 複数の基本転写因子が RNA ポリメラーゼとともにプロモーターに結合する。
　　　⑥ DNA の鋳型鎖に相補的なプライマーが合成され，それが開始点となって mRNA 前駆体が合成される。
　　　⑦ リーディング鎖と呼ばれる DNA の鋳型鎖から mRNA 前駆体が合成される。

問5　減数分裂と配偶子形成についての次の文を読み，以下の問いに答えなさい。

　　　　動物によって，a 染色体数や b ゲノムサイズはさまざまである。母細胞に含まれる相同染色体は，減数分
　　　裂によって別々の生殖細胞に分配される。このとき，c さまざまな組合せの染色体をもつ配偶子が形成され
　　　る。さらに，相同染色体間で乗換えが生じることで，より多様な配偶子が生み出される。

1．下線部 a について，キイロショウジョウバエの配偶子とヒトの配偶子に含まれる染色体数として最も適切
　　なものをそれぞれ1つずつ答えなさい。

（1）キイロショウジョウバエ　　| 13 |　本
（2）ヒト　　　　　　　　　　　| 14 |　本

　　　① 4　　　　　② 5　　　　　③ 6　　　　　④ 8　　　　　⑤ 10　　　　⑥ 12
　　　⑦ 22　　　　⑧ 23　　　　⑨ 24　　　　⑩ 44　　　　⑪ 46　　　　⑫ 48

2．下線部 b について，ある動物のゲノムサイズは1億2000万塩基対である。DNA の長さを10塩基対当た
　　り3.4 nm としたとき，G$_1$ 期の体細胞1個に含まれる DNA の長さは何 cm になるか計算し，答えの数値の
　　小数点以下第2位を四捨五入して最も適切な値を答えなさい。ただし，| 15 | は10の位の数字，| 16 |
　　は1の位の数字，| 17 | は小数点以下第1位の数字をそれぞれ表す。該当する位がない場合は「⑩ 0」を
　　答えなさい。なお，同じ選択肢を複数回答えてもよい。

　　　| 15 | | 16 | ・ | 17 | cm

　　　① 1　　②2　　③3　　④4　　⑤5　　⑥6　　⑦7　　⑧8　　⑨9　　⑩0

3．動物の卵形成過程の細胞において，以下の2種類の細胞のDNA量もしくは染色体数が等しい組合せとして，適切なものを3つ答えなさい。なお，複製されてできた染色体どうしが結合している間は1本の染色体とみなす。　18

    ① 卵に含まれるDNA量と，G_1期の卵原細胞に含まれるDNA量

    ② 卵に含まれるDNA量と，第二極体に含まれるDNA量

    ③ 第一極体に含まれるDNA量と，第二極体に含まれるDNA量

    ④ 一次卵母細胞に含まれる染色体数と，二次卵母細胞に含まれる染色体数

    ⑤ 二次卵母細胞に含まれる染色体数と，卵に含まれる染色体数

    ⑥ 卵に含まれる染色体数と，第一極体に含まれる染色体数

4．下線部cについて，配偶子に含まれる染色体数が5本の動物において，染色体の乗換えを考えないとき，以下の問いに答えなさい。

（1）ある1個の一次精母細胞から形成された精子4個を比べたとき，染色体の組合せは何通りになっているか。【選択肢】から最も適切なものを1つ答えなさい。　19　通り

（2）ある1個体の雄の精子がもつ可能性のある染色体の組合せは理論上何通りあるか。【選択肢】から最も適切なものを1つ答えなさい。　20　通り

    【選択肢】

    ① 1   ② 2   ③ 3   ④ 4   ⑤ 6   ⑥ 8   ⑦ 10   ⑧ 16   ⑨ 32   ⑩ 64

問6　キイロショウジョウバエの交配実験についての次の文を読み，以下の問いに答えなさい。

　キイロショウジョウバエの体色，翅の形，眼の色を決める3つの遺伝子座（順に，遺伝子座B，遺伝子座C，遺伝子座S）について，組換え頻度を調べる実験を行った。それぞれの遺伝子座には対立遺伝子があり，優性の野生型遺伝子（B, C, S）と，これらと対をなす劣性の変異型遺伝子（b, c, s）がある。野生型の表現型は，体色が茶色（正常体色）であり，翅が正常に伸び（正常翅），眼が赤色（正常眼）であるのに対し，劣性ホモ接合体の表現型はそれぞれ，bb が黒体色，cc が反り翅，ss が辰砂色（辰砂眼）である。

　これらの3つの遺伝子座について，それぞれの遺伝子がホモ接合体である2つの系統（系統Xと系統Y）を用いて交配実験を行った。系統Xの個体と系統Yの個体を交配すると，F_1 の表現型はすべて野生型となった。次に，F_1 の雌を三重劣性ホモ接合体（$bbccss$）の雄と交配すると，次世代における表現型の分離比は以下の表のようになった。なお，これらの遺伝子座は常染色体上にあり，染色体の二重乗換えは生じないものとする。

表

表現型	個体数
正常体色・正常翅・正常眼	226
正常体色・正常翅・辰砂眼	22
正常体色・反り翅・正常眼	226
正常体色・反り翅・辰砂眼	22
黒体色・正常翅・正常眼	23
黒体色・正常翅・辰砂眼	229
黒体色・反り翅・正常眼	23
黒体色・反り翅・辰砂眼	229
合計	1000

1．卵形成過程における遺伝子座Bと遺伝子座Sの間の組換え価（%）を計算し，答えの数値の小数点以下第1位を四捨五入して最も適切な値を答えなさい。ただし，　21　は10の位の数字，　22　は1の位の数字をそれぞれ表す。該当する位がない場合は，「⑩ 0」を答えなさい。なお，同じ選択肢を複数回答えてもよい。

　21　22　%

①1　　②2　　③3　　④4　　⑤5　　⑥6　　⑦7　　⑧8　　⑨9　　⑩0

2．遺伝子座B，遺伝子座C，遺伝子座Sの染色体上の相対的な位置関係を示した模式図として，最も適切なものを1つ答えなさい。なお，連続する下線は1本の染色体を表し，記号の間隔が広いほど遺伝子座間の距離が離れていることを表す。　23

①B　C　　S　　②B　　S　　C　　③S　B　　C
④B　　　C　S　　⑤B　　S　C　　⑥S　　B　C
⑦B　C　　S　　⑧B　S　　C　　⑨S　　C　B

3．この交配実験で用いた系統Ⅹと系統Ｙの遺伝子型として，可能性のある組合せとして適切なものをすべて答えなさい。　24

① *BBCCSS* と *bbccss*　　② *BBCCss* と *bbccSS*　　③ *bbCCSS* と *BBccss*　　④ *BBccSS* と *bbCCss*

4．F₁の雄を三重劣性ホモ接合体(*bbccss*)の雌と交配すると，次世代における表現型の分離比は，[正常体色・正常翅・正常眼]：[正常体色・反り翅・正常眼]：[黒体色・正常翅・辰砂眼]：[黒体色・反り翅・辰砂眼]が，1：1：1：1となった。精子形成過程における，遺伝子座Ｂ，遺伝子座Ｃ，遺伝子座Ｓについての記述として，最も適切なものを1つ答えなさい。　25

① 遺伝子座Ｂと遺伝子座Ｓは同一の染色体上にあり，組換えが起きた。
② 遺伝子座Ｂと遺伝子座Ｃは同一の染色体上にあり，組換えが起きた。
③ 遺伝子座Ｃと遺伝子座Ｓは同一の染色体上にあり，組換えが起きた。
④ 遺伝子座Ｂと遺伝子座Ｓは同一の染色体上にあるが，組換えは起きなかった。
⑤ 遺伝子座Ｂと遺伝子座Ｃは同一の染色体上にあるが，組換えは起きなかった。
⑥ 遺伝子座Ｃと遺伝子座Ｓは同一の染色体上にあるが，組換えは起きなかった。

5．F₁個体どうしを交配したときに，三重劣性ホモ接合体(*bbccss*)が生じる割合は理論上何％になるか計算し，答えの数値の小数点以下第2位を四捨五入して最も適切な値を答えなさい。ただし，　26　は10の位の数字，　27　は1の位の数字，　28　は小数点以下第1位の数字をそれぞれ表す。該当する位がない場合は，「⑩ 0」を答えなさい。なお，同じ選択肢を複数回答えてもよい。

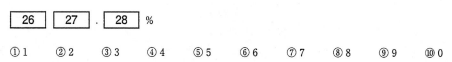

　26 　27 ． 28 ％

①1　　②2　　③3　　④4　　⑤5　　⑥6　　⑦7　　⑧8　　⑨9　　⑩0

Ⅲ　地球環境の変化と生物界の変遷に関する次の文を読み，以下の問いに答えなさい。

　　原始の海に最初に現れた独立栄養生物は，化学合成細菌や光合成細菌だったと考えられている。　1
の登場によって生じた酸素は，まず海中に溶けていた　2　と反応して海底に堆積した。その後，水中と
大気中の酸素が増加し，好気性の生物が繁栄した。やがて，細胞内に膜で区切られた ァ細胞小器官をもつ真
核生物が誕生し，その中から ィ多細胞生物が誕生した。カンブリア紀に藻類が繁栄したことにより，大気中
の酸素濃度はさらに上昇し， ゥオルドビス紀には成層圏にオゾン層が形成されていたと考えられている。

問1　文中の　1　に最も適切な生物を1つ答えなさい。

① アーキア　　　　　② 亜硝酸菌　　　　　③ アゾトバクター　　　　④ クックソニア
⑤ クロストリジウム　⑥ シアノバクテリア　⑦ 緑色硫黄細菌

問2　文中の　2　に最も適切な物質を1つ答えなさい。

① アンモニア　　　　② イリジウム　　　　③ カルシウム
④ 鉄　　　　　　　　⑤ メタン　　　　　　⑥ リン

問3　現在生息する化学合成細菌は，エネルギーを得るときに，種によってさまざまな物質を酸化する。酸化
　　される物質として，適切なものを4つ答えなさい。　3

① アンモニウムイオン　② 硫黄　　　　　　③ 硝酸イオン
④ 水素　　　　　　　　⑤ 水　　　　　　　⑥ 硫化水素

問4　下線部アのうち，細胞内共生によって生じたと考えられている細胞小器官として，適切なものをすべて
　　答えなさい。　4

① 滑面小胞体　　　　② ゴルジ体　　　　　③ 粗面小胞体
④ ミトコンドリア　　⑤ 葉緑体　　　　　　⑥ リソソーム

問5　下線部イについて，多細胞生物では，細胞が，隣接する細胞や細胞外基質と連結している。細胞接着に
　　関わるタンパク質として適切なものを2つ答えなさい。　5

① インテグリン　　　② オプシン　　　　　③ カタラーゼ
④ カドヘリン　　　　⑤ サイトカイニン　　⑥ ジベレリン

問6　植物の光合成において，二酸化炭素が固定される過程として最も適切なものを1つ答えなさい。　6

① カルビン・ベンソン回路において，ホスホグリセリン酸（PGA）からグリセルアルデヒドリン酸（GAP）が生成される過程

② カルビン・ベンソン回路において，リブロースビスリン酸（RuBP）からホスホグリセリン酸（PGA）が生成される過程

③ 光化学系Ⅰにおいて，クロロフィルが還元される過程

④ 光化学系Ⅰにおいて，クロロフィルが酸化される過程

⑤ 光化学系Ⅱにおいて，クロロフィルが還元される過程

⑥ 光化学系Ⅱにおいて，クロロフィルが酸化される過程

問7　真核生物の光合成と呼吸の過程において，共通して起こることとして適切なものを3つ答えなさい。　7

① ATP が合成される。

② 生体膜を境界として H^+ の濃度勾配が形成される。

③ 電子伝達系によって電子が受け渡される。

④ FAD が還元され，$FADH_2$ が酸化される。

⑤ $NADP^+$ が還元され，NADPH が酸化される。

問8　下線部ウについて，オゾン層の形成によって，オルドビス紀までに促進されたこととして，最も適切なものを1つ答えなさい。　8

① 植物の陸上への進出　　② 裸子植物の繁栄　　③ 被子植物の繁栄

④ 脊椎動物の陸上への進出　　⑤ 爬虫類の繁栄　　⑥ 昆虫類の繁栄

英　語

問題

（60分）

4年度

後期　3月5日 試験

I　次の英文を読み，下記の設問に答えなさい。

Mosquito-borne diseases kill about 700,000 people every year. Lives can be spared[*1] by using insect repellents[*2], including a chrysanthemum flower extract[*3] called pyrethrum[*4] that humans have used for thousands of years. A new study in *Nature Communications* finally shows how pyrethrum works, with two components acting synergistically[*5] to (6)deter the pesky[*6] bloodsuckers[*7].

Mosquitoes tend to develop resistance to a specific repellent over time, notes the study's senior author Ke Dong, a Duke University neurotoxicologist[*8]. So "new, alternative (ア)ones need to be continuously developed to eventually replace current (ア)ones," she says. Understanding repellent mechanisms could help. "We're very excited (　1　) we are finally beginning to understand how a popular natural insect repellent, used worldwide, (　2　) mosquitoes from biting people."

To observe pyrethrum's effects, Dong and her colleagues attached tiny electrodes[*9] to hairs on mosquitoes' antennae. This (　3　) them measure the insects' responses to repellents at the level of individual odorant receptors[*10] in nerve cells. Many disease-carrying mosquito species have more than 100 such receptors, but the researchers found pyrethrum activates one in particular called Or31 — and they confirmed that mosquitoes would not flinch[*11] from the substance if they were genetically modified to lack that receptor.

Unlike many other odorant receptors, Dong says, Or31 just happens to appear in all known disease-carrying mosquito species. Plus, many other natural repellents — unlike pyrethrum — work by activating multiple odorant receptors, and researchers still know very little about how those other receptors work. (　4　) these factors, the scientists suggest, Or31 could serve as a clear, universal target for developing better repellents.

The team also used chemical analysis to (7)determine how two of pyrethrum's molecular components — EBF and pyrethrin[*12] — elicit[*13] the repellent response. Mosquito experiments showed the chemicals work best when combined: EBF activates Or31, and pyrethrins enhance repellency by (8)strengthening nerve signaling.

Dong and her colleagues next plan to investigate the neural circuits behind the repellency induced by pyrethrum and similar natural substances. They will also continue testing other potential repellent molecules, including the main component in citronella oil[*14], which they found also activates Or31.

Johns Hopkins University neuroscientist Christopher Potter, who specializes in insect olfaction[*15] and was not involved in the research, says the findings could eventually help create "super mosquito repellents." In particular, Potter says, untangling[*16] exactly which neurons determine mosquitoes' responses to certain odors could reveal (9)novel ways to manipulate their behavior. "Perhaps one day," he observes, "we could identify how to (10)<u>turn this dial up</u> even further or how to trick mosquitoes (　5　) being repelled by other odors — such as (イ)<u>those</u> that normally attract them to humans."

注：*¹ spare「救う」

　　*² insect repellent「防虫剤，虫よけ」蚊などの害虫を寄せつけないようにするための装置・薬品。

　　*³ chrysanthemum flower extract「菊の花の抽出物」

　　*⁴ pyrethrum「除虫菊」　　　　　　　　　　　*⁵ synergistically「相乗的に」

　　*⁶ pesky「煩わしい」　　　　　　　　　　　　*⁷ bloodsucker「血を吸う生物」

　　*⁸ neurotoxicologist「神経毒物学者」　　　　　*⁹ electrode「電極」

　　*¹⁰ odorant receptor「嗅覚受容体」　　　　　　*¹¹ flinch「たじろぐ」

　　*¹² pyrethrin「ピレトリン」除虫菊から抽出された物質。　*¹³ elicit「引き出す」

　　*¹⁴ citronella oil「シトロネラ油」　　　　　　*¹⁵ olfaction「嗅覚」

　　*¹⁶ untangle「解決する」

問1　本文中の（1）〜（5）の空欄に入る最も適切なものを，それぞれ①〜④の中から一つずつ選びなさい。

（1）① because　　　② but　　　　　③ therefore　　　④ however

（2）① kills　　　　② remains　　　③ keeps　　　　④ flies

（3）① got　　　　② forced　　　③ allowed　　　④ let

（4）① Apart from　② Considering　③ Without　　　④ Like

（5）① of　　　　　② with　　　　③ into　　　　　④ on

問2　本文中の下線部（6）〜（10）の語（句）に意味（内容）が最も近いものを，それぞれ①〜④の中から一つずつ選びなさい。

（6）<u>deter</u>

　　① press　　　　② invite　　　③ like　　　　④ stop

（7）<u>determine</u>

　　① find out　　　② make up　　③ set out　　　④ end up

（8）<u>strengthening</u>

　　① controlling　　② breaking　　③ lighting　　④ reinforcing

(9) novel

① wonderful　　　② new　　　③ fictional　　　④ specific

(10) turn this dial up

① provide a dial to attach more tiny electrodes to hairs on mosquitoes' antennae

② make opportunities for him to join the experiment

③ increase mosquitoes' sensitivity to certain odors

④ clarify the noise of the mosquitoes used in their experiments

問3　本文中の下線部 (ア) ones と (イ) those が指すものを，それぞれ①～④の中から一つずつ選びなさい。

(11)　(ア) ones

① diseases　　　② components　　　③ bloodsuckers　　　④ repellents

(12)　(イ) those

① odors　　　② mosquitoes　　　③ humans　　　④ neurons

問4　以下の (13) と (14) の各英文の問いの答えとして最も適切なものを，それぞれ①～④の中から一つずつ選びなさい。

(13) Which of the following is NOT true about Or31?

① It can be used for developing better repellents.

② It is the 31st odorant receptor in more than 100 receptors that disease-carrying mosquito species have.

③ It is activated by both EBF and citronella oil.

④ It is one type of odorant receptor which is necessary for mosquitoes to respond to pyrethrum.

(14) Which of the following statements is true based on the passage?

① EBF and pyrethrin work best independently of each other.

② Disease-carrying mosquito species have multiple odorant receptors in common and the scientists know very well about how they work with each other.

③ The discovery described has significant implications in understanding the mechanisms and development of mosquito repellents.

④ Dong and her colleagues investigated the visual signals behind the repellency.

Ⅱ　次の (15) ～ (24) の各英文の空欄に入る最も適切なものを，それぞれ① ～ ④ の中から
　　一つずつ選びなさい。

(15) (　　　　) of their hard work, the project was a great success.

　　① Owing　　　　② Thanks　　　　③ Because　　　　④ Account

(16) Those (　　　　) tomorrow's test should come here at 7 AM.

　　① monitors　　　② monitored　　　③ monitor　　　④ monitoring

(17) He said the test was very difficult. He (　　　　) harder for it.

　　① study　　　　　　　　　　② should have studied
　　③ have studied　　　　　　　④ have been studying

(18) We stayed there (　　　　) one week.

　　① on　　　　　　② for　　　　　　③ to　　　　　　④ with

(19) One of the greatest and most (　　　　) resources in the ocean is the seawater itself.

　　① overlooked　　② overlooking　　③ to overlook　　④ overlook

(20) Which type of battery (　　　　) longest?

　　① is lasted　　　② lasting　　　③ lasts　　　④ has lasting

(21) I don't remember him (　　　　).

　　① all　　　　　② very　　　　　③ very good　　　④ very well

(22) How long (　　　　) English?

　　① do you learn　　　　　　② have you been learning
　　③ have you been learned　　④ are you learned

(23) He can walk (　　　　) than I can.

　　① three times faster　　　② three time faster
　　③ third times faster　　　④ third time fastest

(24) I'll call you when I (　　　　) back.

　　① will come　　② came　　　③ come　　　④ coming

Ⅲ 互いに関連した次の英文（〔A〕友人同士の会話，〔B〕ある都市のイベントカレンダー）を
読んで，下記の設問に答えなさい。

〔**A**〕

Sammy: I'd like to visit the city of Ludmain. When is the best season to go there?

Beth: You can enjoy the city at any season because there is almost always something special going on there. The city is full of festivals all year round. (25) depends on what you are interested in.

Sammy: Well, I like Ed Martin. He is from Ludmain and I know he takes part in one of the city events every year. When will that be?

Beth: Unfortunately, he just finished his event last month. You'll have to wait until (26). That is the only annual event he comes to the city for.

Sammy: Oh, that's a pity. How about Sue Putney? I heard she is going to participate in one of the events this year. I want to see her in real life. I've seen her only on the Internet video or on TV.

Beth: That will be next month. She will read some passages from her latest publication and share some ideas about her next work.

Sammy: OK. I think I'm going to join her event then. Is there any event you recommend?

Beth: I definitely recommend the (27). It showcases local food and drink producers from the area. Stalls include various local produce. You can enjoy hot food and cafe as well.

Sammy: Sounds like fun! I'm very interested in it.

Beth: So, you should come here (28) for it.

Sammy: All right. Oh, I forgot Music Festival. It's a big event, isn't it?

Beth: Sure is. You can't miss it. You should go and join even if you miss everything else.

Sammy: Yes, indeed. I will certainly go there (29), too. Thanks for the information.

Beth: No problem. Enjoy your visit!

Sammy: I sure will. Thanks a lot.

[B]

Annual Event Calendar of Ludmain

Month	Event	What Will Happen
January	Horserace	A great day out for all race fans.
February	Horserace	A great day out for all race fans.
March	Fabulous Auction	We shall display the exhibition at Smudge Square and you will be able to view it via video links and images online. You can purchase works online or email us if you see something in the window that you like.
April	Spring Lunchtime Opera Recital	Held in the historic chapel of St. Augustus church. Entry free. Donations welcomed.
May	Juggling Time	Jugglers from local areas show their miraculous performances.
June	Literary Festival	Award-winning writers read excerpts from their works and give opportunities to talk with audience.
July	Firework Nights	Hundreds of fireworks will be out into the beautiful night sky of Ludmain.
August	Music Festival	You can enjoy a world-famous music event with a lot of artists from around the world.
September	Jazz Night	Join us on our Jazz Night – enjoy drinks, light bites or dinner accompanied by the smooth sounds of jazz and Latin from JazzyMe, a world-famous quartet.
October	*Little Red Riding Hood* at Ralph Gardens	Free performance for garden visitors (gardens entry prices apply). Performances at 11:00 am and 2:30 pm on the 3rd and 4th in the gardens.
November	Farmers Market	Every Thursday. Stalls include fresh meat, vegetables, bread, cheese, fruit, cider, apple juice, gin, preserves, baked pies and lots more besides! Hot food and cafe on site.
December	Holy Christmas Eve Concert	A silent night with a local chorus group singing lots of Christmas carols.

問1　〔A〕の(25)～(29)の各空欄に入るものを，①～⑤の中から一つずつ選びなさい。
　　　選択肢は一度しか使えません。また，文頭の文字も小文字になっています。

(25)～(29)

　　　① when to visit　　　② on Thursday　　　③ this summer

　　　④ next year　　　　⑤ Farmers Market

問2　以下の (30) ～ (32) の各英文の問いの答えとして最も適切なものを，それぞれ①～④の
　　　中から一つずつ選びなさい。

(30) When is the conversation taking place?

　　　① In May　　　　　② In June　　　　　③ In July　　　　　④ In August

(31) In which month will you be able to enjoy small meals along with jazz music?

　　　① April　　　　　② August　　　　　③ September　　　　　④ November

(32) According to the passages [A] and [B], which of the following statements is true?

　　　① You can see a performance of *Little Red Riding Hood* without paying for the
　　　　admission to the gardens.
　　　② Jugglers come from around the world to show their performances at Juggling Time.
　　　③ Donations are necessary for Spring Lunchtime Opera Recital.
　　　④ You don't have to go to Ludmain to purchase an item from Fabulous Auction.

Ⅳ 次の英文が論理的な内容になるように空欄にそれぞれ①～⑧の語を一つずつ入れ，
(33)～(40)の空欄に入るものの番号を選びなさい。選択肢は一度しか使えません。
また，文頭の文字も小文字になっています。

As the country*¹ cautiously reopens, we are seeing more and more unmasked faces. In some cases, the face we see when the mask comes off is not what we (33). In fact, the phenomenon of seeing someone's unmasked face for the first time (after having (34) their face with a mask on) presents a new opportunity for face perception researchers.

Recently, watching the local news, I saw a reporter appear on-air for the first time without her face mask. Upon seeing her full face, I felt something seemed off. Her nose and her lips were a little stranger than I expected, and the entire shape of the face didn't look quite right. It was as if the reporter's actual face did not match my assumptions of what her face would look like. But what was the nature of the face I had conjured*²? What were my assumptions about the face beneath the mask?

When we encounter a masked face, our brain automatically (35) a model of the full face. Decades of research in face perception suggest we process faces holistically; that is, we automatically integrate all the parts of a face, rather than (36) individual features on their own. In that case, when we see a face with the lower half (37), our face perception system may automatically fill in the missing part of the face based on what it already knows. (38) the appearance of the upper part of the face, the brain may determine the "most likely" scenario of what the (39) features look like. With repeated exposures to the masked face, this mental model may become sharper and sharper, eventually (40) a fully detailed face. The problem is that this imagined face may not match reality at all.

注：*¹ the country ここではアメリカを指す。　　*² conjure「作り出す」

(33)～(40)

　　① remaining　　② perceiving　　③ constructs　　④ providing
　　⑤ given　　⑥ covered　　⑦ learned　　⑧ expected

数 学

問題

（60分）

後期 3月5日 試験

問題 I. 次の各文の □ にあてはまる答えを求めよ。

(1) 実数 α, β は

$$\alpha + \beta = 1, \quad \frac{1}{\alpha} + \frac{1}{\beta} = -1, \quad \alpha < \beta$$

を満たすとする。このとき，$\alpha\beta$ の値は ア ，$\alpha^2 + \beta^2$ の値は イ である。
また，α の値は ウ である。

(2) 7個の文字 A, B, C, D, E, F, G の全てを重複なく使って作ることのできる文字列を
考える。

  (i) A と B が両端にある文字列は全部で エ 個ある。

  (ii) B が A と C の両方と隣り合う文字列は全部で オ 個ある。

  (iii) 作ることのできる全ての文字列を英和辞典の単語の順序に従って並べる。

    このとき，2022 番目にくる文字列は カ である。

(3) AB = AC = 5 である二等辺三角形 ABC が半径 $2\sqrt{2}$ の円に内接している。辺 BC 上に
AD ⊥ BC となる点 D をとり，直線 AD と円の2つの交点のうち A でない点を E とす
る。∠BAE = θ とするとき，$\sin\theta$ の値は キ である。また，線分 BD の長さは ク
であり，三角形 ABC の面積は ケ である。

(4) $a_1 = 1$，$a_{n+1} = 2a_n + 3^n$ $(n = 1, 2, 3, \cdots)$ によって定められる数列 $\{a_n\}$ を考える。
$b_n = \frac{a_n}{3^n}$ とおくとき，b_{n+1} を b_n で表すと $b_{n+1} = $ コ であり，数列 $\{b_n\}$ の一般項は
$b_n = $ サ である。また，数列 $\{a_n\}$ の一般項は $a_n = $ シ である。

問題 II. a は正の定数とし，曲線 $C : y = x^3 - 3x^2 + ax$ を考える。原点における C の接線を l とし，C と l の共有点のうち，原点でない点を A とする。また，原点を通る C の接線で，l と異なるものを m とし，C と m の共有点のうち，原点でない点を B とする。

(1) 直線 l の方程式および点 A の座標を a を用いて表せ。

(2) 直線 m の方程式および点 B の座標を a を用いて表せ。

(3) 曲線 C と直線 m で囲まれた図形の面積を求めよ。

(4) 曲線 C と線分 AB で囲まれた図形の面積を求めよ。

物 理

問題
（60分）

4年度

後期　3月5日　試験

I 次の問い（問1〜問5）の空所 ☐ に入る適語を解答群から選択せよ。（解答番号 [1] 〜 [13]）

問1　図1のように，一端を天井に固定した軽いひもを，動滑車 A と天井に固定された定滑車 B に通し，ひもの他端にばね定数 k〔N/m〕の軽いばね K の一端を取り付け，K の他端に質量 m〔kg〕のおもり W を静かにつり下げたところ，A，B，K，W は静止した。このとき，重力加速度の大きさを g〔m/s²〕とすると，K が伸びた長さは [1] $\times \dfrac{mg}{k}$〔m〕であり，A の質量は [2] $\times m$〔kg〕である。ただし，A および B と接していない部分のひもは鉛直になっているものとする。

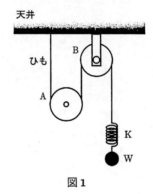

図1

解答群

① $\dfrac{1}{3}$　② $\dfrac{1}{2}$　③ $\dfrac{2}{3}$　④ 1　⑤ $\dfrac{4}{3}$　⑥ $\dfrac{3}{2}$　⑦ $\dfrac{5}{3}$　⑧ 2　⑨ $\dfrac{7}{3}$　⑩ $\dfrac{5}{2}$

⑪ $\dfrac{8}{3}$　⑫ 3

問2　図2のように，なめらかな水平面上に固定された壁に，ばね定数 k〔N/m〕の軽いばねKの一端を固定し，Kの他端に質量 m〔kg〕の薄い板Aを取り付け，水平面上で静止させた。つぎに，水平面上で質量 M〔kg〕の小物体BをAに接するように置き，Bに力を加えKを長さ L〔m〕だけ縮めてからBを静かに放したところ，AとBは一体となって動き出した。その後，BはAから離れ，BがAと離れた後Aは単振動した。BがAから離れる直前のAとBの速さは　3　〔m/s〕であり，Bが離れた後のAの単振動の振幅は　4　$\times L$〔m〕である。

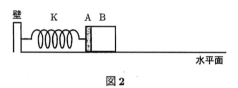

図2

3　の解答群

① $L\sqrt{\dfrac{k}{m}}$　　② $L\sqrt{\dfrac{k}{M}}$　　③ $L\sqrt{\dfrac{k}{m+M}}$　　④ $\dfrac{kL}{\sqrt{m}}$　　⑤ $\dfrac{kL}{\sqrt{M}}$

⑥ $\dfrac{kL}{\sqrt{m+M}}$　　⑦ $L\sqrt{\dfrac{m}{k}}$　　⑧ $L\sqrt{\dfrac{M}{k}}$　　⑨ $L\sqrt{\dfrac{m+M}{k}}$　　⑩ $\dfrac{mL}{\sqrt{k}}$

⑪ $\dfrac{ML}{\sqrt{k}}$　　⑫ $\dfrac{(m+M)L}{\sqrt{k}}$

4　の解答群

① 1　　② $\dfrac{m}{M}$　　③ $\dfrac{M}{m}$　　④ $\dfrac{m}{m+M}$　　⑤ $\dfrac{M}{m+M}$　　⑥ $\dfrac{m+M}{m}$

⑦ $\dfrac{m+M}{M}$　　⑧ $\sqrt{\dfrac{m}{M}}$　　⑨ $\sqrt{\dfrac{M}{m}}$　　⑩ $\sqrt{\dfrac{m}{m+M}}$　　⑪ $\sqrt{\dfrac{M}{m+M}}$

⑫ $\sqrt{\dfrac{m+M}{m}}$　　⑬ $\sqrt{\dfrac{m+M}{M}}$

問3　図3のように，真空中で，一辺の長さが a〔m〕の正方形 ABCD の頂点 A, B, C に，電気量 Q〔C〕の正の点電荷，電気量 $-2Q$〔C〕の負の点電荷，電気量 Q〔C〕の正の点電荷をそれぞれ固定した。このとき，頂点 D での電場の強さは $\boxed{5} \times \boxed{6}$〔N/C〕であり，点 D での電位は $\boxed{7} \times \boxed{8}$〔V〕である。つぎに，正方形 ABCD の重心 O に正の電気量 Q〔C〕の点電荷を置き，これに外力を加えて点 D までゆっくり移動させた。このとき，外力が行った仕事は $\boxed{9} \times \boxed{10}$〔J〕である。ただし，真空中のクーロンの法則の比例定数を k_0〔N·m²/C²〕とし，電位の基準は無限遠とする。

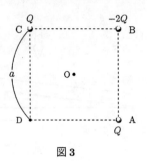

図3

$\boxed{5}$ と $\boxed{7}$ と $\boxed{9}$ の解答群

① $\dfrac{\sqrt{2}-1}{4}$　② $\dfrac{2-\sqrt{2}}{4}$　③ $\dfrac{\sqrt{2}-1}{2}$　④ $\dfrac{1}{4}$　⑤ $\dfrac{2-\sqrt{2}}{2}$　⑥ $\dfrac{\sqrt{2}}{4}$　⑦ $(\sqrt{2}-1)$

⑧ $\dfrac{1}{2}$　⑨ $(2-\sqrt{2})$　⑩ $\dfrac{\sqrt{2}}{2}$　⑪ $(2\sqrt{2}-2)$　⑫ 1　⑬ $\sqrt{2}$　⑭ $(2\sqrt{2}-1)$　⑮ $2\sqrt{2}$

$\boxed{6}$ と $\boxed{8}$ と $\boxed{10}$ の解答群

① $k_0 a Q$　② $k_0 a^2 Q$　③ $k_0 a Q^2$　④ $k_0 a^2 Q^2$　⑤ $\dfrac{k_0 Q}{a}$　⑥ $\dfrac{k_0 Q}{a^2}$　⑦ $\dfrac{k_0 Q^2}{a}$

⑧ $\dfrac{k_0 Q^2}{a^2}$　⑨ $\dfrac{k_0 a}{Q}$　⑩ $\dfrac{k_0 a^2}{Q}$　⑪ $\dfrac{k_0 a}{Q^2}$　⑫ $\dfrac{k_0 a^2}{Q^2}$

問4　図4のように，真空中で水平に置かれた等しい大きさの平面ガラス板AとBの一辺を接触させ，AとBの間に厚さの等しい薄い板を N 枚重ねてはさんだ。つぎに，Bの鉛直上方から波長 λ [m] の単色光を一様に当て，鉛直上方から観察すると，平行で等間隔の明暗のしま模様が見え，となり合う明線の間隔は Δx [m] であった。このとき，明線の位置におけるAの上面とBの下面との距離 d [m] と λ との間には，m を正の整数として，$\boxed{11}$ の関係式が成り立つ。さらに，はさむ板の枚数を N から $N+1$ にすると，明線の間隔は $\boxed{12}$ $\times \Delta x$ [m] となる。ただし，Aの上面で反射する光とBの下面で反射する光との干渉のみを考えるものとする。

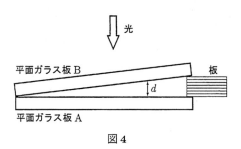

図4

$\boxed{11}$ の解答群

① $d = \dfrac{\lambda}{4}(m-1)$ 　② $d = \dfrac{\lambda}{2}(m-1)$ 　③ $d = \lambda(m-1)$ 　④ $d = 2\lambda(m-1)$

⑤ $d = \dfrac{\lambda}{4}\left(m-\dfrac{1}{2}\right)$ 　⑥ $d = \dfrac{\lambda}{2}\left(m-\dfrac{1}{2}\right)$ 　⑦ $d = \lambda\left(m-\dfrac{1}{2}\right)$ 　⑧ $d = 2\lambda\left(m-\dfrac{1}{2}\right)$

$\boxed{12}$ の解答群

① $\sqrt{N}$ 　② $\sqrt{N+1}$ 　③ $\dfrac{1}{\sqrt{N}}$ 　④ $\dfrac{1}{\sqrt{N+1}}$ 　⑤ $\sqrt{\dfrac{N+1}{N}}$ 　⑥ $\sqrt{\dfrac{N}{N+1}}$

⑦ N 　⑧ $N+1$ 　⑨ $\dfrac{1}{N}$ 　⑩ $\dfrac{1}{N+1}$ 　⑪ $\dfrac{N+1}{N}$ 　⑫ $\dfrac{N}{N+1}$

問5　温度 T_0 [℃] で長さ L_0 [m] の一様な棒Aの温度を T_1 [℃]（$T_1 > T_0$）にしたところ，Aの長さが L_1 [m] になった。このとき，Aの材質の線膨張率は $\boxed{13}$ 〔1/K〕である。ただし，温度 t [℃] のときの棒の長さ ℓ [m] は，棒の材質の線膨張率 α 〔1/K〕，温度0℃のときの棒の長さ ℓ_0 [m] を用いて，$\ell = \ell_0(1+\alpha t)$ と表される。また，線膨張率は温度によらず一定であるものとする。

解答群

① $\dfrac{L_1+L_0}{T_1+T_0}$ 　② $\dfrac{L_1-L_0}{T_1+T_0}$ 　③ $\dfrac{L_1+L_0}{T_1-T_0}$ 　④ $\dfrac{L_1-L_0}{T_1-T_0}$ 　⑤ $\dfrac{L_1+L_0}{L_1 T_1+L_0 T_0}$

⑥ $\dfrac{L_1+L_0}{L_1 T_1-L_0 T_0}$ 　⑦ $\dfrac{L_1-L_0}{L_1 T_1+L_0 T_0}$ 　⑧ $\dfrac{L_1-L_0}{L_1 T_1-L_0 T_0}$ 　⑨ $\dfrac{L_1+L_0}{L_1 T_0+L_0 T_1}$

⑩ $\dfrac{L_1+L_0}{L_1 T_0-L_0 T_1}$ 　⑪ $\dfrac{L_1-L_0}{L_1 T_0+L_0 T_1}$ 　⑫ $\dfrac{L_1-L_0}{L_1 T_0-L_0 T_1}$ 　⑬ $\dfrac{L_1+L_0}{L_0 T_1-L_1 T_0}$

⑭ $\dfrac{L_1-L_0}{L_0 T_1-L_1 T_0}$

II　次の問い（問1～問8）の空所 ☐ に入る適語を解答群から選択せよ。（解答番号 **1** ～ **9** ）

　　図5のように，天井の点Oに長さ $3L$〔m〕の軽い糸の一端を固定し，他端に質量 m〔kg〕の小球Aを取り付けた。点Oの鉛直下方にある点pには，細い釘が固定されている。糸がたるまないように，Aを糸と鉛直とのなす角が60°となる点qまで引きあげてから静かに放したところ，Aは点Oを中心とする円運動を始めた。Aが最下点rを通過する瞬間に糸は釘にふれ，その後糸はたるまずに，Aは点pを中心とする円運動を続けた。ただし，pr間の距離を r〔m〕とし，Aが点rを通過したあとに到達する最高点を点sとする。また，重力加速度の大きさを g〔m/s²〕とし，Aは同じ鉛直面内を運動するものとする。

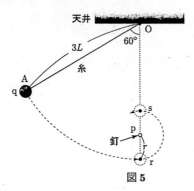

図 5

問1　Aが点qにあるとき，Aの重力による位置エネルギーは ☐ **1** ☐ $\times mgL$〔J〕である。ただし，点rを重力による位置エネルギーの基準とする。

　　解答群

　① $\dfrac{1}{3}$　　② $\dfrac{1}{2}$　　③ $\dfrac{\sqrt{3}}{3}$　　④ $\dfrac{2}{3}$　　⑤ $\dfrac{\sqrt{3}}{2}$　　⑥ 1　　⑦ $\dfrac{2\sqrt{3}}{3}$　　⑧ $\dfrac{3}{2}$

　　⑨ $\sqrt{3}$　　⑩ $2\sqrt{3}$

問2　Aを点qで放した直後の糸の張力の大きさは ☐ **2** ☐ $\times mg$〔N〕である。

　　解答群

　① $\dfrac{1}{3}$　　② $\dfrac{1}{2}$　　③ $\dfrac{\sqrt{3}}{3}$　　④ $\dfrac{2}{3}$　　⑤ $\dfrac{\sqrt{3}}{2}$　　⑥ 1　　⑦ $\dfrac{2\sqrt{3}}{3}$　　⑧ $\dfrac{3}{2}$

　　⑨ $\sqrt{3}$　　⑩ $2\sqrt{3}$

問3　Aが点rを通過する直前のAの速さは ☐ **3** ☐ 〔m/s〕である。

　　解答群

　① $\dfrac{\sqrt{gL}}{3}$　　② $\dfrac{\sqrt{gL}}{2}$　　③ $\dfrac{\sqrt{3gL}}{3}$　　④ $\dfrac{2\sqrt{gL}}{3}$　　⑤ $\dfrac{\sqrt{3gL}}{2}$　　⑥ $\sqrt{gL}$　　⑦ $\dfrac{2\sqrt{3gL}}{3}$

　　⑧ $\dfrac{3\sqrt{gL}}{2}$　　⑨ $\sqrt{3gL}$　　⑩ $2\sqrt{3gL}$

問4　Aが点sを通過する直前のAの速さは　$\boxed{\;4\;}$　〔m/s〕である。

解答群

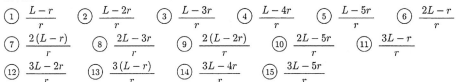

① $\sqrt{gL}$　② $\sqrt{g(L-r)}$　③ $\sqrt{g(L-2r)}$　④ $\sqrt{g(L-3r)}$　⑤ $\sqrt{g(L-4r)}$

⑥ $\sqrt{2gL}$　⑦ $\sqrt{g(2L-r)}$　⑧ $\sqrt{2g(L-r)}$　⑨ $\sqrt{g(2L-3r)}$　⑩ $\sqrt{2g(L-2r)}$

⑪ $\sqrt{3gL}$　⑫ $\sqrt{g(3L-r)}$　⑬ $\sqrt{g(3L-2r)}$　⑭ $\sqrt{3g(L-r)}$　⑮ $\sqrt{g(3L-4r)}$

問5　Aが点sを通過する直前の糸の張力の大きさは　$\boxed{\;5\;}$　$\times mg$〔N〕である。

解答群

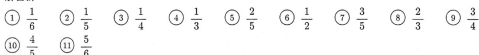

① $\dfrac{L-r}{r}$　② $\dfrac{L-2r}{r}$　③ $\dfrac{L-3r}{r}$　④ $\dfrac{L-4r}{r}$　⑤ $\dfrac{L-5r}{r}$　⑥ $\dfrac{2L-r}{r}$

⑦ $\dfrac{2(L-r)}{r}$　⑧ $\dfrac{2L-3r}{r}$　⑨ $\dfrac{2(L-2r)}{r}$　⑩ $\dfrac{2L-5r}{r}$　⑪ $\dfrac{3L-r}{r}$

⑫ $\dfrac{3L-2r}{r}$　⑬ $\dfrac{3(L-r)}{r}$　⑭ $\dfrac{3L-4r}{r}$　⑮ $\dfrac{3L-5r}{r}$

問6　Aが点sを通過したことから，rは最も大きくても　$\boxed{\;6\;}$　$\times L$〔m〕以下である。

解答群

① $\dfrac{1}{6}$　② $\dfrac{1}{5}$　③ $\dfrac{1}{4}$　④ $\dfrac{1}{3}$　⑤ $\dfrac{2}{5}$　⑥ $\dfrac{1}{2}$　⑦ $\dfrac{3}{5}$　⑧ $\dfrac{2}{3}$　⑨ $\dfrac{3}{4}$

⑩ $\dfrac{4}{5}$　⑪ $\dfrac{5}{6}$

　つぎに，図6のように，釘の位置を点Oから鉛直下方に距離$2L$〔m〕だけ離れた点 p′ に移動して固定した。再び糸がたるまないように，Aを糸と鉛直とのなす角が60°となる点qまで引きあげてから静かに放したところ，Aは点Oを中心とする円運動を始め，Aが最下点rを通過する瞬間に糸は釘にふれた。その後糸はたるまずに，Aは点p′を中心とする円運動を始め，糸と水平とのなす角がθ〔rad〕となる点 s′ を通過した直後に糸がたるんだ。ただし，Aは同じ鉛直面内を運動するものとする。

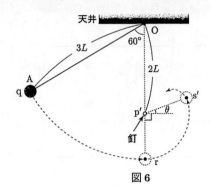

図6

問7　Aが点rを通過する直前の糸の張力の大きさは　□7□　$\times mg$〔N〕であり，Aが点rを通過した直後の糸の張力の大きさは　□8□　$\times mg$〔N〕である。

　解答群

① 1　　② $\dfrac{3}{2}$　　③ $\dfrac{5}{3}$　　④ $\sqrt{3}$　　⑤ 2　　⑥ 3　　⑦ $2\sqrt{3}$　　⑧ 4　　⑨ 5　　⑩ $3\sqrt{3}$

問8　$\sin\theta$ の値は　□9□　である。

　解答群

① $\dfrac{1}{6}$　　② $\dfrac{1}{5}$　　③ $\dfrac{1}{4}$　　④ $\dfrac{1}{3}$　　⑤ $\dfrac{2}{5}$　　⑥ $\dfrac{1}{2}$　　⑦ $\dfrac{3}{5}$　　⑧ $\dfrac{2}{3}$　　⑨ $\dfrac{3}{4}$

⑩ $\dfrac{4}{5}$　　⑪ $\dfrac{5}{6}$

III 次の問い（問1～問4）の空所 ◻ に入る適語を解答群から選択せよ。（解答番号 ◻1 ～ ◻8 ）

図7のように，抵抗値がそれぞれ R〔Ω〕，$2R$〔Ω〕，$2R$〔Ω〕の電気抵抗 R_1，R_2，R_3，電気容量がそれぞれ C〔F〕，$4C$〔F〕のコンデンサー C_1，C_2，電気容量がわからないコンデンサー C_3，内部抵抗の無視できる起電力 V〔V〕の直流電源 E，スイッチ S_1，S_2，および接点 a，b をもつスイッチ S_{ab} からなる回路がある。はじめ，S_1 は開いており，S_2 は閉じていて，S_{ab} はどの接点にも接していない。また，はじめ C_1，C_2，C_3 に電荷はたくわえられていないものとする。

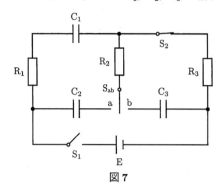

図7

問1 S_1 を閉じた。S_1 を閉じた直後に R_1 を流れる電流の大きさは ◻1 $\times \dfrac{V}{R}$〔A〕であり，R_3 の両端に加わる電圧は ◻2 $\times V$〔V〕である。

解答群

① $\dfrac{1}{5}$　② $\dfrac{4}{15}$　③ $\dfrac{1}{3}$　④ $\dfrac{2}{5}$　⑤ $\dfrac{1}{2}$　⑥ $\dfrac{8}{15}$　⑦ $\dfrac{3}{5}$　⑧ $\dfrac{2}{3}$　⑨ $\dfrac{4}{5}$

⑩ 1　⑪ $\dfrac{6}{5}$　⑫ $\dfrac{4}{3}$

問2 S_1 を閉じてからじゅうぶん時間が経過した後，C_1 にたくわえられている電荷の電気量は ◻3 $\times CV$〔C〕であり，C_1 にたくわえられている静電エネルギーは ◻4 $\times CV^2$〔J〕である。

解答群

① $\dfrac{1}{5}$　② $\dfrac{4}{15}$　③ $\dfrac{1}{3}$　④ $\dfrac{2}{5}$　⑤ $\dfrac{1}{2}$　⑥ $\dfrac{8}{15}$　⑦ $\dfrac{3}{5}$　⑧ $\dfrac{2}{3}$　⑨ $\dfrac{4}{5}$

⑩ 1　⑪ $\dfrac{6}{5}$　⑫ $\dfrac{4}{3}$

問3 問2の最後の状態で S_1 を開いてから S_{ab} を接点 a に接続した。S_{ab} を接点 a に接続してからじゅうぶん時間が経過した後，C_2 にたくわえられている電荷の電気量は ◻5 $\times CV$〔C〕である。また，S_{ab} を接点 a に接続してから電荷の移動が終わるまでに R_2 で発生するジュール熱は ◻6 $\times CV^2$〔J〕である。

解答群

① $\dfrac{1}{15}$　② $\dfrac{2}{15}$　③ $\dfrac{1}{5}$　④ $\dfrac{4}{15}$　⑤ $\dfrac{1}{3}$　⑥ $\dfrac{2}{5}$　⑦ $\dfrac{1}{2}$　⑧ $\dfrac{8}{15}$

⑨ $\dfrac{3}{5}$　⑩ $\dfrac{2}{3}$　⑪ $\dfrac{4}{5}$　⑫ 1　⑬ $\dfrac{6}{5}$

問 4　問 3 で電荷の移動が終わった後，S_2 を開き，S_{ab} を接点 b に切り替えた後に S_1 を閉じた。S_1 を閉じてからじゅうぶん時間が経過した後，C_3 にたくわえられている電荷の電気量が $\boxed{5}\times CV$〔C〕の $\dfrac{5}{8}$ 倍であったとすると，C_3 の電気容量は $\boxed{7}\times C$〔F〕であり，C_3 にたくわえられている静電エネルギーは $\boxed{8}\times CV^2$〔J〕である。

$\boxed{7}$ の解答群

①　$\dfrac{1}{7}$　　②　$\dfrac{1}{5}$　　③　$\dfrac{2}{7}$　　④　$\dfrac{1}{3}$　　⑤　$\dfrac{2}{5}$　　⑥　$\dfrac{3}{7}$　　⑦　$\dfrac{1}{2}$　　⑧　$\dfrac{3}{5}$

⑨　$\dfrac{2}{3}$　　⑩　$\dfrac{5}{7}$　　⑪　$\dfrac{4}{5}$　　⑫　1　　⑬　$\dfrac{6}{5}$　　⑭　$\dfrac{4}{3}$　　⑮　$\dfrac{5}{3}$

$\boxed{8}$ の解答群

①　$\dfrac{1}{40}$　　②　$\dfrac{1}{20}$　　③　$\dfrac{3}{40}$　　④　$\dfrac{1}{10}$　　⑤　$\dfrac{1}{8}$　　⑥　$\dfrac{3}{20}$　　⑦　$\dfrac{7}{40}$　　⑧　$\dfrac{1}{5}$　　⑨　$\dfrac{9}{40}$

⑩　$\dfrac{1}{4}$　　⑪　$\dfrac{3}{10}$　　⑫　$\dfrac{3}{8}$　　⑬　$\dfrac{2}{5}$　　⑭　$\dfrac{1}{2}$　　⑮　$\dfrac{3}{5}$　　⑯　$\dfrac{3}{4}$　　⑰　$\dfrac{7}{8}$　　⑱　1

化　学

問題
（60分）

4年度

| 後期　3月5日　試験 |

注意：必要があれば次の値を用いよ。

原子量　H：1.0　C：12.0　N：14.0　O：16.0　Cl：35.5

ファラデー定数：9.65×10^4 C/mol

問題文中の気体はすべて理想気体としてふるまうものとする。

Ⅰ　次の問1〜問10に答えよ。

問1　次のうちから，下線部の原子の酸化数が +5 である物質をすべて選べ。　| 1 |

① K$\underline{N}$O$_3$　　② H$_2$$\underline{S}O_3$　　③ H$\underline{N}$O$_2$　　④ Na$\underline{Cl}$O$_3$　　⑤ K$\underline{Mn}$O$_4$　　⑥ H$_2$$\underline{S}O_4$

問2　次のうちから，貴ガス（He, Ne, Ar, Kr, Xe）の記述として，誤っているものをすべて選べ。　| 2 |

① いずれの原子も最外殻電子の数は8個である。

② 単体はいずれも常温・常圧で無色・無臭の気体である。

③ 単体の沸点は原子量の増加とともに高くなる。

④ 単体はいずれも単原子分子として存在する。

⑤ 空気中に一番多く（体積パーセント）含まれる貴ガスは Ne である。

⑥ いずれの原子も価電子の数を0とみなす。

問3　次のうちから，イオン半径が最も大きいものを選べ。　| 3 |

① Al^{3+}　　② Mg^{2+}　　③ Na$^+$　　④ F$^-$　　⑤ O^{2-}

問4　次のうちから，0℃，1.013×10^5 Pa における密度〔g/L〕の値が，空気よりも大きい気体をすべて選べ。ただし，空気の組成は体積比で窒素：酸素＝4：1とする。　| 4 |

① アンモニア　　　　　　② メタン　　　　　　　③ 塩化水素

④ 塩素　　　　　　　　　⑤ 二酸化炭素　　　　　⑥ 一酸化炭素

問5　次のうちから，誤っているものをすべて選べ。　| 5 |

① 酸化カルシウムは吸湿性があり，乾燥剤として利用される。

② 炭酸カルシウムを加熱すると，分解して二酸化炭素を発生し，酸化カルシウムが生じる。

③ 酸化カルシウムは，消石灰とよばれる。

④ 炭酸カルシウムは，炭酸ナトリウムの工業的製法であるアンモニアソーダ法の原料である。

⑤ 石灰水は，水酸化カルシウムの飽和水溶液である。

⑥ 酸化カルシウムは，酸性酸化物である。

問6　次のうちから，炎色反応を示さない元素をすべて選べ。　6

① カリウム　　　　　② カルシウム　　　　　③ ナトリウム

④ ベリリウム　　　　⑤ マグネシウム　　　　⑥ リチウム

問7　金属Aのイオンを含む水溶液に金属Bの金属板を入れると，金属Bの表面に金属Aが析出した。また，金属Cのイオンを含む水溶液に金属Aの金属板を入れると，金属Aの表面に金属Cが析出した。次のうちから，金属A，B，Cの順に並んでいる組み合わせをすべて選べ。　7

① Al, Ni, Cu　　　　② Ni, Al, Cu　　　　③ Pb, Cu, Ag

④ Cu, Ag, Pb　　　　⑤ Cu, Zn, Ag　　　　⑥ Ag, Zn, Cu

問8　次のうちから，臭素水に通じると臭素水の赤褐色が脱色される気体をすべて選べ。　8

① エチン（アセチレン）　　② エタン　　　　　③ エテン（エチレン）

④ プロパン　　　　　　　　⑤ プロペン（プロピレン）　　⑥ メタン

問9　次のうちから，分子内にベンゼン環をもたないものをすべて選べ。　9

① 安息香酸　　　　　② サリチル酸　　　　　③ アセトアニリド

④ フタル酸　　　　　⑤ フマル酸　　　　　　⑥ マレイン酸

問10　温度一定の条件下で，1.0×10^5 Pa のアンモニア 6.0 L と，2.0×10^5 Pa の空気 4.0 L を内容積 10.0 L の容器に封入した。次のうちから，この容器内の全圧〔Pa〕を選べ。　10

① 9.0×10^4　　　　② 1.0×10^5　　　　③ 1.1×10^5

④ 1.2×10^5　　　　⑤ 1.3×10^5　　　　⑥ 1.4×10^5

Ⅱ　次の**問1**～**問3**に答えよ。

問1　ある実験で発生させたアンモニアの気体を，$1.00\,mol/L$ 硫酸 $10.0\,mL$ に完全に吸収させた。反応後の溶液をメスフラスコで正確に $100\,mL$ にうすめ，その水溶液 $10.0\,mL$ を $1.00 \times 10^{-1}\,mol/L$ 水酸化ナトリウム水溶液で滴定したところ，$9.00\,mL$ を要した。希硫酸に吸収させたアンモニアの物質量〔mol〕はいくらか。次のうちから選べ。ただし，アンモニアの吸収によって，水溶液の体積は変化しないものとする。　　1

① 1.10×10^{-4}　　　② 9.00×10^{-4}　　　③ 1.10×10^{-3}

④ 9.00×10^{-3}　　　⑤ 1.10×10^{-2}　　　⑥ 9.00×10^{-2}

問2　濃度未知の水酸化ナトリウム水溶液 $50.0\,mL$ に，$1.00 \times 10^{-1}\,mol/L$ 塩酸 $100\,mL$ を加えた混合溶液の pH は 2.00 であった。濃度未知の水酸化ナトリウム水溶液のモル濃度〔mol/L〕はいくらか。次のうちから，最も近い値を選べ。ただし，混合する前後で水溶液の体積は変化しないものとする。　　2

① 0.10　　② 0.15　　③ 0.17　　④ 0.37　　⑤ 0.45　　⑥ 0.85

問3　次の(ア)～(エ)の水溶液を pH の値が小さい順に左から並べたものを，下記の＜選択肢＞から選べ。　　3

(ア) $1 \times 10^{-1}\,mol/L$ 塩化アンモニウム水溶液

(イ) $1 \times 10^{-1}\,mol/L$ 酢酸ナトリウム水溶液

(ウ) $1 \times 10^{-1}\,mol/L$ 酢酸アンモニウム水溶液

(エ) $1 \times 10^{-1}\,mol/L$ 水酸化ナトリウム水溶液

　　＜選択肢＞

　　① (ア)＜(イ)＜(ウ)＜(エ)　　　② (ア)＜(ウ)＜(イ)＜(エ)

　　③ (ア)＜(ウ)＜(エ)＜(イ)　　　④ (ウ)＜(ア)＜(イ)＜(エ)

　　⑤ (ウ)＜(イ)＜(ア)＜(エ)　　　⑥ (イ)＜(ウ)＜(ア)＜(エ)

Ⅲ 次のハロゲンに関する文章を読み，問1〜問5に答えよ。

元素の周期表の17族元素をハロゲン元素という。ハロゲン元素の原子の価電子の数は
$\boxed{1}$ 個であり，一価の $\boxed{2}$ イオンになりやすい。ハロゲン元素の単体は，すべて
$\boxed{3}$ からなり，沸点は，分子量が $\boxed{4}$ ほど高くなる。また，その単体は他の物質
から $\boxed{5}$ を奪う力（酸化力）をもち，その酸化力は原子番号が $\boxed{6}$ ほど強い。

問1 文中の $\boxed{1}$ 〜 $\boxed{6}$ に入る語句として適切なものはどれか。次のうちからそれぞれ
選べ。 $\boxed{1}$ 〜 $\boxed{6}$

①1 ②2 ③7 ④8
⑤陽 ⑥陰 ⑦単原子分子 ⑧二原子分子
⑨大きい ⑩小さい ⑪陽子 ⑫電子

問2 次のハロゲン化水素のうち，その水溶液が弱酸性を示すものを選べ。 $\boxed{7}$

① HF ② HCl ③ HBr ④ HI

問3 次のうちから，常温・常圧で液体であるものを選べ。 $\boxed{8}$

① F_2 ② Cl_2 ③ Br_2 ④ I_2

問4 常温・常圧で，白金電極を用いて1.0 mol/Lの塩化ナトリウム水溶液500 mLを10.0 Aの
電流で32分10秒間電気分解した。陽極で発生した塩素の物質量〔mol〕はいくらか。次のうち
から，最も近い値を選べ。ただし，陽極で生じた塩素は電解液とは反応せずに発生したもの
とする。 $\boxed{9}$

① $1.0×10^{-3}$ ② $2.0×10^{-3}$ ③ $1.0×10^{-2}$ ④ $2.0×10^{-2}$
⑤ $1.0×10^{-1}$ ⑥ $2.0×10^{-1}$

問5 内容積3.0 Lの容器に，ヨウ素と水素を2.0 molずつ入れて密閉し，ある温度に保つと，
H_2（気）＋I_2（気）$\rightleftharpoons$ $2HI$（気）の式で表される可逆反応が平衡状態に達した。生成したヨウ化
水素の物質量〔mol〕はいくらか。次のうちから選べ。ただし，この温度における平衡定数
は64とする。 $\boxed{10}$

①0.8 ②1.0 ③1.3 ④1.6
⑤2.0 ⑥3.0 ⑦3.2 ⑧4.0

Ⅳ　次のエステルに関する文章を読み，問1〜問4に答えよ。

　　カルボン酸とアルコールを混合し，触媒として　1　を加えて加熱すると，カルボン酸とアルコールが　2　し，エステルが生じる。この反応をエステル化という。

　　エステルは多量の水を加えて放置すると，徐々に加水分解してカルボン酸とアルコールが生じる。この反応は水溶液中に少量の酸があると，水素イオンが触媒として働き，速く進行する。また，エステルに　3　を加えて加熱しても，エステル結合が加水分解して，カルボン酸の塩とアルコールが生じる。　3　を加えた加水分解は　4　反応であり，希硫酸を加えた加水分解は　5　反応である。

問1　文中の　1　〜　5　に入る語句として適切なものを，次のうちからそれぞれ選べ。

　　　　　　　　　　　　　　　　　　　　　　　　　　　　　　1　〜　5

　　① 濃硫酸　　　　　　　② 希硫酸　　　　　　　③ 水酸化ナトリウム水溶液
　　④ 塩化ナトリウム水溶液　⑤ アセトン　　　　　⑥ 置換
　　⑦ 縮合　　　　　　　　⑧ 付加　　　　　　　　⑨ 可逆
　　⑩ 不可逆

問2　下線部の反応は，一般に何とよばれているか。次のうちから選べ。　6

　　① アセチル化　　　　　② メチル化　　　　　　③ けん化
　　④ 臭素化　　　　　　　⑤ ジアゾ化　　　　　　⑥ 塩素化

問3　下線部の反応において，酢酸エチルに　3　を加えて加熱したときに生じるアルコールは何か。次のうちから選べ。　7

　　① エタノール　　　　　② ドデカノール　　　　③ プロパノール
　　④ ペンタノール　　　　⑤ ブタノール　　　　　⑥ メタノール

問4　炭素，水素，酸素だけからなるエステル $(C_xH_yO_z)$ 76 mg を完全燃焼させたところ，二酸化炭素 176 mg と水 36 mg を得た。

（1）このエステルの分子量は152であった。このエステルの分子式 $C_xH_yO_z$ の x，y，z に当てはまる数字を，次のうちから選べ。ただし，同じ数字を繰り返し選んでもよい。

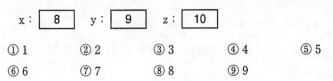

x：　8　　　y：　9　　　z：　10

① 1　　　　② 2　　　　③ 3　　　　④ 4　　　　⑤ 5

⑥ 6　　　　⑦ 7　　　　⑧ 8　　　　⑨ 9

（2）このエステルを加水分解するとカルボン酸とアルコールが生成した。このカルボン酸は，塩化鉄（Ⅲ）水溶液による呈色反応で検出できた。このカルボン酸の名称を次のうちから選べ。　11

① 酢酸　　　　　　　② オレイン酸　　　　　　③ 安息香酸

④ フタル酸　　　　　⑤ サリチル酸

Ⅴ　次の文章を読み，問1～問4に答えよ。

　天然ゴムは，| 1 |が（ A ）した構造をもち，天然ゴムを| 2 |すると，| 1 |を生じる。一般的な天然ゴムでは，| 1 |単位ごとに| 3 |形の二重結合が1個存在するため，弱い弾性をもつ。

　天然ゴムに| 4 |を数％加えて加熱すると，鎖状の高分子間に| 5 |構造が生じる。また，天然ゴムに| 4 |を30～50％加えて長時間加熱すると，| 6 |とよばれる黒色の硬いプラスチック状の物質が得られる。

　合成ゴムには，1,3-ブタジエンを（ A ）したブタジエンゴム（BR）や，（ A ）の際にスチレンと1,3-ブタジエンとを共重合したスチレン－ブタジエンゴム（SBR）などがある。

問1　文中の| 1 |～| 6 |に入る語句として適切なものを，それぞれ選べ。

| 1 |～| 6 |

　① シス　　　② トランス　　③ 乾留　　　④ 乳化　　　⑤ 鉛
　⑥ 炭素　　　⑦ 硫黄　　　　⑧ 架橋　　　⑨ らせん　　⑩ エボナイト
　⑪ ノボラック　⑫ イソプレン　⑬ フェノール

問2　下線部の操作を次のうちから選べ。| 7 |

　① 塩析　　　② 加硫　　　③ 再生　　　④ 透析　　　⑤ 置換

問3　文中の（ A ）に当てはまる反応を，次のうちから選べ。| 8 |

　① 付加重合　　　② 縮合重合　　　③ 付加縮合　　　④ 開環重合

問4　1,3-ブタジエン1.0 molに付加するH_2の物質量〔mol〕は，理論上いくらか。次のうちから選べ。| 9 |

　① 0.5　　② 1.0　　③ 1.5　　④ 2.0　　⑤ 2.5　　⑥ 3.0　　⑦ 3.5　　⑧ 4.0

生　物

問題
（60分）

4年度

後期　3月5日 試験

【注意】1つの設問に対して複数解答する場合には，その設問に該当するマークシートの解答欄に
すべての解答をマークしなさい。

Ⅰ　リゾチームに関する以下の問いに答えなさい。

問1　ヒトのリゾチームについての次の文を読み，以下の問いに答えなさい。

細胞外で働くリゾチームなどのタンパク質は，　1　に付着した（ あ ）で合成されながら　1　に
取込まれ，その後　2　に輸送されて修飾を受け，　3　によって細胞外へ放出される。リゾチーム
の機能としては，　4　に関与して　5　などの　6　に含まれる　7　を切断することが
知られている。

1．文中の　1　〜　7　に最も適切な語を，指定された選択肢からそれぞれ1つずつ答えなさい。

【　1　と　2　の選択肢】

① 核　　　　　　　　　　② ゴルジ体　　　　　　　　③ 細胞質基質
④ 小胞体　　　　　　　　⑤ ミトコンドリア　　　　　⑥ リソソーム

【　3　の選択肢】

① イオンチャネル　　　　　　② 運搬体タンパク質（担体・輸送体）
③ エキソサイトーシス　　　　④ エンドサイトーシス　　　⑤ ポンプ

【　4　の選択肢】

① 細胞性免疫　　② 自然免疫　　　③ 食物の消化　　④ 浸透圧の調節　　⑤ 体液性免疫

【　5　の選択肢】

① HIV　　　　　　　　　② サルモネラ菌　　　　　　③ ダニ
④ トウモロコシ　　　　　⑤ ブタ　　　　　　　　　　⑥ ユスリカ

【　6　の選択肢】

① DNA　　② RNA　　③ 外殻　　④ 核　　⑤ 筋肉　　⑥ 細胞壁
⑦ 細胞膜　　⑧ 種子

【　7　の選択肢】

① 塩基　　② 脂質　　③ 多糖　　④ 尿素　　⑤ リボース　　⑥ リン酸

2．文中の（ あ ）についての記述として適切なものをすべて答えなさい。　8

① DNAを含む。　　② RNAを含む。　　③ 脂質を含む。　　④ 多糖を含む。
⑤ タンパク質を含む。　⑥ 一重膜からなる。　⑦ 二重膜からなる。

3．文中の　4　において働く，リゾチーム以外のタンパク質として適切なものを3つ答えなさい。

9

① TLR（Toll様受容体）　② アミラーゼ　　③ インターロイキン　　④ オプシン
⑤ クリスタリン　　⑥ スクラーゼ　　⑦ ディフェンシン　　⑧ マルトース

問2　ニワトリのリゾチームについての次の文を読み，以下の問いに答えなさい。

　　リゾチーム遺伝子は，複数の種類の細胞で発現しており，そのうち卵管の細胞では ア ステロイドホルモン により発現が誘導されることが知られている。転写直後の イ リゾチーム mRNA 前駆体は 10 を経て，11 において完成した mRNA となる。リゾチームのポリペプチドは合成途中で N 末端（アミノ末端）側の18個のアミノ酸が切断により除去されてから合成が完了し，完成したタンパク質となる。図1は切断後のリゾチームの構造を示した模式図である。

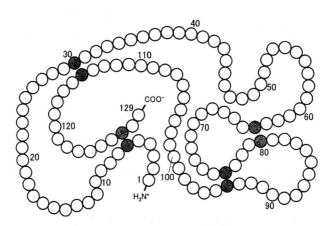

図1　切断後のリゾチームの構造：
それぞれの丸は各アミノ酸を表し，灰色の丸はジスルフィド結合を形成するアミノ酸を示す。数字は，N 末端から数えたアミノ酸の位置を示す。

1．文中の 10 と 11 に，最も適切な語をそれぞれ1つずつ答えなさい。

① 逆転写　　　　② 修復　　　　　③ スプライシング　　④ 複製

⑤ 翻訳　　　　　⑥ 核　　　　　　⑦ ゴルジ体　　　　　⑧ 細胞質基質

⑨ 小胞体　　　　⑩ ミトコンドリア　⑪ リソソーム

2．タンパク質の一次構造についての記述として適切なものを2つ答えなさい。　12

① イオン結合によって安定化する。

② ジスルフィド結合によって安定化する。

③ 水素結合によって安定化する。

④ 遺伝情報によって決まる。

⑤ シャペロンによって修復される。

⑥ どの遺伝子についても，1つの遺伝子からつくられるものはすべて，同一である。

⑦ αヘリックスやβシートが見られることがある。

⑧ アミノ酸配列の情報をもつエキソンにおいて1つの塩基が置換しても，変化しないことがある。

3．図1中の灰色の丸で示されているアミノ酸として最も適切なものを1つ答えなさい。　13

① アルギニン　　② グルタミン　　　③ システイン　　　④ チロシン

⑤ トリプトファン　⑥ バリン　　　　⑦ フェニルアラニン　⑧ メチオニン

4．文中の**下線部ア**のときに起こることとして適切な記述を2つ答えなさい。　| 14 |

　　① ホルモンが運搬体タンパク質により細胞内に運ばれる。

　　② ホルモンが細胞内にある受容体に結合する。

　　③ ホルモンと受容体の複合体が染色体を凝縮させる。

　　④ ホルモンと受容体の複合体がDNAに結合する。

　　⑤ ホルモンと受容体の複合体がヌクレオチドを連結する。

　　⑥ ホルモンと受容体の複合体がエキソンを連結する。

5．文中の**下線部イ**がDNAから転写される直前に起こることとして適切な記述を2つ答えなさい。　| 15 |

　　① RNAポリメラーゼがプロモーターに結合する。

　　② 5′側の末端に5′キャップ構造が付加される。

　　③ 3′側の末端にポリA尾部（ポリA鎖）が付加される。

　　④ 基本転写因子がプロモーターに結合する。

　　⑤ プライマーが転写開始点につくられる。

6．完成したリゾチームmRNAのうち，開始コドンの始めの塩基から終止コドンの終わりの塩基までの塩基数を計算し，最も適切な値を答えなさい。ただし，リゾチームのポリペプチドは文中の記述以外の加工はされないものとする。なお，| 16 |は100の位の数字，| 17 |は10の位の数字，| 18 |は1の位の数字をそれぞれ表す。該当する位がない場合は，「⑩ 0」を答えなさい。同じ選択肢を複数回答えてもよい。

　　| 16 |　| 17 |　| 18 |

　　① 1　　　　　② 2　　　　　③ 3　　　　　④ 4　　　　　⑤ 5

　　⑥ 6　　　　　⑦ 7　　　　　⑧ 8　　　　　⑨ 9　　　　　⑩ 0

7．リゾチームタンパク質は，鶏卵に多く存在し，鶏卵1個の卵白に約100mg含まれている。鶏卵1個の卵白に含まれるリゾチーム分子の数を計算により推定し，最も近い数値を1つ答えなさい。ただし，アミノ酸1個の平均分子量を110とし，1mol（モル）に含まれる分子数は$6.02×10^{23}$個とする。なお，ペプチド結合の形成による分子量の変化は考えなくてよい。　| 19 |　個

　　① $7.0×10^{17}$　　② $4.2×10^{18}$　　③ $4.7×10^{20}$　　④ $5.5×10^{20}$　　⑤ $7.0×10^{20}$

　　⑥ $4.2×10^{21}$　　⑦ $6.0×10^{22}$　　⑧ $4.7×10^{23}$　　⑨ $5.5×10^{23}$　　⑩ $6.0×10^{25}$

8．リゾチーム遺伝子の発現と，リゾチームRNAの加工の過程について調べた実験について，以下の問いに答えなさい。なお，リゾチーム遺伝子はゲノムに1種類のみ存在し，その転写される領域は，図2で示すように4個のエキソンと3個のイントロンを含む。なお，完成したすべてのmRNAはエキソン1からエキソン4の4つのエキソンを含む。

実験１　マクロファージと繊維芽細胞からそれぞれ mRNA を抽出し，｟ウ｠相補的な配列をもつ DNA（cDNA）の合成を行った。この２種類の細胞由来の cDNA をそれぞれ鋳型として PCR を行った。この PCR では，図２で示すエキソン１のＡとＢの領域の塩基配列に対応する｟エ｠２つのプライマーを用いた。電気泳動後，染色により DNA 断片を検出した。その結果，｟オ｠マクロファージから得られた試料では予想された塩基対数の DNA のバンドが検出されたが，繊維芽細胞から得られた試料ではこの DNA のバンドは検出されなかった。また，すべての細胞で発現しているグリセルアルデヒド３リン酸脱水素酵素の遺伝子に対するプライマーを用いて PCR を行い同様に調べたところ，どちらの細胞から得られた試料からも DNA のバンドが検出された。

実験２　前記の　 6 　の　 7 　を含む培養液中で培養したマクロファージからは，RNA（完成したリゾチーム mRNA，および完成した mRNA となる前の段階のさまざまな mRNA 前駆体）を抽出することができる。この RNA を抽出して電気泳動を行った後，RNA をナイロン膜に写し取った。また，図２で示すエキソン４の DNA の一部を放射性物質の ^{32}P で標識したものを合成し，変性させて１本鎖にした。この合成 DNA とナイロン膜上の RNA とを反応させた後に洗浄し，ナイロン膜上に残った ^{32}P の放射線を検出したところ図３ａの結果が得られた。イントロン１およびイントロン２についても，それぞれ同様の方法で ^{32}P で標識した DNA をナイロン膜上の RNA と反応させ，それぞれ図３ｂ，図３ｃの結果を得た。なお，この実験ではナイロン膜上の RNA と合成 DNA の塩基配列が相補的であった場合に，その RNA に標識 DNA が結合し，放射線により RNA のバンドが検出された。また，３つのイントロンの除去は，同時ではなく１つずつ決まった順番で起こる。なお，用いた RNA はポリ A 尾部をもつが，その長さ（塩基数）の違いは考慮しなくてよい。

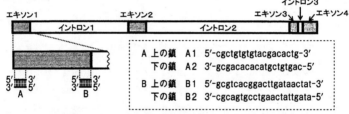

図２　リゾチーム遺伝子の構造と，その一部の塩基配列：
灰色の領域は４つのエキソン，白色の領域は３つのイントロンを示す。ＡとＢはそれぞれ，エキソン１の始めと終わりの領域を示す。破線の枠内に，Ａの領域の DNA の各鎖の塩基配列 A1 と A2，およびＢの領域の DNA の各鎖の塩基配列 B1 と B2 を示す。

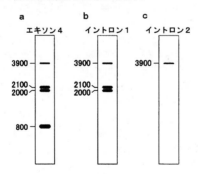

図３　^{32}P を用いた RNA の検出：
エキソン４の合成 DNA（ａ），イントロン１の合成 DNA（ｂ），イントロン２の合成 DNA（ｃ）を用いて検出された RNA。各バンドの左側の数値は，それぞれのバンドに含まれる RNA の塩基数を示す。

（1）文中の**下線部ウ**の際に用いた酵素として最も適切なものを1つ答えなさい。　20

　① DNAヘリカーゼ　　　② DNAリガーゼ　　　③ RNAポリメラーゼ

　④ アミノ基転移酵素　　⑤ 逆転写酵素

（2）図2の破線の枠内に示すA1，A2，B1，B2を参照し，**下線部エ**のプライマーの塩基配列を表す組合
　　せとして最も適切なものを1つ答えなさい。　21

　① A1，A2　　　　　② A1，B1　　　　　③ A1，B2

　④ A2，B1　　　　　⑤ A2，B2　　　　　⑥ B1，B2

（3）文中の**下線部オ**の結果をもたらす原因と考えられる，マクロファージと繊維芽細胞の違いを記述した
　　ものとして，最も適切なものを1つ答えなさい。　22

　① 異なる塩基配列のイントロンをもつ。

　② 異なる塩基配列のエキソンをもつ。

　③ 異なる組合せの染色体をもつ。

　④ 異なる種類のDNAポリメラーゼをもつ。

　⑤ 異なる種類の調節タンパク質(転写調節因子)をもつ。

（4）**実験2**の結果をもとに，mRNA前駆体中でイントロン2に相当するRNAの塩基数を計算し，最も
　　適切な値を答えなさい。なお，　23　は1000の位の数字，　24　は100の位の数字をそれぞれ表す。
　　該当する位がない場合は，「⑩ 0」を答えなさい。同じ選択肢を複数回答えてもよい。

　　23　24　0　0

　① 1　　　　　　② 2　　　　　　③ 3　　　　　　④ 4　　　　　　⑤ 5
　⑥ 6　　　　　　⑦ 7　　　　　　⑧ 8　　　　　　⑨ 9　　　　　　⑩ 0

（5）**実験2**の結果をもとに，イントロン1〜3を，除去される順に並べたものとして最も適切なものを1つ
　　答えなさい。　25

　① イントロン1，イントロン2，イントロン3

　② イントロン1，イントロン3，イントロン2

　③ イントロン2，イントロン1，イントロン3

　④ イントロン2，イントロン3，イントロン1

　⑤ イントロン3，イントロン1，イントロン2

　⑥ イントロン3，イントロン2，イントロン1

Ⅱ　体液を循環させる器官系（循環系）に関する以下の問いに答えなさい。

問1　ヒトの循環系について，以下の問いに答えなさい。

1．以下の血管についての主要な性質や機能として，適切な記述をそれぞれ4つずつ答えなさい。同じ選択
　　肢を複数回答えてもよい。

（1）動脈血の流れる動脈　　26

（2）静脈血の流れる静脈　　27

　　① 横紋筋がある。
　　② 内皮がある。
　　③ 平滑筋がある。
　　④ 弁をもつ。
　　⑤ 細胞・組織で回収された二酸化炭素を運搬する。
　　⑥ 酸素を細胞・組織に運搬する。
　　⑦ 体内で最も血圧が高い血管が含まれる。

2．自律神経による心臓機能や血管機能の調節と血圧についての次の文を読み，以下の問いに答えなさい。

　　　　昼間の活動時間帯や緊張状態においては　28　の働きが優位で，　28　の終末から放出された神経
　　伝達物質の　29　が心臓の　30　にある受容体に作用すると，心臓の拍動が速くなる。また，　29
　　は皮膚にある血管の受容体に作用することで血管を　31　させる。血圧は心臓の拍動の速さと血管の収
　　縮の程度で制御されており，　29　の作用によって血圧は　32　状態に維持される。一方，夜間の休
　　息の時間帯では　33　の働きが優位で，　33　の終末から放出された神経伝達物質の　34　が主に
　　心臓に作用する。

（1）文中の　28　〜　34　に，最も適切な語をそれぞれ1つずつ答えなさい。

　　① 運動神経　　　　　　　　② 交感神経　　　　　　　　③ 副交感神経
　　④ ペースメーカー　　　　　⑤ 弁　　　　　　　　　　　⑥ アセチルコリン
　　⑦ GABA（γ-アミノ酪酸）　 ⑧ 鉱質コルチコイド　　　　⑨ ノルアドレナリン
　　⑩ バソプレシン　　　　　　⑪ 高い　　　　　　　　　　⑫ 低い
　　⑬ 収縮　　　　　　　　　　⑭ 弛緩

（2）文中の　33　の働きが優位であるときに循環系以外で起こることとして適切なものをすべて答えな
　　さい。　35

　　① 気管支の拡張　　　　　　② 腸の蠕動促進　　　　　　③ 瞳孔の縮小
　　④ 排尿の促進　　　　　　　⑤ 立毛筋の収縮

問2　ラットを用いて血圧に対するアドレナリン，上記 [29]，上記 [34] の3種類の物質の影響を調べた実験についての次の文を読み，以下の問いに答えなさい。なお，3種類の物質はそれぞれ十分量投与したものとする。

次の図は，アドレナリン，[29]，[34] のいずれかをラットの足の付け根の静脈内に注射したときのラットの血圧変化の記録である。なお，血圧は頸動脈で測定していて，図中の白抜きの矢印はそれぞれの物質を注射した時点を示し，図の上側は血圧が高い状態，下側は低い状態である。アドレナリンは [29] とは異なり，血管の収縮と弛緩の両方を起こす。一方，[34] は，血管に対して [29] とは反対の作用を及ぼす。

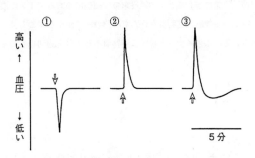

図　3種類の物質のいずれかを投与したときの血圧変化：
白抜きの矢印はそれぞれの物質を注射した時点を示す。

1．アドレナリン，[29]，[34] をそれぞれ注射したときの血圧変化の記録として，最も適切なものを図中の①〜③からそれぞれ1つずつ答えなさい。

（1）アドレナリンの注射　[36]

（2）[29] の注射　[37]

（3）[34] の注射　[38]

2．アドレナリンと [29] に対する血管の反応性の違いは，それらが作用する受容体の違いが原因である。[29] は血管の [31] に関わるX受容体のみに作用するが，アドレナリンはX受容体に加えて，血管に対して [31] とは反対の作用を及ぼすY受容体にも作用するからである。X受容体を働かなくする薬物をラットの静脈内に注射した後，アドレナリンを静脈内に注射したとき，血圧はどのように変化すると考えられるか。最も適切な記述を1つ答えなさい。なお，この実験の間はX受容体を働かなくする薬物の効果は持続していたものとする。　[39]

①上昇した後，元に戻る。

②低下した後，元に戻る。

③上昇した後，元の値よりも低下してから元に戻る。

④低下した後，元の値よりも上昇してから元に戻る。

⑤変化しない。

Ⅲ 骨格筋の収縮に関する以下の問いに答えなさい。

問1 ヒトの神経と骨格筋について，以下の問いに答えなさい。

1．体性神経系に属するものとして適切なものを2つ答えなさい。 40

① 延髄　　　　　② 間脳　　　　　③ 脊髄　　　　　④ 大脳

⑤ 運動神経　　　⑥ 感覚神経　　　⑦ 交感神経　　　⑧ 副交感神経

2．運動神経の神経終末と骨格筋の接続部分の構造の名称として，最も適切なものを1つ答えなさい。 41

① ギャップ結合　② 筋紡錘　　③ コネクソン　　④ シナプス　　⑤ ランビエ絞輪

3．運動神経の興奮が神経終末に伝わると，神経終末では細胞内のあるイオンの濃度が大きく上昇して，このイオンの働きによってある神経伝達物質を含んだ小胞の膜に変化が起こる。そして，この神経伝達物質が神経終末から放出される。このイオンと神経伝達物質として最も適切なものをそれぞれ1つずつ答えなさい。

（1）イオン 42 イオン

（2）神経伝達物質 43

① アセチルコリン　② 塩化物　　③ カリウム　　④ カルシウム　　⑤ グルタミン酸

⑥ セロトニン　　　⑦ ナトリウム　⑧ ノルアドレナリン　⑨ ヒスタミン　⑩ マグネシウム

4．上記 43 が筋繊維の細胞膜にある受容体に結合した直後に起こる反応として，最も適切なものを1つ答えなさい。 44

① 塩化物イオンの細胞内への流入

② 塩化物イオンの細胞外への流出

③ カリウムイオンの細胞内への流入

④ カリウムイオンの細胞外への流出

⑤ ナトリウムイオンの細胞内への流入

⑥ ナトリウムイオンの細胞外への流出

5．上記 44 が生じた後に筋収縮が起こる場合について，以下の記述を起こる順に並べたとき，2番目に当たる記述として最も適切なものを1つ答えなさい。 45

① 筋繊維で活動電位が初めて発生する。

② 筋小胞体からカルシウムイオンが放出される。

③ 筋収縮に十分な大きさの電位の変化が筋小胞体に伝わる。

④ 筋収縮に十分な大きさの電位の変化がT管を伝わる。

6．筋収縮時に，アクチンとミオシンが結合できる状態になるまでに起こることとして，最も適切な記述を1つ答えなさい。　46

　①アクチンにカルシウムイオンが結合し，アクチンと結合していたトロポミオシンが移動する。

　②アクチンにカルシウムイオンが結合し，ミオシンと結合していたトロポミオシンが移動する。

　③トロポニンにカルシウムイオンが結合し，アクチンと結合していたトロポミオシンが移動する。

　④トロポニンにカルシウムイオンが結合し，ミオシンと結合していたトロポミオシンが移動する。

　⑤トロポミオシンにカルシウムイオンが結合し，アクチンと結合していたトロポミオシンが移動する。

　⑥トロポミオシンにカルシウムイオンが結合し，ミオシンと結合していたトロポミオシンが移動する。

　⑦ミオシンにカルシウムイオンが結合し，アクチンと結合していたトロポミオシンが移動する。

　⑧ミオシンにカルシウムイオンが結合し，ミオシンと結合していたトロポミオシンが移動する。

7．筋収縮時に，ミオシン頭部にATPが結合した後に最初に起こることとして，最も適切な記述を1つ答えなさい。　47

　①ミオシン頭部がATPを分解する。

　②ミオシン頭部からADPが離れる。

　③ミオシン頭部がアクチンから離れる。

　④ミオシン頭部がアクチンをたぐり寄せる。

8．骨格筋の筋原繊維について，以下の問いに答えなさい。

（1）以下の記述に当てはまる最も適切なものをそれぞれ1つずつ答えなさい。

　　1）隣り合うサルコメアを仕切る。　48

　　2）骨格筋が収縮したときに短くなる。　49

　①アクチンフィラメント　②キネシン　③ダイニン　④トロポニン
　⑤トロポミオシン　⑥ミオシンフィラメント　⑦暗帯　⑧明帯
　⑨強膜　⑩Z膜

（2）以下を構成するフィラメントと，筋原繊維でのフィラメントの相対的な太さの組合せとして，適切なものをそれぞれすべて答えなさい。同じ選択肢を複数回答えてもよい。

　　1）暗帯　50

　　2）明帯　51

　①アクチンフィラメント，太い　②アクチンフィラメント，細い
　③ミオシンフィラメント，太い　④ミオシンフィラメント，細い

問2 カエルを用いた骨格筋の収縮における薬物の作用を調べる実験についての次の文を読み，以下の問いに答えなさい。

使用した薬物はA，B，Cの3種類で，それぞれ次の作用をもつことが知られている。薬物Aは，上記 43 と競合して筋繊維の細胞膜にある受容体に結合するが，受容体は活性化しない。薬物Bは筋小胞体のカルシウムチャネルに作用してカルシウムイオンの放出を阻害する。一方，薬物Cは上記 41 において 43 の分解を抑制する働きがある。

カエルの腹部の骨格筋（腹直筋）を取出し，カエル用のリンガー液で満たしたガラス管の中につるして腹直筋の収縮を記録できるようにした。ガラス管内のリンガー液に 43 を加えると腹直筋の収縮がみられた。次に，ガラス管内の液を排出して薬物を含まないリンガー液に交換し，腹直筋の状態がガラス管内のリンガー液に 43 を加える前の状態に戻ったことを確認した。そこで，ガラス管内のリンガー液に薬物A，薬物Bあるいは薬物Cを加えて10分間おいた後に 43 を加え，腹直筋の収縮反応を記録した。なお，リンガー液に加える 43 は薬物A，B，Cの効果が観察できる濃度とし，薬物A，B，Cはそれぞれの明らかな効果が得られる十分量を使用したものとする。

1．以下の（1）〜（3）の場合には， 43 のみを加えた場合と比べて，腹直筋の収縮反応はどのようになったか，さらに， 43 のみを加えた場合と比べて，腹直筋の筋繊維の細胞質基質のカルシウムイオン濃度はどのようになったと考えられるか，適切なものをそれぞれ2つずつ答えなさい。同じ選択肢を複数回答えてもよい。

（1）薬物Aを加えた後に 43 を加えた場合 52

（2）薬物Bを加えた後に 43 を加えた場合 53

（3）薬物Cを加えた後に 43 を加えた場合 54

① 腹直筋の収縮は増強された。
② 腹直筋の収縮は変わらなかった。
③ 腹直筋の収縮は抑制された。
④ 細胞質基質のカルシウムイオン濃度はより高くなった。
⑤ 細胞質基質のカルシウムイオン濃度はほぼ同じであった。
⑥ 細胞質基質のカルシウムイオン濃度は低くなった。

2．上記1．で腹直筋の収縮が抑制されたもののうち，腹直筋の収縮が抑制されている間に，腹直筋に直接電気刺激を加えると収縮が起こるのは以下のどの場合と考えられるか，適切なものをすべて答えなさい。当てはまるものがない場合は「④ なし」を答えなさい。なお，電気刺激は薬物を加えていないリンガー液中の腹直筋を収縮させる強さであり，かつ，薬物A，B，Cの作用を阻害しないものとする。 55

① 薬物Aを加えた後に 43 を加えた場合
② 薬物Bを加えた後に 43 を加えた場合
③ 薬物Cを加えた後に 43 を加えた場合
④ なし

英 語

解答

4年度

Ⅰ

〔解答〕

問1 (1) ③ (2) ① (3) ⑤ (4) ②
　　 (5) ①

問2 (6) ① (7) ④ (8) ② (9) ④

問3 (10) ② (11) ⑤ (12) ⑥ (13) ①
　　 (14) ④ (15) ③

〔出題者が求めたポイント〕

問1 全訳下線部(1)～(5)参照

問2 (6)「本文の主題は」①「インターネットが記憶を変えるという報告には語弊がある」

　　 (7) 第2段落最終文と第3段落第1文をつなげると④が最適。①は lied about、②は as a child、③は has uncovered が不適。

　　 (8) ② reporter「記者」ではない。

　　 (9) ④「ネットと比較した、人間の記憶の限界」

問3 (10) the Internet's effects on our mind — specifically, our memory
「人間の精神、特に記憶に対するネットの影響」

　　 (11) subjects were more likely to forget information
「被験者たちは情報を忘れやすかった」
（be likely to *do*「～する可能性が高い」）

　　 (12) integrate the Internet into our transactive memory
「ネットを対人交流的記憶に統合する」
（integrate *A* into *B*「*A* を *B* に統合する」）

　　 (13) a decrease in the ability to remember
「記憶力の低下」

　　 (14) The average IQ「知能指数の平均値」

　　 (15) become less accurate over time
「時間とともに正確さが下がる」

〔全訳〕

[1] ある有名な教育者がかつて警告したところでは、人気の新技術は(1)松葉杖になって、学生の記憶に悪影響を与える。その教育者とはソクラテスで、彼が嫌った新技術とは書き言葉だった。正確に言えば、蝋板やパピルスへの筆記だった。当時の偉大な演説家たちは、言葉を暗記して話しており、筆記はしなかった。ソクラテスは、書き言葉はこうした伝統、ひいては知的能力への脅威だと考えた。あるいは、そのように弟子のプラトンは『パエドロス』の中でいずれにせよ記していた。ソクラテス自身は自分の言葉を守り、自分の思想を書き留めることを(2)頑固に拒んだ。

[2] それ故、ソクラテスが今日のインターネットも同様に認めないだろうと考えるのは、大した飛躍ではない。彼の考え方は、ネットが人間の脳を変えつつあるという懸念の高まりと共鳴している。こうした懸念の

多くの中心にあるのはいわゆる「グーグル効果」で、グーグルが人間の記憶力に(3)悪影響を及ぼし得る、と考える研究者がいたり、そうしたジャーナリストが増えていたりする。

[3] 記憶力に関する特別な懸念の中心にあるのは、心理学者 Betsy Sparrow が著した研究だ。これは 2011 年に「記憶力へのグーグル効果」として Science 誌に発表された。ハーバード大学での実験で、彼女のチームが発見したところでは、詳細で些細な情報に接した被験者は、ネットで後で調べられると言われた場合、その情報を忘れやすくなった。さらに、被験者はネットを自分の認知ツールに含める傾向があった。それはまるで、パソコンが彼らの知的能力の一部であるかのようだった。かくして彼女が結論づけたところでは、ネットは人間の「対人交流的記憶」の中心的存在になっている。この記憶とは、情報保持を集団の個人間で、この場合にはネット上で、共有することである。要するに、グーグルは万人の賢い友人、いわば「歩く百科事典」になっている。彼女の(4)仮説によれば、これは人間の考え方、ひいては脳の生理機能に広範な影響を及ぼし得る。

[4] この研究や、「グーグル効果」に関する後続の他論文の多くに対して批判的な人々は、重大な欠陥と見られる点を指摘している。第一は、前提の妥当性に関する疑わしさだ。ネットで後で調べられるから忘れるのと、電話番号を書き留めた直後に忘れるのは、違うのだろうか。同じ研究が示したところでは、ネットの頻繁なユーザーは、情報自体ではないが、情報を探すべき場所の記憶には熟達している。さらに、彼女自身も認めているように、対人交流的記憶は何ら目新しいものではない。グーグル以前に、図書館があり、司書やカードカタログがあり、我々に検索を指示していた。

[5] ネットの検索エンジンのせいで人間の記憶力が実際に悪くなっているとか、図書館ではなく検索エンジンに頼ることが明白な生理学的影響があるとかという証拠はあるのだろうか。今のところ、認知神経科学はそのようなデータを明らかにしていない。さらに、アメリカはネットの利用率が最も高い国の1つだが、知能指数の平均値は 10 年に 3 ポイントずつ着実に上がり続けている。標準的な知能検査は、流動的な作業記憶と長期記憶を測定している。定量化可能な悪影響が現れるには早すぎるのかもしれないが、現れるまでは、証拠をやかましく問う人たちは納得しないままだろう。「こうしたパニックは、基本的な事実確認を往々にして怠っています」とハーバード大学の研究心理学者スティーブン・ピンカーは、このテーマに関するニューヨークタイムズの記事で述べている。「電子メディア消費の影響は、パニックが暗示するよりもはるかに限定的である可能性が高いです」

[6] 人間の記憶の可塑性（変わりやすさ）に関する我々

の知見をもってすれば、そのような高評価には二の足を踏まざるを得ない。神経科学の最近の知見が示すところ、人間は記憶を使うたびに変えている。したがって、どんなに正確な記憶でもお互いを変え合っているのだ。ここから顕著に分かるのは、使いやすさと正確さの違いだ。情報を想起しやすい人もいるが、可塑性はその情報の正確さに次第に影響を与えている。(5)対照的に、ネットは可塑性に左右されない。しかし、だからといって、情報は変わらないわけでない。低品質のネット情報があるとはいえ、情報は常に事実確認・更新されており、累積的影響の大半はプラスである。

[7]　情報の主要「番人」としてのグーグルの力には社会学的意義があるかもしれない。しかし、ネットユーザーはグーグルに実際に相談しているのではなく、余暇がある限りにおいて、図書館で探すのと同じ科学雑誌やまともな情報源にアクセスするツールとしてグーグルを使っているのだ。

Ⅱ
〔解答〕

⒃　⑤　　⒄　③　　⒅　⑤　　⒆　②　　⒇　③
(21)　⑤　　(22)　②　　(23)　⑤　　(24)　③　　(25)　③

〔出題者が求めたポイント〕
⒃　make (both) ends meet「収支を合わせる」
⒄　明日インタビューの予定があるので、早朝便に乗ります。（やや近い未来を表わす現在進行形）
⒅　There is no *doing*「～することはできない」
⒆　almost all (of the)＋名詞の複数形「ほとんど全ての～」（＝ most (of the)＋名詞の複数形）
⒇　最終プレゼンで顧客を説得し「ない限り」、過去数ヶ月の努力が無駄になるだろう。
(21)　現在完了形と組む副詞は lately「最近」
(22)　admirable「称賛に値する」努力
(23)　reasonably sure「十分確実に」（副詞＋形容詞）
(24)　given ～「～を考慮すると」（≒ considering ～）
(25)　どの計画も十分な資金が提供される「まで」実行できない（not ～ until...の構文の類型）

Ⅲ
〔解答〕

(26)　①　　(27)　③　　(28)　⑥　　(29)　⑦　　(30)　④
(31)　⑧　　(32)　⑨　　(33)　②　　(34)　⑩　　(35)　⑤

〔出題者が求めたポイント〕
(26)　チケットが available「入手可能」
(27)　1 月 26 日が上演の the last time「最終回」
(28)　チケットは purchase「購入する」ことができる。
(29)　from the box office or through the Web Site（前置詞句の同格）
(30)　live entertainment「生の娯楽」（この live は形容詞）
(31)　win awards「賞を受賞する」
(32)　review「（公演などの）評価、レビュー」
(33)　劇場は 2 週間 closed「閉鎖される」予定

(34)　従属接続詞の while
(35)　the next production「次回作」

Ⅳ
〔解答〕

(36)　⑤　　(37)　②　　(38)　④　　(39)　②　　(40)　⑥
(41)　⑦　　(42)　③　　(43)　②　　(44)　①　　(45)　④

〔出題者が求めたポイント〕
(ア)　I want (⑧ you) (36 ⑤ to) (⑥ see) the Grand Canyon with your own eyes, since TV (37 ② could never) (① convey) (⑦ the scale) (38 ④ of) (③ it).
(イ)　Ms. Emerson will (④ have) (39 ② finished) (40 ⑥ preparing) her boss's presentation (① by) (⑧ the time) he (41 ⑦ returns) (③ from) (⑤ his business) trip.
(ウ)　If Mr. Brown transfers to a foreign affiliated company, he (⑧ will) (42 ③ be) (⑤ earning) (⑦ twice) (43 ② as) (⑥ much money) (44 ① as he) (45 ④ does) now.

Ⅴ
〔解答〕

(46)　⑧　　(47)　②　　(48)　⑦　　(49)　③　　(50)　④

〔出題者が求めたポイント〕
(46)　large marine mammal「巨大な海洋哺乳類」＝ ⑧ whale「鯨」
(47)　trunk「（象の）鼻」、tusks「牙」＝ ② elephant「象」
(48)　flightless sea bird「飛べない海鳥」＝ ⑦ penguin「ペンギン」
(49)　very long neck「とても長い首」＝ ③ giraffe「麒麟」
(50)　great ape「巨大な類人猿」＝ ④ gorilla「ゴリラ」
① zebra「シマウマ」⑤ panda「パンダ」
⑥ parrot「オウム」

英 語

解 答

4年度

I

〔解答〕

問1　(1)　①　　(2)　③　　(3)　④　　(4)　②
　　　(5)　③

問2　(6)　④　　(7)　①　　(8)　④　　(9)　②
　　　(10)　③

問3　(11)　④　　(12)　①

問4　(13)　②　　(14)　③

〔出題者が求めたポイント〕

問1　全訳下線部(1)～(5)参照
　　　(3)　let *A do*「*A* に～させる」（= allow *A* to *do*）
　　　(5)　trick *A* into *doing*「*A* を騙して～させる」

問2　全訳下線部(6)～(10)参照

問3　全訳下線部(ア)(イ)参照

問4　(13)　② the 31st という記述はない。
　　　(14)　① independently of each other は第5段落
　　　　　第2文、
　　　　　② know very well about は第4段落第2文、
　　　　　④ the visual signals は第5段落第2文に反する。

〔全訳〕

[1]　蚊が媒介する病気で、毎年約70万人が死んでいる。虫除けを使えば、人命を救える場合がある。例えば、ピレトレンと呼ばれる菊の花の抽出物があり、これを人類は何千年も使ってきた。*Nature Communications* 誌の新研究がついにピレトレンの機能を示している。2つの成分が相乗的に作用して、この煩わしい吸血動物〔蚊〕を(6)抑制しているのだ。

[2]　蚊は特定の虫除けへの耐性を次第に獲得する傾向がある、と指摘するのは、本研究の上席著者 Ke 彼女（デューク大学の神経毒物学者）である。したがって、「新しい代替(ア)物を継続的に開発して、最終的には現在の(ア)物に置き換える必要があります」と彼女は言う。虫除けのメカニズムの理解が、役に立つかもしれない。「私達は非常にワクワクしています。(1)なぜならば、世界中で使われている人気の天然虫除けが、蚊が人を刺すのを(2)防ぐ仕組みがようやく分かってきたからです」

[3]　ピレトレンの効果を観察するために、彼女は同僚たちとともに、小さな電極を蚊の触角の毛につけた。これにより、虫除けに対する蚊の反応を、神経細胞内の個々の嗅覚受容体レベルで測定(3)可能にした。病気を媒介する蚊の多くは100以上の嗅覚受容体を持っているが、彼女らによれば、ピレトレンが特に Or31 という受容体を活性化しており、確認したところでは、蚊を遺伝子操作して、この受容体をなくすと、ピレトレンにひるまなくなる。

[4]　彼女によれば、他の多くの嗅覚受容体と異なり、Or31 は、病気を媒介する既知の蚊全種に偶然にも存在している。さらに、他の多くの天然虫除けは、ピレトレンとは異なり、複数の嗅覚受容体を活性化させて作用しており、他の受容体がどのように機能するかを研究者たちはまだほとんど知らない。これらの要因を(4)考慮し、彼女らが示唆するところでは、Or31 はより良い虫除けを開発する明確で普遍的な目標として役立ち得る。

[5]　さらに同チームは化学分析を行い、ピレトレンの2つの分子成分（EBF とピレトリン）が虫除け反応を引き出す仕組みを(7)特定した。蚊の実験によれば、この2つの化学物質を組み合わせた時に最も効果的である。EBF は Or31 を活性化し、ピレトリンは神経信号を(8)強化して、虫除け効果を高める。

[6]　彼女と同僚たちの今後の予定は、ピレトレンや同様の天然物質が引き起こす、虫除けの背後にある神経回路の解明である。さらに、他の潜在的虫除け分子の検査も継続予定だ。その中には、シトロネラ油の主成分もあり、これも Or31 を活性化すると判明した。

[7]　ジョンズ・ホプキンス大学の神経科学者 Christopher Potter（専門分野：蚊の嗅覚、今回の研究には不参加）によれば、今回の発見は「スーパー蚊除け」を作るのに最終的に役立つ可能性がある。氏によれば、特に、どの神経細胞が特定の匂いに対する蚊の反応を決定しているのかを正確に解明すれば、蚊の行動を操作する(9)新しい方法が明らかになる可能性がある。「ひょっとすると、いつの日か、(10)これをより一層上向かせる方法や、蚊を騙して、他の匂い、例えば、普通は蚊を人間に引き寄せるような(イ)匂い、で除け(5)させる方法を特定できるかもしれません」と氏は述べている。

II

〔解答〕

(15)　③　　(16)　④　　(17)　②　　(18)　②　　(19)　①

(20)　③　　(21)　④　　(22)　②　　(23)　①　　(24)　③

〔出題者が求めたポイント〕

(15)　because of ～「～のおかげで」
　　　= owing to ～
　　　= thanks to ～
　　　= on account of ～

(16)　those monitoring tomorrow's test
　　　= those who (will) monitor tomorrow's test
　　　「明日の試験を監督する人たち」

(17)　should have *done*「～すべきだったのに（しなかった）」

(18)　期間中の継続を表す for

(19)　海洋で最も偉大であり最も「見過ごされている」資源の1つは、海水そのものである。

(20)　last「持ちこたえる」は自動詞

(21)　彼のことを「あまりよく」覚えていない

(22) 現在完了進行形。learn English で第 3 文型。

(23) three times faster than ～

three times as fast as ～「～の 3 倍速く」

(24) 時・条件を表す副詞節は、未来のことでも現在形

Ⅲ

〔解答〕

(25) ① (26) ④ (27) ⑤ (28) ② (29) ③

(30) ① (31) ③ (32) ④

〔出題者が求めたポイント〕

(25) Sammy の 1 番目のセリフ When is the best season... を受けて① When to visit が入る。

(26) 直後に annual event「年の 1 度の行事」とあるので、have to wait until ④ next year「来年まで待たねばならない」

(27) 直後の local food and drink と関係があるのは⑤ Farmers Market

(28) 〔B〕の November にあるように、Farmers Market は② on Thursday

(29) 1 つ前の Sammy のセリフに Musical Festival とあり、これは〔B〕によれば August なので③ this summer

(30) Sammy と Beth の 3 番目のやりとりで Sue Putney が next month「来月」であり、read some passages from her latest publication「最新作の文章を読む」とある。これは〔B〕の June「6 月」: Literary Festival「文学祭」に相当するので、① In May「5 月」が正解。

(31) jazz music に相当するのは〔B〕の Jazz Night なので、③ September「9 月」が正解。

(32) ①〔B〕の October 参照。(gardens entry prices apply)「入園料がかかる」ので、without paying for the admission to the gardens「入園料不要」ではない。

②〔B〕の May 参照。Jugglers from local areas「地元のジャグラー」なので、Jugglers come from around the world「ジャグラーが世界中から来る」ではない。

③〔B〕の April 参照。Donations welcomed.「寄付歓迎」なので、Donations are necessary「寄付が必要」ではない。

④〔B〕の March 参照。You can purchase works online or email us「ネット購入やメール連絡でも可」なので、(the city of) Ludmain に来る必要はない。

Ⅳ

〔解答〕

(33) ⑧ (34) ⑦ (35) ③ (36) ②

(37) ⑥ (38) ⑤ (39) ① (40) ④

〔出題者が求めたポイント〕

(33) what we expected「我々の予期していたもの」

(34) after having learned their face with a mask on「マスクをした顔を知った後では」

(35) our brain automatically constructs a model of ～「脳は～のモデルを自動的に構築する」

(36) we automatically integrate all the parts of a face, rather than perceiving individual features「我々は顔全体の特徴を自動的に統合するのであり、個々の特徴を認識するのではない」

(37) a face with the lower half covered「下半分が覆われた顔〔＝マスクをした顔〕」

(38)(39) Given the appearance of the upper part of the face, the brain may determine the "most likely" scenario of what the remaining features look like.「顔の上部の見た目を与えられると、脳は残りの特徴がどう見えるかに関する『最も可能性の高い』シナリオを決定するかもしれない」

(40) eventually providing a fully detailed face「詳細に渡る完全な顔を最終的に提供する」

数 学

解答

4年度

前　期

問題**1**

〔解答〕

(1) ア $\dfrac{\sqrt{3}}{12}$　イ $\dfrac{3+2\sqrt{3}-\sqrt{21}}{12}$

(2) ウ $-\dfrac{3}{2}$　エ $\dfrac{1}{5}$　オ 3　カ $\dfrac{2}{11}<x<6$

(3) キ 4　ク $5A+3$

(4) ケ $\dfrac{9}{7}$　コ k　サ $\dfrac{11}{64}$

〔出題者が求めたポイント〕

(1) 実数（平方根の計算）

$\alpha\beta$ を計算し，$\dfrac{1(\sqrt{3}+2-\sqrt{7})}{(\sqrt{3}+2+\sqrt{7})(\sqrt{3}+2-\sqrt{7})}$ の計算に利用していく。

(2) 1次方程式（絶対値）

$x<-\dfrac{1}{2}$，$-\dfrac{1}{2}\leqq x<\dfrac{1}{3}$，$\dfrac{1}{3}\leqq x$ の場合に分けて，絶対値をはずして計算する。

(3) 対数関数，微分法

$\log_3 x+\log_3 y=\log_3 xy$

xy を x の2次式にして平方完成する。

$n\log_c y=\log_c y^n$

$\log_3 z$ の形にし，z を y の式で表わし，z' を求め，増減表をつくる。

(4) 数列

$\sum_{i=1}^{k} i=\dfrac{k(k+1)}{2}$

a_{26} が第 n 群で l 番目とすると，

$\dfrac{(n-1)n}{2}<26\leqq\dfrac{n(n+1)}{2}$ となる n

$l=26-\dfrac{(n-1)n}{2}$　分子は $2l-1$

第 k 群の総和は，$\dfrac{1}{k}\sum_{i=1}^{k}(2i-1)$

26 の代りに 2022 で n, l, $2l-1$ を求める。

〔解答のプロセス〕

(1) $\alpha\beta=\dfrac{1}{(\sqrt{3}+2+\sqrt{7})(\sqrt{3}+2-\sqrt{7})}$

$=\dfrac{1}{(\sqrt{3}+2)^2-\sqrt{7}^2}=\dfrac{1}{4\sqrt{3}}=\dfrac{\sqrt{3}}{12}$

$\alpha=\dfrac{1(\sqrt{3}+2-\sqrt{7})}{(\sqrt{3}+2+\sqrt{7})(\sqrt{3}+2-\sqrt{7})}$

$=\dfrac{\sqrt{3}+2-\sqrt{7}}{4\sqrt{3}}=\dfrac{3+2\sqrt{3}-\sqrt{21}}{12}$

(2) $x<-\dfrac{1}{2}$, $f(x)=-3x+2+2x+1=-x+3$

$-\dfrac{1}{2}\leqq x<\dfrac{2}{3}$, $f(x)=-3x+2-2x-1=-5x+1$

$\dfrac{2}{3}\leqq x$, $f(x)=3x-2-2x-1=x-3$

$f\left(\dfrac{1}{2}\right)=-5\cdot\dfrac{1}{2}+1=-\dfrac{3}{2}$

$x<-\dfrac{1}{2}$, $-x+3=0$　より　$x=3$（不適）

$-\dfrac{1}{2}\leqq x<\dfrac{2}{3}$, $-5x+1=0$　より　$x=\dfrac{1}{5}$

$\dfrac{2}{3}\leqq x$, $x-3=0$　より　$x=3$

従って，$x=\dfrac{1}{5}$, 3

$x<-\dfrac{1}{2}$, $-x+3<\dfrac{1}{2}x$　より　$x>2$（不適）

$-\dfrac{1}{2}\leqq x<\dfrac{2}{3}$, $-5x+1<\dfrac{1}{2}x$　より　$\dfrac{2}{11}<x<\dfrac{2}{3}$

$\dfrac{2}{3}\leqq x$, $x-3<\dfrac{1}{2}x$　より　$\dfrac{2}{3}\leqq x<6$

従って，$\dfrac{2}{11}<x<6$

(3) $y=18-x$

$\log_3 x+\log_3 y=\log_3 xy=\log_3 x(18-x)$

$=\log_3\{-x^2+18x\}$

$=\log_3\{-(x-9)^2+81\}$

$x=9$ のとき，最大値 $\log_3 81=\log_3 3^4=4$

$x=18-y$

$\log_3 x+2\log_3 y=\log_3 xy^2=\log_3 y^2(18-y)$

$z=y^2(18-y)=-y^3+18y^2$　とする。

$z'=-3y^2+36y=-3y(y-12)$

y	0		12	
z'		$+$	0	$-$
z		↗		↘

$y=12$ で最大となる

$z=-12^3+18\cdot12^2=12^2\cdot6=2^5\times3^3$

$\log_3 x+2\log_3 y$　の最大値は

$\log_3(2^5\times3^3)=\log_3 2^5+\log_3 3^3=5A+3$

(4) 第 k 群の最後までの項の数は，$\sum_{i=1}^{k} i=\dfrac{k(k+1)}{2}$

$k=6$ まで，$\dfrac{k(k+1)}{2}=21$

$k=7$ まで，$\dfrac{k(k+1)}{2}=28$

a_{26} は第7群で，$26-21=5$ 項目であるから

$a_{26}=\dfrac{2\cdot5-1}{7}=\dfrac{9}{7}$

k 群に含まれる数は，分子が 1, 3, $\cdots$, $2k-1$

$\dfrac{1}{k}\sum_{i=1}^{k}(2i-1)=\dfrac{1}{k}\left\{2\dfrac{k(k+1)}{2}-k\right\}=k$

$k=63$ まで，$\dfrac{63\times64}{2}=2016$

$k = 64$ まで，$\dfrac{64 \times 65}{2} = 2080$

$2022 - 2016 = 6$

$a_{2022} = \dfrac{2 \times 6 - 1}{64} = \dfrac{11}{64}$

問題2

〔解答〕

(1) $a = -8$, $b = 16$　　(2) $(-2, -24)$

(3) $\dfrac{512}{15}$　　(4) $16 - \dfrac{64}{9}\sqrt{3} \leqq m \leqq 16 + \dfrac{64}{9}\sqrt{3}$

〔出題者が求めたポイント〕

微分積分

(1) $y = f(x)$ の上の $x = t$ における接線の方程式は，

　$y = f'(t)(x - t) + f(t)$

　$f'(2) = 16$, $f(2) = 16 \times 2 + 8$　より求める。

(2) 連立して $x = 2$ 以外の解 α を求める。

(3) $\displaystyle\int_{\alpha}^{2} (f(x) - l \text{ の } y) dx$

(4) $g(x) = f'(x)$ として，

　$g'(x)$ を求めて，増減表をつくると m は，

　極小値 $\leqq m \leqq$ 極大値である。

〔解答のプロセス〕

(1) $f'(x) = 4x^3 + 2ax + b$

　$x = 2$ のとき，$y = 16 \times 2 + 8 = 40$

　よって，A$(2, 40)$, $f(2) = 40$

　$(f'(2) =) 32 + 4a + b = 16$

　$(f(2) =) 16 + 4a + 2b + 24 = 40$

　$b = 16$, $a = -8$

　$f(x) = x^4 - 8x^2 + 16x + 24$

(2) $x^4 - 8x^2 + 16x + 24 = 16x + 8$

　$x^4 - 8x^2 + 16 = 0$　より　$(x^2 - 4)^2 = 0$

　$(x + 2)^2(x - 2)^2 = 0$　よって，$x = \pm 2$

　A 以外なので，$x = -2$, $y = 16(-2) + 8 = -24$

　$(-2, -24)$

(3) $\displaystyle\int_{-2}^{2} \{x^4 - 8x^2 + 16x + 24 - (16x + 8)\} dx$

$= \displaystyle\int_{-2}^{2} (x^4 - 8x^2 + 16) dx$

$= \left[\dfrac{1}{5}x^5 - \dfrac{8}{3}x^3 + 16x \right]_{-2}^{2}$

$= \left(\dfrac{32}{5} - \dfrac{64}{3} + 32 \right) - \left(-\dfrac{32}{5} + \dfrac{64}{3} - 32 \right)$

$= \dfrac{256}{15} - \left(-\dfrac{256}{15} \right) = \dfrac{512}{15}$

(4) $f'(x) = 4x^3 - 16x + 16 = g(x)$ とする。

　$g'(x) = 12x^2 - 16 = 4\left(x + \dfrac{2\sqrt{3}}{3} \right)\left(x - \dfrac{2\sqrt{3}}{3} \right)$

x		$-\dfrac{2\sqrt{3}}{3}$		$\dfrac{2\sqrt{3}}{3}$	
$g'(x)$	$+$	0	$-$	0	$+$
$g(x)$	↗	極大	↘	極小	↗

$g\left(-\dfrac{2\sqrt{3}}{3} \right) = -\dfrac{32\sqrt{3}}{9} + \dfrac{32\sqrt{3}}{3} + 16 = 16 + \dfrac{64\sqrt{3}}{9}$

$g\left(\dfrac{2\sqrt{3}}{3} \right) = \dfrac{32\sqrt{3}}{9} - \dfrac{32\sqrt{3}}{3} + 16 = 16 - \dfrac{64\sqrt{3}}{9}$

従って，

$16 - \dfrac{64\sqrt{3}}{9} \leqq m \leqq 16 + \dfrac{64\sqrt{3}}{9}$

数　学

解答

4年度

問題 I

〔解答〕

(1)　ア　-1　　イ　3　　ウ　$\dfrac{1-\sqrt{5}}{2}$

(2)　エ　240　　オ　240　　カ　CFGAEDB

(3)　キ　$\dfrac{\sqrt{14}}{8}$　　ク　$\dfrac{5\sqrt{14}}{8}$　　ケ　$\dfrac{125\sqrt{7}}{32}$

(4)　コ　$\dfrac{2}{3}b_n+\dfrac{1}{3}$　　サ　$1-\left(\dfrac{2}{3}\right)^n$

　　シ　3^n-2^n

〔出題者が求めたポイント〕

(1)　2次方程式，式の計算

$\dfrac{1}{\alpha}+\dfrac{1}{\beta}=-1$ の両辺に $\alpha\beta$ をかける。

$\alpha^2+\beta^2=(\alpha+\beta)^2-2\alpha\beta$

β を α で表わし，α の2次方程式にして解く。

(2)　場合の数

n 文字を1列に並べる場合は $n!$ 通り。

(i)　左端 A，右端 B と，左端 B，右端 A に分けて数える。

(ii)　ABC を1つの文字として並べる場合と，CBA を1つの文字として並べる場合とに分けて数える。

(iii)　左端から A，B，…の順に並べ方が何通りあるかを数えて，決めていく。

(3)　三角比，三角関数

AD を直線でつなぎ延長する。円の中心を P，円との交点を E とする。円の半径を r とする

$\cos\theta=\dfrac{\mathrm{AB}^2+\mathrm{AP}^2-\mathrm{BP}^2}{2\cdot\mathrm{AB}\cdot\mathrm{AP}}$　（AP＝BP＝r）

$\sin\theta=\sqrt{1-\cos^2\theta}$

$\sin2\theta=2\sin\theta\cos\theta$

$\mathrm{BD}=\mathrm{AB}\sin\theta$

△ABC の面積，$\dfrac{1}{2}\mathrm{AB}\cdot\mathrm{AC}\sin2\theta$

(4)　数列

漸化式を 3^{n+1} で割って，b_n に置きかえる。

$b_{n+1}=pb_n+q$ のとき，$\alpha=p\alpha+q$ となる α を求めると，$b_{n+1}-\alpha=p(b_n-\alpha)$ であるので，

$b_n-\alpha=(b_1-\alpha)p^{n-1}$ となる。

$a_n=3^n b_n$

〔解答のプロセス〕

(1)　$\dfrac{1}{\alpha}+\dfrac{1}{\beta}=-1$ の両辺に $\alpha\beta$ をかける。

$\beta+\alpha=-\alpha\beta$　より　$-\alpha\beta=1$

従って，$\alpha\beta=-1$

$\alpha^2+\beta^2=(\alpha+\beta)^2-2\alpha\beta=1-2\cdot(-1)=3$

$\beta=-\dfrac{1}{\alpha}$　より　$\alpha-\dfrac{1}{\alpha}=1$

$\alpha^2-\alpha-1=0$　より　$\alpha=\dfrac{1\pm\sqrt{5}}{2}$

$\alpha<\beta$　より　$\alpha=\dfrac{1-\sqrt{5}}{2}$

(2)(i)　左端 A，右端 B の場合，左端 B，右端 A の場合ともに中に C～G の5文字を並べる。

$5!\times2=120\times2=240$（個）

(ii)　ABC を1つの文字として5文字を並べる場合と CBA を1つの文字として5文字を並べる場合。

$5!\times2=120\times2=240$（個）

(iii)　左端 A とすると $6!=720$ 個，B まで 1440 個 C まで 2160 個となるので，左端は C

左から2つ目，A だと $5!=120(1560)$，

B だと 120(1680)，D だと 120(1800)，

E だと 120(1920)，F だと 120(2040)

従って，左から2つ目は F

左から3つ目，A だと $4!=24(1944)$

B だと 24(1968)，D だと 24(1992)，

E だと 24(2016)，G だと 24(2040)

従って，左から3つ目は G

CFGABDE(2017)，CFGABED(2018)

CFGADBE(2019)，CFGADEB(2020)

CFGAEBD(2021)，CFGAEDB(2022)

従って，CFGAEDB

(3)　AD を直線でつなぎ延長する。円の中心を P，円との交点を E とする。

$\cos\theta=\dfrac{25+8-8}{2\cdot5\cdot2\sqrt{2}}=\dfrac{5\sqrt{2}}{8}$

$\sin\theta=\sqrt{1-\left(\dfrac{5\sqrt{2}}{8}\right)^2}=\dfrac{\sqrt{14}}{8}$

$\sin2\theta=2\dfrac{\sqrt{14}}{8}\dfrac{5\sqrt{2}}{8}$

$\quad=\dfrac{5\sqrt{7}}{16}$

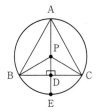

$\mathrm{BD}=5\sin\theta=\dfrac{5\sqrt{14}}{8}$

△ABC の面積

$\dfrac{1}{2}\cdot5\cdot5\sin2\theta=\dfrac{125\sqrt{7}}{32}$

(4)　漸化式を 3^{n+1} で割る。$\dfrac{a_{n+1}}{3^{n+1}}=2\dfrac{a_n}{3^{n+1}}+\dfrac{3^n}{3^{n+1}}$

$\dfrac{a_{n+1}}{3^{n+1}}=\dfrac{2}{3}\dfrac{a_n}{3^n}+\dfrac{1}{3}$　より　$b_{n+1}=\dfrac{2}{3}b_n+\dfrac{1}{3}$

$\alpha=\dfrac{2}{3}\alpha+\dfrac{1}{3}$　とすると　$\alpha=1$

よって，$b_{n+1}-1=\dfrac{2}{3}(b_n-1)$

$b_1 = \dfrac{a_1}{3} = \dfrac{1}{3}$

$b_n - 1 = \left(\dfrac{1}{3} - 1\right)\left(\dfrac{2}{3}\right)^{n-1} = -\left(\dfrac{2}{3}\right)^n$

従って，$b_n = 1 - \left(\dfrac{2}{3}\right)^n$

$a_n = 3^n b_n = 3^n - 2^n$

問題 Ⅱ

〔解答〕

(1) $l : y = ax$，$A(3, 3a)$

(2) $m : y = \left(a - \dfrac{9}{4}\right)x$，$B\left(\dfrac{3}{2}, \dfrac{3}{2}a - \dfrac{27}{8}\right)$

(3) $\dfrac{37}{64}$ (4) $\dfrac{135}{64}$

〔出題者が求めたポイント〕

微分積分

$y = f(x)$ の上の $x = t$ における接線の方程式は，

$y = f'(t)(x - t) + f(t)$ $\cdots$①

$f(x) = x^3 - 3x^2 + ax$ とする。

(1) ①を $t = 0$ として，接線 $y = px$ を求め，$f(x) = px$ として A を求める。

(2) ①を $x = 0$，$y = 0$ として，t を求め接線 $y = qx$ を求める。$f(x) = qx$ として B を求める。

(3) $B(\beta, f(\beta))$ とすると，$\displaystyle\int_0^\beta (f(x) - qx)dx$

(4) $A(\alpha, f(\alpha))$，$B(\beta, f(\beta))$ とする。

$AB : y = \dfrac{f(\beta) - f(\alpha)}{\beta - \alpha}(x - \alpha) + f(\alpha)$

$\displaystyle\int_\alpha^\beta (AB \,の\, y - f(x))dx$

〔解答のプロセス〕

$f(x) = x^3 - 3x^2 + ax$

$f'(x) = 3x^2 - 6x + a$

接線：$y = (3t^2 - 6t + a)(x - t) + t^3 - 3t^2 + at$

$\quad\quad = (3t^2 - 6t + a)x - 2t^3 + 3t^2$

(1) $t = 0$ より $y = ax$

$x^3 - 3x^2 + ax = ax$ より $x^2(x - 3) = 0$

$x = 3$ より $y = 3a$ $A(3, 3a)$

(2) $x = 0$，$y = 0$ より $-2t^3 + 3t^2 = 0$

$-2t^2\left(t - \dfrac{3}{2}\right) = 0$ より $t = \dfrac{3}{2}$

$y = \left(\dfrac{27}{4} - 9 + a\right)x = \left(a - \dfrac{9}{4}\right)x$

$x^3 - 3x^2 + ax = ax - \dfrac{9}{4}x$ より

$x^3 - 3x^2 + \dfrac{9}{4}x = 0$ より $x\left(x - \dfrac{3}{2}\right)^2 = 0$

$x = \dfrac{3}{2}$ より $y = \dfrac{3}{2}\left(a - \dfrac{9}{4}\right) = \dfrac{3}{2}a - \dfrac{27}{8}$

$B\left(\dfrac{3}{2}, \dfrac{3}{2}a - \dfrac{27}{8}\right)$

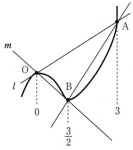

(3) $\displaystyle\int_0^{\frac{3}{2}}\left\{(x^3 - 3x^2 + ax) - \left(a - \dfrac{9}{4}\right)x\right\}dx$

$= \displaystyle\int_0^{\frac{3}{2}}\left(x^3 - 3x^2 + \dfrac{9}{4}x\right)dx$

$= \left[\dfrac{1}{4}x^4 - x^3 + \dfrac{9}{8}x^2\right]_0^{\frac{3}{2}}$

$= \dfrac{81}{64} - \dfrac{27}{8} + \dfrac{81}{32} = \dfrac{27}{64}$

(4) $AB : y = \dfrac{3a - \left(\dfrac{3}{2}a - \dfrac{27}{8}\right)}{3 - \dfrac{3}{2}}(x - 3) + 3a$

$\quad\quad = \left(a + \dfrac{9}{4}\right)x - \dfrac{27}{4}$

$\displaystyle\int_{\frac{3}{2}}^3\left\{\left(a + \dfrac{9}{4}\right)x - \dfrac{27}{4} - (x^3 - 3x^2 + ax)\right\}dx$

$= \displaystyle\int_{\frac{3}{2}}^3\left(-x^3 + 3x^2 + \dfrac{9}{4}x - \dfrac{27}{4}\right)dx$

$= \left[-\dfrac{1}{4}x^4 + x^3 + \dfrac{9}{8}x^2 - \dfrac{27}{4}x\right]_{\frac{3}{2}}^3$

$= \left(-\dfrac{81}{4} + 27 + \dfrac{81}{8} - \dfrac{81}{4}\right) - \left(-\dfrac{81}{64} + \dfrac{27}{8} + \dfrac{81}{32} - \dfrac{81}{8}\right)$

$= -\dfrac{27}{8} - \left(-\dfrac{351}{64}\right) = \dfrac{135}{64}$

物　理

解答

4年度

I

〔解答〕

問1　[1]16　[2]8　　問2　[3]11　[4]18　[5]3

問3　[6]5　[7]2　[8]15　　問4　[9]8　[10]2

問5　[11]7　[12]10

〔出題者が求めたポイント〕

問1　力のモーメント

問2　動摩擦係数と等加速度運動

問3　電場磁場内での荷電粒子の運動

問4　正弦波　　問5　断熱変化

〔解答のプロセス〕

問1　点Oまわりの力のモーメントのつり合いの式

$$hF = rR \qquad \cdots (1)$$

斜面平行方向の力のつり合いの式

$$W\sin\theta = F\cos\theta + R \qquad \cdots (2)$$

(1)式，(2)式よりRを消去して

$$W\sin\theta = F\cos\theta + \frac{h}{r}F$$

$$\Leftrightarrow F = \frac{r\sin\theta}{h + r\cos\theta}W \quad (\text{[1]16}) \qquad \cdots (3)$$

(3)式を(1)式に代入して

$$R = \frac{h\sin\theta}{h + r\cos\theta}W \quad (\text{[2]8})$$

問2　台Aと物体Bの間の動摩擦係数μは，エネルギーの原理より

$$\frac{1}{2}mv^2 = \mu mgL$$

$$\mu = \frac{v^2}{2gL} \qquad \cdots (1)$$

運動方程式

$$\begin{cases} 台A : 2ma_A = \mu mg \\ 物体B : ma_B = -\mu mg \end{cases}$$

より，$a_A = \dfrac{1}{2}\mu g$, $a_B = -\mu g$

台Aと物体Bが一体となるまでに要した時間tは，

$$a_A t = v + a_B t$$

$$\Leftrightarrow t = \frac{v}{a_A - a_B}$$

$$= \frac{2v}{3\mu g}$$

$$= \frac{4L}{3v} \quad (\text{[4]18})$$

この間に台A，物体Bが移動した距離x_A, x_Bは

$$x_A = \frac{1}{2}a_A t^2$$

$$= \frac{1}{2}\mu g\left(\frac{2v}{3\mu g}\right)^2$$

$$= \frac{2}{9}L \quad (\text{[5]3})$$

$$x_B = vt + \frac{1}{2}a_B t^2$$

物体Bが台Aに対して移動した距離は

$$x_B - x_A = \left(vt + \frac{1}{2}a_B t^2\right) - \frac{1}{2}a_A t^2$$

$$= vt + \frac{1}{2}(a_B - a_A)t^2$$

$$= v\frac{4L}{3v} + \frac{1}{2}\left(-\frac{3}{2}\mu g\right)\left(\frac{4L}{3v}\right)^2$$

$$= \frac{4}{3}L - \frac{3}{4}\frac{v^2}{2gL}g \cdot \frac{16L^2}{9v^2}$$

$$= \frac{2}{3}L \quad (\text{[3]11})$$

問3　y軸上に生じている磁場の向きは，右ねじの法則よりz軸の正の向き（[6]5）

Qに作用する力はつり合っているので，電場の向きはx軸の負の向き（[7]2）

Qに作用する力のつり合いの式

$$qvB = qE\left(B = \mu_0 \frac{I}{2\pi r}\right)$$

$$v\mu_0 \frac{I}{2\pi r} = E$$

$$r = \frac{\mu_0 vI}{2\pi E} \quad (\text{[8]15})$$

問4　各点が再び同じ変位になるのは，1周期後。よって，

$$T = \frac{2d}{v} \quad (\text{[9]8})$$

正弦波の式は，$x=0$では$t=0$直後に負の方向に変位することに注意して

$$y = -A\sin\frac{2\pi}{T}\left(t - \frac{x}{v}\right)$$

$$= -A\sin\frac{\pi}{d}(vt - x) \quad (\text{[10]2})$$

問5　単原子分子理想気体では，$C_v = \dfrac{3}{2}R$, $C_p = \dfrac{5}{2}R$

よって，$\dfrac{C_p}{C_v} = \dfrac{5}{3}$（[11]7）

断熱変化　$TV^{r-1} = T'V'^{r-1}$　より

$$TV^{r-1} = T'(2V)^{r-1}$$

$$T' = 2^{1-r}T$$

$$= 2^{1-\frac{5}{3}}T\left(r = \frac{5}{3}\right)$$

$$= 4^{-\frac{1}{3}}T \quad (\text{[12]10})$$

$$\frac{1}{2}3mV^2 = \frac{1}{2}3m(\sqrt{2}\,gt)^2 + 3mgH$$

$$t = \sqrt{\frac{V^2}{2g^2} - \frac{H}{g}}\;(\boxed{7}\,\text{⑪})$$

問6　問5の時刻 t で点 e からの水平距離が $\frac{1}{2}L$ より

長く飛べばよい。よって、

$$(V e\cos45°)t > \frac{1}{2}L$$

$$\sqrt{2}\,gt\cdot\frac{1}{\sqrt{2}}\,t > \frac{1}{2}L$$

$$gt^2 > \frac{1}{2}L$$

$$g\left(\frac{V^2}{2g^2} - \frac{H}{g}\right) > \frac{1}{2}L$$

$$V^2 > 2g\left(H + \frac{1}{2}L\right)$$

$$\left(\frac{4}{5}v\right)^2 > 2g\left(H + \frac{1}{2}L\right)\left(V = \frac{4}{5}v\right)$$

$$\frac{16}{25}\cdot d^2\frac{k}{2m} > 2g\left(H + \frac{1}{2}L\right)$$

$$d^2 > \frac{25mg}{4k}\left(H + \frac{1}{2}L\right)$$

$$d > \frac{5}{2}\sqrt{\frac{mg}{2k}(2H + L)}\;(\boxed{8}\,\text{⑥})$$

Ⅱ

〔解答〕

問1　$\boxed{1}$④　　問2　$\boxed{2}$⑪　　問3　$\boxed{3}$⑯　$\boxed{4}$⑧

問4　$\boxed{5}$②　$\boxed{6}$⑩　　問5　$\boxed{7}$⑪　　問6　$\boxed{8}$⑥

〔出題者が求めたポイント〕

円運動，衝突，放物運動

〔解答のプロセス〕

問1　板と小物体は自然長で離れる。よって $\frac{1}{4}$ 周期後。

$$t = \frac{T}{4}$$

$$= \frac{\pi}{2}\sqrt{\frac{2m}{k}}\;(\boxed{1}\,④)$$

問2　力学的エネルギー保存則　より

$$\frac{1}{2}(2m)v^2 = \frac{1}{2}kd^2$$

$$v = d\sqrt{\frac{k}{2m}}\;(\boxed{2}\,⑪)$$

問3　点 C での円運動の方程式

$$2m\frac{v_C{}^2}{r} = N_C + 2mg \qquad\cdots(1)$$

力学的エネルギー保存則

$$\frac{1}{2}(2m)v_C{}^2 + 2mg(2r) = \frac{1}{2}kd^2 \qquad\cdots(2)$$

(1)式，(2)式より v_C を消去して

$$N_C = \frac{kd^2 - 8mgr}{r} - 2mg$$

$$= \frac{kd^2}{r} - 10mg\;(\boxed{3}\,⑯)$$

$N_C \geq 0$　より

$$d \geq \sqrt{\frac{10mgr}{k}}\;(\boxed{4}\,⑧)$$

問4　小物体 B，C は弾性衝突するので，反発係数は 1

$$-\frac{v_B - v_C}{v} = 1$$

$$\Leftrightarrow -v_B + v_C = v \qquad\cdots(3)$$

運動量保存則

$$2mv_B + 3mv_C = 2mv$$

$$\Leftrightarrow 2v_B + 3v_C = 2v \qquad\cdots(4)$$

（右向きを正とした）

(3)式，(4)式　より

$$v_B = -\frac{1}{5}v,\ v_C = \frac{4}{5}v$$

よって，$|v_B| = \frac{1}{5}v\,(\boxed{5}\,②)$，$|v_C| = \frac{4}{5}v\,(\boxed{6}\,⑩)$

問5　点 d から点 e での力学的エネルギー保存則

$$\frac{1}{2}(3m)V^2 = \frac{1}{2}(3m)Ve^2 + 3mgH \qquad\cdots(5)$$

点 e から飛び出して最高点まで要する時間 t は

$$Ve\sin45° - gt = 0$$

$$\Leftrightarrow Ve = \sqrt{2}\,gt \qquad\cdots(6)$$

(6)式を(5)式に代入して

Ⅲ

〔解答〕

問1　$\boxed{1}$⑨　　問2　$\boxed{2}$②　$\boxed{3}$④

問3　$\boxed{4}$⑫　$\boxed{5}$⑬　$\boxed{6}$⑩

問4　$\boxed{7}$①　$\boxed{8}$⑨　$\boxed{9}$⑪　$\boxed{10}$⑥

〔出題者が求めたポイント〕

直流電源につながれた R，C，L 回路

〔解答のプロセス〕

問1　$\dfrac{1}{R} = \dfrac{1}{R_1} + \dfrac{1}{R_2}$　より

$$R' = \frac{6}{5}R\;(\boxed{1}\,⑨)$$

問2　並列接続　より

$$V = 3Ri_1 = 2Ri_2$$

$$i_1 = \frac{V}{3R}\;(\boxed{2}\,②)$$

$$P_2 = \frac{V^2}{2R}\;(\boxed{3}\,④)$$

問3　S_1 を閉じた直後の回路は

$$V = \frac{6}{5}RI_1 = RI_2$$

$$I_1 = \frac{5V}{6R},\ I_2 = \frac{V}{R}$$

$$I_a = I_1 + I_2$$

$$= \frac{11V}{6R}\;(\boxed{4}\,⑫)$$

十分時間がたつと，コンデンサーにかかる電圧は V [V]

よって，$q_1 = 2CV$（⑤⑬）

$$V = \frac{1}{2}(2C + C)V^2$$

$$= \frac{3}{2}CV^2（⑥⑩）$$

問3　コイルはスイッチ ON 直後は電流が流れないので 0[A]（⑦①）

最初に L を流れる電流が最大となるのは $\frac{1}{4}$ 周期後。よって，

$$t = \frac{1}{4}2\pi\sqrt{L(3C)}$$

$$= \frac{\sqrt{3}}{2}\pi\sqrt{LC}（⑧⑨）$$

（静電エネルギーの和）＝（コイルにたくわえられるエネルギー）より

$$\frac{1}{2}3CV^2 = \frac{1}{2}LI^2$$

$$I = V\sqrt{\frac{3C}{2L}}$$

$$= \frac{\sqrt{6}}{2}V\sqrt{\frac{C}{L}}（⑨⑪）$$

このとき，コンデンサーにかかる電圧は

$$\frac{1}{2}(3C)V'^2 = \frac{1}{2}\frac{3}{2}V^2$$

より　$V' = \dfrac{V}{\sqrt{2}}$

よって，C_2 にたくわえられる電気量は

$$Q_2 = C\frac{V}{\sqrt{2}}$$

$$= \frac{\sqrt{2}}{2}CV（⑩⑥）$$

物　理

解答

4年度

I

〔解答〕

問1　① ④　② ⑧　　問2　③ ③　④ ⑩

問3　⑤ ⑦　⑥ ⑥　⑦ ⑨　⑧ ⑤　⑨ ⑨　⑩ ⑦

問4　⑪ ⑥　⑫ ⑫　　問5　⑬ ⑭

〔出題者が求めたポイント〕

問1　力のつり合い　　問2　単振動

問3　電場・電位　　問4　光の干渉　　問5　線膨張

〔解答のプロセス〕

問1　力のつり合いの式

A：$2T = Mg$　（M：Aの質量）

K：$T = kx$　（x：ばねの伸び）

W：$kx = mg$

以上より

$$x = \frac{mg}{k}　（① ④）$$

$$M = 2m　（② ⑧）$$

問2　力学的エネルギー保存則

AとBが離れる直前まで

$$\frac{1}{2}(M+m)v^2 = \frac{1}{2}kL^2$$

$$v = L\sqrt{\frac{k}{M+m}}　（③ ③）$$

A，Bが離れた直後から

$$\frac{1}{2}kd^2 = \frac{1}{2}mv^2　（d：振幅）$$

$$d = v\sqrt{\frac{m}{k}}$$

$$= L\sqrt{\frac{k}{M+m}}\sqrt{\frac{m}{k}}$$

$$= L\sqrt{\frac{m}{M+m}}　（④ ⑩）$$

問3　$|\overrightarrow{E_{AD}}| = k_0\dfrac{Q}{a^2}$

$|\overrightarrow{E_{AD}} + \overrightarrow{E_{CD}}| = \sqrt{2}\,k_0\dfrac{Q}{a^2}$

$|\overrightarrow{E_{BD}}| = k_0\dfrac{Q}{a^2}$

$|\overrightarrow{E_D}| = |\overrightarrow{E_{AD}} + \overrightarrow{E_{CD}}| - |\overrightarrow{E_{BD}}|$

$$= (\sqrt{2} - 1)\frac{k_0 Q}{a^2}$$

（⑤ ⑦　⑥ ⑥）

$$V_D = k_0\frac{Q}{a}\times 2 + k_0\frac{-2Q}{\sqrt{2}\,a}$$

$$= (2-\sqrt{2})\frac{k_0 Q}{a}$$

（⑦ ⑨　⑧ ⑤）

$V_O = 0$

よって

$$W = Q(V_D - V_O)$$

$$= (2-\sqrt{2})\frac{k_0 Q^2}{a}$$

（⑨ ⑨　⑩ ⑦）

問4　強め合う条件は，Aで反射するときに位相が反転するので

$$2d = \left(m - \frac{1}{2}\right)\lambda　（m = 1, 2, \cdots）$$

$$d = \frac{\lambda}{2}\left(m - \frac{1}{2}\right)　（⑪ ⑥）$$

1枚の板の厚さを $h[\text{m}]$ とすると，板が N 枚のとき

$$x_m = \frac{d}{\tan\theta}$$

$$= \frac{\lambda}{2}(m-1)\frac{l}{Nh}$$

$$\Delta x = x_{m+1} - x_m$$

$$= \frac{\lambda}{2}\cdot\frac{l}{Nh}$$

板が $N+1$ 枚になると

$$\tan\theta' = \frac{(N+1)h}{l}$$

$$x_m' = \frac{d}{\tan\theta'}$$

$$= \frac{\lambda}{2}(m-1)\frac{l}{(N+1)h}$$

$$\Delta x' = x_{m+1}' - x_m'$$

$$= \frac{\lambda}{2}\frac{l}{(N+1)h}$$

$$= \frac{\lambda l}{2h}\frac{1}{N+1}$$

$$= \frac{N}{N+1}\Delta x　（⑫ ⑫）$$

問5　$l = l_0(1 + \alpha t)$　より

$$\begin{cases} L_0 = l_0(1 + \alpha T_0) \\ L_1 = l_0(1 + \alpha T_1) \end{cases}$$

2式の比をとって，

$$\frac{L_0}{L_1} = \frac{1 + \alpha T_0}{1 + \alpha T_1}$$

$$\alpha = \frac{L_1 - L_0}{L_0 T_1 - L_1 T_0}　（⑬ ⑭）$$

II

〔解答〕

問1　① ⑧　　問2　② ②　　問3　③ ⑨

問4　④ ⑮　　問5　⑤ ⑮　　問6　⑥ ⑦

問7　⑦ ⑤　⑧ ⑧　　問8　⑨ ④

〔出題者が求めたポイント〕

非等速円運動

〔解答のプロセス〕

問1 $\frac{3}{2}mgL$ （$\boxed{1}\boxed{8}$）

問2 $T = mg\cos60°$

$= \frac{1}{2}mg$ （$\boxed{2}\boxed{2}$）

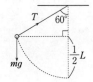

問3 力学的エネルギー保存則

$\frac{1}{2}mv_r^2 = mg\left(\frac{3}{2}L\right)$

$v_r = \sqrt{3gL}$ （$\boxed{3}\boxed{9}$）

問4 力学的エネルギー保存則

$\frac{1}{2}mv_s^2 + mg(2r) = \frac{1}{2}mv_r^2$

$v_s = \sqrt{g(3L-4r)}$ （$\boxed{4}\boxed{15}$）

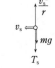

問5 円運動の方程式

$m\frac{v_s^2}{r} = mg + T_s$

$T_s = mg\frac{3L-5r}{r}$ （$\boxed{5}\boxed{15}$）

問6 糸がたるまないので $T_s \geqq 0$ となればよい

よって，

$r \leqq \frac{3}{5}L$ （$\boxed{6}\boxed{7}$）

問7 円運動の方程式

$T_r = m\frac{v_r^2}{3L} + mg$

$= m\frac{3gL}{3L} + mg$

$= 2mg$ （$\boxed{7}\boxed{5}$）

$T_r' = m\frac{v_r^2}{L} + mg$

$= m\frac{3gL}{L} + mg$

$= 4mg$ （$\boxed{8}\boxed{8}$）

問8 点 s' で

円運動の方程式

$m\frac{v_s^2}{L} = mg\sin\theta + T_s'$

力学的エネルギー保存則

$\frac{1}{2}mv_s^2 = \frac{1}{2}mv_r^2 - mgL(1+\sin\theta)$

2式より，v_s' を消去して

$T_s = mg(1-3\sin\theta)$

糸がたるんだ瞬間は $T_s' = 0$

よって，$\sin\theta = \frac{1}{3}$ （$\boxed{9}\boxed{4}$）

Ⅲ

〔解答〕

| 問1 | $\boxed{1}\boxed{3}$ | $\boxed{2}\boxed{8}$ | 問2 | $\boxed{3}\boxed{10}$ | $\boxed{4}\boxed{5}$ |
| 問3 | $\boxed{5}\boxed{11}$ | $\boxed{6}\boxed{4}$ | 問4 | $\boxed{7}\boxed{15}$ | $\boxed{8}\boxed{3}$ |

〔出題者が求めたポイント〕

直流電源につないだ RC 回路

〔解答のプロセス〕

問1 S_1 を閉じた直後の回路の方程式は

$V - i_0R - i_0(2R) = 0$

$i_0 = \frac{1}{3}\frac{V}{R}$ （$\boxed{1}\boxed{3}$）

R_3 にかかる電圧は

$V_{R3} = 2R \cdot \frac{V}{3R}$

$= \frac{2}{3}V$ （$\boxed{2}\boxed{8}$）

問2 S_1 を閉じて十分時間が経過すると，電流が流れなくなるので，C_1 にたくわえられる電気量は，

$q_1 = CV$ （$\boxed{3}\boxed{10}$）

C_1 にたくわえられるエネルギーは

$U_1 = \frac{1}{2}CV^2$ （$\boxed{4}\boxed{5}$）

問3 電荷保存則

$Q_1 + Q_2 = CV$

$\Leftrightarrow CV_1 + 4CV_1 = CV$

$V_1 = \frac{1}{5}V$

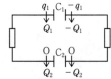

よって，C_2 にたくわえられる電気量は

$Q_2 = \frac{4}{5}CV$ （$\boxed{5}\boxed{11}$）

このとき，C_1 と C_2 にたくわえられたエネルギーは

$U_1 = \frac{1}{2}(C+4C)V_1^2$

$= \frac{1}{2}5C\left(\frac{1}{5}V\right)^2$

$= \frac{1}{10}CV^2$

R_2 で発生したジュール熱は，$R_1 : R_2 = 1 : 2$ に注意して

$J_{R2} = \frac{2}{3}(U_0 - U_1)$

$= \frac{2}{3}\left(\frac{1}{2}CV^2 - \frac{1}{10}CV^2\right)$

$= \frac{2}{3} \cdot \frac{4}{10}CV^2$

$= \frac{4}{15}CV^2$ （$\boxed{6}\boxed{4}$）

問4 電荷保存則

$-Q_1' + \frac{1}{2}CV = -Q_1$

$\Leftrightarrow -CV' + \frac{1}{2}CV = -\frac{1}{5}CV$

$V' = \frac{7}{10}V$

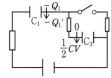

よって，$V_{C3} = V - \frac{7}{10}V = \frac{3}{10}V$

したがって

$$C_3 V_{C_3} = \frac{1}{2} CV$$

$$C_3 \cdot \frac{3}{10} V = \frac{1}{2} CV$$

$$C_3 = \frac{5}{3} C \quad (\boxed{7}\,⑮)$$

C_3 にたくわえられているエネルギーは

$$U_3 = \frac{1}{2} C_3 V_{C_3}{}^2$$

$$= \frac{1}{2}\,\frac{5}{3}\, C \left(\frac{3}{10} V\right)^2$$

$$= \frac{3}{40} CV^2 \quad (\boxed{8}\,③)$$

化 学

解 答

4年度

I

〔解答〕

問1 $\boxed{1}$③ $\boxed{2}$① $\boxed{3}$⑨ $\boxed{4}$⑧　問2 $\boxed{5}$④

問3 $\boxed{6}$③　問4 $\boxed{7}$④　問5 $\boxed{8}$④,⑥

問6 $\boxed{9}$③　問7 $\boxed{10}$②　問8 $\boxed{11}$⑤

〔出題者が求めたポイント〕

小問集合

〔解答のプロセス〕

問2 $\boxed{5}$

C_8H_{10} でベンゼン環を持つので，メチル基を2つもつキシレン(o-，m-，p-の3種ある)とエチルベンゼンの合わせて4種。

問3 $\boxed{6}$

二糖のうち，スクロースはグルコースとフルクトースの還元性を示す構造の部分同士で結合を作っているので，還元性を示さない。

問4 $\boxed{7}$

生体でタンパク質を構成するアミノ酸20種のうち，硫黄を含むアミノ酸はシステインとメチオニンの2つ。システインはジスルフィド結合を形成し，ポリペプチド鎖同士の架橋により網目を作ることで頑丈な構造を作る。

問5 $\boxed{8}$

③硫酸バリウムは水に溶けにくいので，中和点でのイオン量が最も少なくなる。

④フェノールフタレインの変色域はおよそ8〜10なので，弱塩基と強酸の中和だと色の変化が明瞭に表れず中和点が分かりにくくなってしまう。

⑥水の電離度は温度を上げると大きくなる。これは知識として覚えていなくても，中和反応が発熱反応であることを考えれば，逆に水の電離は吸熱反応であると判断できる。

問6 $\boxed{9}$

標準状態で 8.96 L の気体の物質量は 0.4 mol，水 9.0 g は 0.5 mol であるから，メタンと水素の燃焼

$$CH_4 + 2O_2 \longrightarrow CO_2 + 2H_2O$$

$$H_2 + \frac{1}{2}O_2 \longrightarrow H_2O$$

混合気体の中にメタンが x mol，水素が y mol 含まれていたと仮定すると，

$$\begin{cases} x + y = 0.4 \\ 2x + y = 0.5 \end{cases}$$

これを解いて，水素について $y = 0.3$ (mol)

問7 $\boxed{10}$

$$pH = -\log_{10}[H^+] = -\log_{10}(0.10 \times 0.016)$$
$$= 4 - 4\log_{10}2 = 2.8$$

問8 $\boxed{11}$

「環を一つ」，「二重結合を二つ」とあるから，求める炭

化水素は C_nH_{2n-4} と表せる。

水素数－炭素数＝$n-4=4$ より，$n=8$

$$\therefore C_8H_{12} + 11O_2 \longrightarrow 8CO_2 + 6H_2O$$

II

〔解答〕

問1 $\boxed{1}$③ $\boxed{2}$②　問2 $\boxed{3}$①

〔出題者が求めたポイント〕

ルシャトリエの原理とハーバー・ボッシュ法

〔解答のプロセス〕

問1 $\boxed{1}$〜$\boxed{2}$

正しいグラフを選ぶ問題のポイントは2つ。

(i) 反応時間初期の立ち上がりは，反応速度に起因する。(正反応の)触媒を添加したり，温度・濃度が高いと反応速度は高くなる。

(ii) 十分に反応時間が経過するとグラフは平坦になる。その高さは平衡が成り立つときの最終生成量に起因する。

(1) 温度を上げると反応速度は大きくなり，吸熱反応が進むようになる。問題文から，アンモニアの生成熱は 46 kJ/mol で発熱反応であることが分かるから，アンモニアの最終生成量は温度を上げると低下する。よって，初期の立ち上がりが大きく最終生成量が少ない③のグラフ。

(2) 触媒を加えると反応速度は大きくなるが平衡は移動しないので，最終生成量は変化しない。よって，初期の立ち上がりが大きく最終生成量が A と同じ②のグラフ。

問2 $\boxed{3}$

ハーバー・ボッシュ法で用いる触媒は四酸化三鉄を含む触媒である。

III

〔解答〕

問1 $\boxed{1}$② $\boxed{2}$⑧ $\boxed{3}$⑥ $\boxed{4}$③ $\boxed{5}$①

問2 $\boxed{6}$②,③,⑤　問3 $\boxed{7}$③

〔出題者が求めたポイント〕

アンモニアソーダ法(ソルベー法)

〔解答のプロセス〕

問1 $\boxed{1}$〜$\boxed{5}$

アンモニアソーダ法については，図を含めて理解しておく。

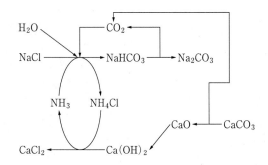

問2 6

① 炭酸ナトリウムは強塩基である水酸化ナトリウムと弱酸である炭酸（二酸化炭素）の中和で生じる塩なので、液性は（弱）塩基性になる。

④ 重曹は炭酸水素ナトリウムである。

問3 7

水酸化カルシウムが塩化アンモニウムと反応するのは強塩基だからである。そのため、強塩基として働く物質であれば代替可能である。選択肢の中では③の水酸化ナトリウムが該当する。

IV

〔解答〕

問1 1⑤　2⑩　3②　問2 4⑤　5④　6⑦
問3 7②　問4 8⑨

〔出題者が求めたポイント〕

エステルの構造決定

〔解答のプロセス〕

問1 1 ～ 3

水素と炭素の質量比が9.8%と58.8%なので、

$$H : 102 \times \frac{9.8}{100} = 9.996 \quad C : 102 \times \frac{58.8}{100} = 59.976$$

$$C : H = \frac{59.996}{12} : \frac{9.996}{1} = 5 : 10$$

分子量が102になるように酸素の数をそろえて、
$C_5H_{10}O_2$

問2 4 ～ 6

問題文の(c)～(e)から構造を読み取る。

(c) クメン法によりフェノールを合成する際に同時に生成する物質とはアセトンである。よって酸化してアセトンになるアルコールGは2-プロパノールである。

(d) 酸化反応に対して安定なアルコールは第三級アルコールである。A～Cを分解して得られる可能性があるアルコールは炭素数4まで（エステル全体で炭素数5、そのうち一つはエステル結合で使われる）なので、該当するアルコールHは2-メチル-2-プロパノールのみである。

(e) (c)からアルコールGの炭素数は3と分かっているので、その相方であるカルボン酸Dは炭素数2と分かる。炭素数が2となるカルボン酸は酢酸のみ

であるから、化合物Jはアセトアルデヒド、アルコールIはエタノールと分かる。IとJはいずれもヨードホルム反応を示すので、条件とも合致する。

以上から、Aは酢酸と2-プロパノール、Bはギ酸と2-メチル-2-プロパノール、Cはプロピオン酸とエタノールのそれぞれエステルであることが分かる。

問3 7

選択肢の中では、カルボン酸Eのギ酸のみが還元性をもつ。

問4 8

アルコールGは2-プロパノールで、濃硫酸と加熱して分子内脱水するとC=Cの二重結合を持つプロピレンが得られる。これを単量体として付加重合すれば、熱可塑性のポリプロピレンが得られる。

V

〔解答〕

問1 1④　問2 2⑤　問3 3②
問4 4②　問5 5⑤

〔出題者が求めたポイント〕

天然高分子（タンパク質）

〔解答のプロセス〕

問1 1

卵白の主成分はアルブミンであり、タンパク質の分子コロイドである。アルブミンは親水性なので、電解質を多量に加えると塩析により沈殿する。コロイド溶液なのでチンダル現象（③の説明文）も示すが、その原理は光の吸収ではなく散乱である。

問2 2

硫黄反応である。生じる沈殿はタンパク質から遊離した硫黄と鉛イオンが反応した硫化鉛（II）の黒色沈殿。

問3 3

キサントプロテイン反応である。チロシンなどの側鎖にベンゼン環を持つアミノ酸があると、ベンゼン環がニトロ化されて橙色に着色する。

問4 4

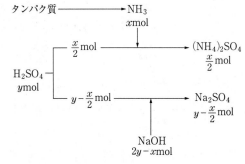

反応に用いた硫酸の物質量は

$$y = 0.100 \times \frac{50.0}{1000} = 5.0 \times 10^{-3}$$

余った硫酸の中和に要した水酸化ナトリウムの物質量は

$$2y - x = 0.400 \times \frac{22.0}{1000} = 8.8 \times 10^{-3}$$

ここから，$x = 1.2 \times 10^{-3}$ (mol) となるので，

$$1.2 \times 10^{-3} \times 14 \times \frac{100}{16} = 0.105$$

問5 $\boxed{5}$

ファントホッフの式から

$$27.7 \times 2.00 = \frac{1.00}{M} \times 8.31 \times 10^3 \times 300$$

$$M = 4.5 \times 10^4$$

化　学

解答

4年度

I

〔解答〕

問1　$\boxed{1}$①,④　　問2　$\boxed{2}$①,⑤　　問3　$\boxed{3}$⑤

問4　$\boxed{4}$③,④,⑤　　問5　$\boxed{5}$③,⑥　　問6　$\boxed{6}$④,⑤

問7　$\boxed{7}$②,⑤　　問8　$\boxed{8}$①,③,⑤

問9　$\boxed{9}$⑤,⑥　　問10　$\boxed{10}$⑥

〔出題者が求めたポイント〕

小問集合

　「すべて選べ」という問題が多い。消去法ではなく，ちゃんと理由をつけて答えられるようにする。

〔解答のプロセス〕

問2　$\boxed{2}$

　①ヘリウムのみ，最外殻電子数は2である。

　⑤空気中に最も多い貴ガスはアルゴン。

問3　$\boxed{3}$

　どのイオンも電子配置は同じネオン型なので，原子核の核電荷（陽子の数＝原子番号）が最も小さいものが，最外殻の電子を引き付ける力が弱くなりイオン半径は大きくなる。よって，原子番号8の酸素のイオンがもっとも半径が大きい。

問4　$\boxed{4}$

　0℃，1.013×10^3Pa 下において1molの気体が占める体積は，気体の種類によらず22.4Lである。すなわち，空気の平均分子量28.8よりも分子量が大きい気体は密度が大きいといえる。分子量が28.8より大きいのは③,④,⑤の3つ。

問5　$\boxed{5}$

　③酸化カルシウムは生石灰。

　⑥酸化カルシウムは水に溶けて強酸性の水酸化カルシウムになるので，塩基性酸化物である。

問6　$\boxed{6}$

　アルカリ土類とアルカリ金属は炎色反応を示す。④のベリリウムと⑤のマグネシウムは2族元素だがアルカリ土類ではないので炎色反応を示さない。

問7　$\boxed{7}$

　イオン化傾向の大きい順だとB＞A＞Cになっている。正しい組み合わせは②と⑤

問8　$\boxed{8}$

　臭素水の赤褐色が消えるのは不飽和結合を持つアルケン・アルキンなど。（「ただちに」等の表現がないので，条件を整えれば置換反応をするアルカンも選択肢に入ってしまう。出題者が求めているのは不飽和結合を見極めることであると本解答では判断した。）

問9　$\boxed{9}$

　フマル酸とマレイン酸は$C_4H_4O_4$で表されるジカルボン酸で，ベンゼン環を持たない。

問10　$\boxed{10}$

　アンモニアの分圧 P_{NH_3} は

$P_{NH_3} \times 10.0 = 1.0 \times 10^5 \times 6.0$　　$P_{NH_3} = 0.6 \times 10^5$

同様に $P_{Air} \times 10.0 = 2.0 \times 10^5 \times 4.0$　　$P_{Air} = 0.8 \times 10^5$

$P_{全} = P_{NH_3} + P_{Air} = 1.4 \times 10^5$

II

〔解答〕

問1　$\boxed{1}$⑤　　問2　$\boxed{2}$③　　問3　$\boxed{3}$②

〔出題者が求めたポイント〕

中和滴定

〔解答のプロセス〕

問1　$\boxed{1}$

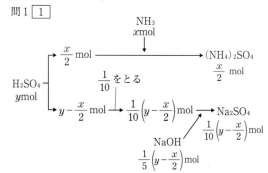

図から，

$$y = 1.00 \times \frac{10.0}{1000} = 10.0 \times 10^{-3}$$

$$\frac{1}{5}\left(y - \frac{x}{2}\right) = 1.00 \times 10^{-1} \times \frac{9.00}{1000} = 0.9 \times 10^{-3}$$

これを解いて，$x = 1.1 \times 10^{-2}$(mol)

問2　$\boxed{2}$

　1.00×10^{-1}mol/L の塩酸 100mL に含まれる H^+ イオンは 0.01mol で，pH2.00 の混合溶液 150.0mL（＝100＋50）中に残っている H^+ イオンは 0.0015mol である。すなわち，塩酸に含まれていた H^+ イオンの 0.0085mol が水酸化ナトリウム中の水酸化物イオンと中和しているから，水酸化ナトリウムの濃度は

$$\frac{0.0085}{0.05} = 0.17(\text{mol/L})$$

問3　$\boxed{3}$

　(ア)〜(エ)の中で，pHが最も小さいのは液性が酸性である塩化アンモニウム(ア)で，最も大きいのは液性が強塩基性である水酸化ナトリウム(エ)である。ナトリウムは水と反応しないがアンモニウムイオンは水と反応して水素イオンを放出しうると考えられるから，(イ)＜(ウ)が推測できる。

III

〔解答〕

問1　$\boxed{1}$③　　$\boxed{2}$⑥　　$\boxed{3}$⑧

　　　$\boxed{4}$⑨　　$\boxed{5}$⑫　　$\boxed{6}$⑩

問2　[7]① 　問3　[8]③
問4　[9]⑤ 　問5　[10]⑦

〔出題者が求めたポイント〕
ハロゲンの無機化学・電気化学・化学平衡

〔解答のプロセス〕
問1　[1]～[6]
　ハロゲン元素の最外殻電子は7個で、例外なく価電子は7である。そのため1つの電子を受け取って1価の陰イオンになりやすい。
　ハロゲンの単体はいずれも二原子分子で、沸点は分子間力の強さ、すなわち分子量に依存する。また、ハロゲンの単体はいずれも酸化力を持つが、その強さは$F_2 > Cl_2 > Br_2 > I_2$の順である。

問2　[7]
　ハロゲン化水素のうち、フッ化水素だけは弱酸性を示す。

問3　[8]
　常温・常圧で単体が液体である元素は、臭素と水銀である。

問4　[9]
　流れた電子の物質量は
$$\frac{10.0 \times (32 \times 60 + 10)}{9.65 \times 10^4} = 0.200 \,(\text{mol})$$
となるから、生じた塩素は0.10molである。

問5　[10]

	H_2	$+$ I_2	$\rightleftharpoons$	$2HI$	
前	2.0	2.0		0	(mol)
反	$-x$	$-x$		$+2x$	
後	$2-x$	$2-x$		$2x$	

平衡定数は$k = \dfrac{(2x)^2}{(2.0-x)^2} = \left(\dfrac{2x}{2.0-x}\right)^2 = 64$

これを解いて$x = 1.6$
ゆえに、生成するヨウ化水素の物質量は、
$2 \times 1.6 = 3.2$

Ⅳ

〔解答〕
問1　[1]① 　[2]⑦ 　[3]③ 　[4]⑩ 　[5]⑨
問2　[6]③ 　問3　[7]①
問4(1)　[8]⑧ 　[9]⑨ 　[10]③ 　(2)　[11]⑤

〔出題者が求めたポイント〕
有機化学

〔解答のプロセス〕
問1　[1]～[5]
　濃硫酸を触媒として加えてカルボン酸とアルコールの脱水縮合によってエステルが生成する。この反応は可逆反応で、酸触媒でエステルの加水分解も進行する。
　一方、塩基触媒でエステルを合成することはできないが、加水分解は可能である。酸触媒の加水分解ではカルボン酸とアルコールが生成するが、塩基触媒の場合はカルボン酸が塩基と反応し、カルボン酸の塩とアルコール(フェノールがアルコールとして生成する場合はフェノール塩)が生成する。

問2　[6]
　油脂に塩基を作用させて生成するのがセッケンであり、油脂もまた脂肪酸とグリセリンのエステルである。そのため、塩基触媒を用いたエステルの加水分解を「けん化」ということもある。

問3　[7]
　酢酸エチルに水酸化ナトリウムを反応させるとエタノールが生成する。

問4　[8]～[11]
(1)
$$C : 176 \times \frac{12}{44} = 48 \,(\text{mg})$$
$$H : 36 \times \frac{2}{18} = 4 \,(\text{mg})$$
$$O : 76 - (48 + 4) = 24 \,(\text{mg})$$
$$C : H : O = \frac{48}{12} : \frac{4}{1} : \frac{24}{16} = 8 : 8 : 3$$

よって組成式は$C_8H_8O_3$で、分子量152であることから分子式もそのまま$C_8H_8O_3$

(2)　塩化鉄(Ⅲ)水溶液で呈色するのはフェノール性ヒドロキシ基を持つ物質である。選択肢の中で、カルボン酸でなおかつフェノール性ヒドロキシ基を持っているのは⑤のサリチル酸のみ。

Ⅴ

〔解答〕
問1　[1]⑫ 　[2]③ 　[3]① 　[4]⑦ 　[5]⑧ 　[6]⑩
問2　[7]② 　問3　[8]① 　問4　[9]④

〔出題者が求めたポイント〕
天然ゴム・合成ゴム

〔解答のプロセス〕
問1　[1]～[6]
　天然ゴムはイソプレン分子が多数付加重合したような構造を持つ。

イソプレン　　　　ポリイソプレン（天然ゴム）

　天然ゴムはゴムノキの樹液から得ることができるが、そのままでは弾性が弱く製品としては利用できない。そこで硫黄を加えてポリイソプレンの分子鎖同士に架橋構造を作ることで三次元網目構造を作ることができ(加硫)、製品として使うことができるゴムが得られる。加える硫黄の量を変えることで製品の弾性を変化させることができ、多量に加えて樹脂状になったゴムはエボナイトと呼ばれ絶縁材にも用いられる。

問4 9

　　1,3−ブタジエン 1 分子に二重結合は 2 つあるので，
ブタジエン 1.0 mol に付加する水素は 2.0 mol である。
ブタジエンゴム（重合するとブタジエン 1 単位ごとに
二重結合 1 つになる）ではなく，単量体のブタジエン
について問われていることに注意。

生　物

解答

4年度

I

〔解答〕

問1．1．1-⑥　　2．2-①②⑤　　3．3-③④⑥
　　　4．4-④　　5．5-②　　6．6-①　　7．7-⑤
問2．1．8-⑤　　2．9-③　　3．10-①
　　　4．11-①⑤⑦　　5．12-②

〔出題者が求めたポイント〕

膜タンパク質と浸透圧を主題にして、関連する知識の定着と実験に関わる論理的思考力を要求している。

〔解答のプロセス〕

問1．2．②コネクソンはギャップ結合した細胞間を結合させると共に、双方向の物質移動の可能なチャネルとしての機能を持つ。

　　3．細胞膜は、H_2O、O_2、CO_2 のような小さな分子とアルコールやステロイドホルモンのような脂溶性の物質を透過させる性質を持つ。アミノ酸、スクロース、ペプチドホルモンのような大きな分子とイオンは細胞膜を透過しにくいため、チャネルやポンプといった膜タンパク質によって透過させる。

　　4．Ca^{2+} は細胞内にはほとんどない。Na^+ と K^+ の濃度は細胞内外で逆転しており、K^+ が細胞内に多い。

　　5．電位依存性ナトリウムチャネルがより多く開口して膜電位を急激に上昇させる。

　　6．アルブミンは肝臓で合成される血液中の中では最も量が多いタンパク質であり、浸透圧を調節している。この浸透圧を膠質浸透圧と呼ぶ。アルブミンが減少すると血管内の水分が血管外に移動して、腹部や胸部に水が溜まり、腹水や胸水といった症状に陥ることが知られる。

　　7．染色体を両極に移動させることで知られる紡錘糸は微小管からなる。細胞分裂で見られる収縮環は主にアクチンフィラメントとミオシンフィラメントからなり、筋収縮と同じ原理で収縮する。また、アクチンを重合させることでアクチンフィラメントを伸長させつつ細胞を伸長させる。中間径フィラメントはケラチン線維が束ねられた構造を持ち、細胞の強度を高めると共に、デスモソームやヘミデスモソームと結合して組織の強度を高める。

問2．1・2・3．腎臓の集合管の細胞に分布するアクアポリンは脳下垂体後葉から分泌されるバソプレシンの刺激により細胞内から細胞表面に移動し、原尿から水のみを再吸収して尿を濃縮する。

　　4．①実験1のグラフより、体積1.08（約8%）でも破裂していない。──→適切
　　　②実験1のグラフより、時間経過に伴う体積の増加の割合はほぼ一定である。つまり細胞膜を介した水分子の移動速度もほぼ一定といえる。──→不適切

　　　③実験1のグラフより、緩衝液のみを注入した場合でも体積は増加している。──→不適切
　　　④実験1・2では、すべてのタンパク質Xが細胞膜上にあるかどうかの確認はしていない。──→不適切
　　　⑤実験1のグラフの3.0分後で確認すると、−○の方が−●−より約2%大きい。──→適切
　　　⑥実験1のグラフの3.0分後で確認すると、−○の方が−●−より約2%大きい。──→不適切
　　　⑦実験2のグラフのmRNAを注入したときのcAMPの有無で比較すると、cAMPを加えた方が細胞膜状に存在するタンパク質Xの量は1.5倍（50%）である。──→適切

　　5．実験2より、cAMPがあると細胞膜上のタンパク質Xの量が多いことからcAMPの合成を促進すると、タンパク質Xの細胞膜への移動が促進されると考えられる。浸透圧の低い培養液に移した後の卵細胞の体積増加は、タンパク質Xの作用で水が浸透したためと考えられる。水が集合管内から組織液に移動すれば組織液の浸透圧は低下する。なお、タンパク質Xはアクアポリンである。

II

〔解答〕

問1．1．1-③⑤⑥　　　2-②③
問2．1．3-⑦　　2．4-⑧　　3．5-⑩
　　　4．6-⑤　　5．7-⑫
問3．8-①　　9-③　　10-②　　11-④
問4．12-③⑤
問5．1．13-①　　14-⑧
　　　2．15-⑩　　16-⑧　　17-②　　3．18-②⑤⑥
　　　4．(1)19-②　　(2)20-⑨
問6．1．21-⑩　　22-⑨　　2．23-⑧
　　　3．24-①④　　4．25-④
　　　5．26-⑩　　27-⑤　　28-⑦

〔出題者が求めたポイント〕

生殖と発生に関する詳細で正確な知識と遺伝を中心とした数的処理能力を要求している。

〔解答のプロセス〕

問1．1．不適切な理由を中心に解説する。
　　　①「微小管」ではなく「アクチン」の束が先体突起を形成する。──→不適切
　　　②先体からの酵素放出は、ゼリー層に接触したときに起こる。──→不適切
　　　④⑥表層粒の内容物はエキソサイトーシスにより、細胞外（細胞膜と卵黄膜の間）に放出され、浮き上がった卵黄膜が受精膜となる。これを表層反応という。
　　　④──→不適切　⑥──→適切

⑤Na⁺が細胞内に流入して、1～3秒間で卵膜の電化が逆転する。━→適切

2. 不適切な理由を解説する。

①動物極・植物極の位置は、受精前に決定している。━→不適切

④三胚葉が分化するのは、原腸胚期である。━→不適切

⑤この説明は、両生類の場合である。ウニの原口の位置は植物極側の中心である。━→不適切

⑥原腸胚ではなく胞胚期の説明である。━→不適切

⑦両生類の発生を説明している。ウニでは卵黄栓はできない。━→不適切

問2．1. キイロショウジョウバエの卵の後端部には母性因子として「ナノス」mRNA が、前端部にはビコイド mRNA が偏在している。

2. 胸部から尾部にかけて変異が生じ、本来は翅2枚なのだが、4枚持つ突然変異体を「バイソラックス」突然変異体という。ホメオティック突然変異の一種である。

3. BMP タンパク質は胚全体に均一に分布している。外胚葉の細胞には BMP 受容体が存在し、BMP が受容体に結合すると、表皮分化に関わる遺伝子発現が促進される。一方、BMP が受容体に結合しないときには、神経分化に関わる遺伝子の発現が促進される。背側に分布する「ノギン」タンパク質と「コーディン」タンパク質は、「BMP」と結合して受容体への結合を妨げ、背側には神経が、その他の外胚葉は表皮に誘導される。

4. 「ディシェベルドタンパク質」がキネシンによって灰色三日月部分に運ばれる。

5. 生殖腺を精巣に分化させるのは Y 染色体上の「SRY」遺伝子である。

問3．母性因子━→ギャップ遺伝子群━→ペアルール遺伝子群━→セグメントポラリティー遺伝子群━→ホメオティック遺伝子群の順で発現する。

問4．不適切なものを解説する。

①②オペロンを説明している。原核生物の遺伝子発現である。━→不適切

④オペレーターは原核生物の遺伝子発現に使われる名称。内容もデタラメである。━→不適切

⑥開始点となって mRNA ではなく DNA が合成される。━→不適切

⑦リーディング鎖は DNA 複製時にラギング鎖とセットで用いられる用語である。転写の場合はセンス鎖とアンチセンス鎖を用い、鋳型鎖はアンチセンス鎖である。━→不適切

問5．1. 体細胞の染色体数はキイロショウジョウバエが8本、ヒトは46本である。減数分裂するとそれぞれ半数になるので、4本と23本になる。

2. G₁期は DNA の複製がされていないので、ゲノムサイズのままの塩基対数になる。ある動物は複相（2n）と考えられるので、2ゲノムとして計算する。

なお、「1nm＝10^{-7}cm、1億2000万＝$1.2×10^8$」として以下のように計算できる。

$$3.4×10^{-7}\text{cm}÷10×1.2×10^8×2＝3.4\text{cm}×1.2$$
$$×2＝8.16\text{cm}━（四捨五入）━→8.2\text{cm}$$

3. G₁期の卵原細胞の染色体数を2n・DNA 量を(1)としたとき、一次卵母細胞 2n(2)、二次卵母細胞 n(1)、第一極体 n(1)、卵 n(1/2)、第二極体 n(1/2) である。以下に不適切なものを解説する。

①卵は n(1/2)、卵原細胞は 2n(1) なので、G₁期の卵原細胞の DNA 量は2倍多い。━→不適切

③染色分体の数の違いから、DNA 量は第一極体(1/2)、第二極体(1/4) である。━→不適切

④一次卵母細胞は 2n、二次卵母細胞は n なので染色体数が異なる。━→不適切

4. (1)ここでは(2)との違いに注意する。各相同染色体が対合してできる二価染色体は4本の染色分体からなるが、乗換えを考えないため染色分体は2種類である。一次精母細胞が2個の二次精母細胞に分裂し、それぞれから同じ染色分体の組合せをもつ精子が2個ずつ形成される。この仕組みから考えると、染色体数がいくつであろうと、1つの精母細胞からできる精子の染色体の組合せは2通りになる。

(2)各二価染色体から2種類の染色体の組合せができるので、二価染色体が5本である1個体の雄の精子の染色体の組合せは「$2^5＝32$ 通り」である。

問6．1、2. (23-)F₁雌[野生型]の遺伝子型は(BbCcSs)である。(bbccss)雄との交配の結果、［正常体色・正常眼］と［黒体色・辰砂眼］が多く、［正常体色・辰砂眼］と［黒体色・正常眼］が少ない。これは、遺伝子 B と S、b と s が連鎖していることを示しているので、F₁雌[野生型]の遺伝子型(BbCcSs)を連鎖している遺伝子をアンダーライン2種類を用いて表すと、(BSbsCc)と表せる。組換え価は「組換えによって生じた個体数」×100(%)÷「全個体数」なので、「(22＋22＋23＋23)×100(%)÷1000＝9.0(%)」となる。

3. 連鎖している遺伝子は B と S、b と s なので、これに矛盾しない組合わせは①④である。

4. 連鎖している遺伝子が B と S、b と s であることを踏まえ、組換えによって生じ得る「正常体色・辰砂眼」と「黒体色・正常眼」の個体が生じていないことから、組換えは起こらなかったことが判る。なお、キイロショウジョウバエの雄では、組換えを生じないことが知られている。

5. F₁雄[野生型](BSbsCc)の作る配偶子とその割合は、組換えを生じないので (BSC)：(BSc)：(bsC)：(bsc)＝1：1：1：1である。F₁雌[野生型](BSbsCc)では組換え価9%なので、生じる配偶子とその割合は、(BSC)：(BSc)：(BsC)：(Bsc)：(bSC)：(bSc)(bsC)：(bsc)＝91：91：9：9：9：9：91：91となる。「雄の4種類の遺伝子型の配偶子」と「雌の8種類の遺伝子型の配偶子」を掛け合わせた数字の割合だけ子ができたとすると、全体では「4×400＝1600個体」になる。このうち、雄の (bsc) と雌の (bsc)

によって生じる (bbccss) の数は 91 個体である。したがって、(bbccss) の生じる割合は「91 ÷ 1600 × 100% ＝ 5.6875% −（小数点以下第2位を四捨五入）⟶ 5.7%」となる。

Ⅲ

〔解答〕

問1. 1-⑥　　問2. 2-④　　問3. 3-①②④⑥
問4. 4-④⑤　　問5. 5-①④　　問6. 6-②
問7. 7-①②③　　問8. 8-①

〔出題者が求めたポイント〕

地球環境の変化と生物界の変遷に関する基本的な知識を確認する設問である。

問1. 酸素を発生する反応は光合成であり、これを行う最初の生物はシアノバクテリアである。

問2. 20 ～ 25 億年前に海中でのシアノバクテリアの光合成によって放出された酸素と鉄が反応して酸化鉄となって海中に沈殿した。このようにしてできた地層を縞状鉄鉱層といい、赤鉄鉱を主とする鉄鉱石である。

問3. 次の細菌によって利用される。

亜硝酸菌「$2NH_4^+ + 3O_2 \longrightarrow$
$\qquad 2NO_2^- + 4H^+ + 2H_2O + エネルギー$」

硫黄細菌「$2H_2S + O_2 \longrightarrow 2S + 2H_2O + エネルギー$」
$\qquad$「$2S + 3O_2 + 2H_2O \longrightarrow 2H_2SO_4 + エネルギー$」

水素細菌「$2H_2 + O_2 \longrightarrow 2H_2O + エネルギー$」

問5. ①インテグリンは細胞−細胞外基質間結合であるヘミデスモソームと接着斑で、④カドヘリンは細胞間接着である接着結合とデスモソームで見られる。

問6. カルビンは、CO_2 が最初に取り込まれる物質は PGA であることを明らかにした。

問7. 呼吸と光合成には共通点が多いが、FAD は呼吸のみ、$NADP^+$ は光合成のみに関わる物質である。

問8. オゾン層の形成によって生物の陸上進出が可能になった。最初に上陸したのは植物であった。

生 物

解答　4年度

Ⅰ

〔解答〕

問1．1．1−④　2−②　3−③　4−②
　　　　　5−②　6−⑥　7−③
　　　2．8−②⑤　　　3．9−①③⑦
問2．1．10−③　　11−⑥
　　　2．12−④⑧　　　3．13−③　　　4．14−②④
　　　5．15−①④　　　6．16−④　17−④　18−④
　　　7．19−②
　　　8．(1)20−⑤　(2)21−③　(3)22−⑤
　　　　(4)23−①　24−⑧　(5)25−④

〔出題者が求めたポイント〕

リゾチームを題材に、免疫に関する基礎知識の確認とリゾチームタンパク質がつくられる過程として、転写・翻訳に関する詳細でしっかりとした知識を要求している。さらに、実験問題を用意して高度な論理的思考力も要求する総合的な設問である。

〔解答のプロセス〕

問1．自然免疫のうちの化学的防御に貢献するリゾチームは、真正細菌の細胞壁を構成する多糖類(ペプチドグリカン)のグリコシド結合を加水分解する酵素である。真正細菌のうち、グラム陽性菌の細胞壁はペプチドグリカン層により構成されていて、ここにリゾチームが作用すると細胞壁が破壊されて浸透圧に対する耐性を失う。一方グラム陰性菌は、この細胞壁の外側にさらにリポ多糖による外膜が形成されているため、リゾチームが作用しても細胞壁成分は完全には分解されないものの、硬いペプチドグリカン層が分解されると形状維持ができなくなって球状になる。食中毒や下痢を引き起こすことで知られるサルモネラ菌はグラム陰性菌である。

2．㋐はリボソームであり、リボソームは大小２つのサブユニットから成り、これらはリボソームタンパク質とリボソーム RNA の複合体である。

3．②⑥⑧は糖類を分解する酵素である。④のオプシンにはヒトでは、桿体細胞に含まれるロドプシン、青、緑、赤各錐体に存在する青オプシン、緑オプシン、赤オプシンの４種類が存在する。⑤クリスタリンは水晶体に存在する透明なタンパク質である。

自然免疫に関わるものは①TLR(Toll 様受容体)、③インターロイキン、⑦ディフェンシンである。①Toll 様受容体は動物の細胞表面にある受容体タンパク質で、ウイルスや細菌、真菌、寄生虫のそれぞれに固有かつ共通した分子構造のパターンを認識すると、シグナル伝達系を活性化して炎症性サイトカイン(細胞から分泌される低分子のタンパク質で生理活性タンパク質とも呼ばれ、細胞間相互作用に関与し周囲の細胞に影響を与える物質)や抗菌ペプチドの産生を誘導する。③インターロイキンは、サイトカインに含まれる一群である。ヘルパー T 細胞から分泌されるものが多い。単球やマクロファージが産生するインターロイキンはモノカイン、リンパ球が産生するものはリンフォカインともいう。⑦ディフェンシンは、動物に広くみられる抗菌物質で、微生物の細胞膜と結合することによって細胞膜に孔を開け、細胞内のイオンや栄養分を流出させる。好中球などの免疫系の細胞やほとんどの上皮細胞は、細胞に取り込んだバクテリアなどの異物を不活性化するためにディフェンシンを内部に持っている。

問2．ポリペプチドを構成するアミノ酸の配列順序をタンパク質の一次構造という。遺伝情報により決定するが、選択的スプライシングが行われる場合もあるため、1つの遺伝子からつくられるものはすべて同一とは限らない。また、複数のコドンが一つのアミノ酸に対応するものもあるため、塩基が置換してもアミノ酸は変化しない場合もある。

4．ステロイドホルモンは細胞膜を通過できるので、その受容体はごく一部を除いて細胞内に存在する。受容体と結合したステロイドホルモンは受容体と複合体を形成して DNA と結合し、特定の遺伝子を活性化させる。

5．RNA ポリメラーゼと基本転写因子の複合体が DNA のプロモーターに結合して転写が開始される。DNA の複製と異なり、プライマーはつくらない。また、キャップ構造は転写の最中に、ポリ A 尾部の付加は転写終了時から行われる。

6．「完成したリゾチーム mRNA のうち、開始コドンの始めの塩基から終止コドンの終わりの塩基までの塩基数」を求めるには、mRNA の指定するアミノ酸数を求める必要がある。図でリゾチームタンパク質は 129 個のアミノ酸からなるが、合成途中で N 末端側 18 個のアミノ酸が切断されたとあるので、mRNA の指定するアミノ酸数は「129＋18＝147」である。N 末端側は先に合成されるので、開始コドンの指定するアミノ酸であるメチオニンはここに含まれる。そうすると 147 個のアミノ酸を指定するのに必要な塩基数は「147×3＝441 塩基」である。そして忘れてならないのが、指定するアミノ酸のない終止コドンである。これを加えると、求める塩基数は「441＋3＝444 塩基」となる。

7．丁寧に計算する場合、平均分子量 110 のアミノ酸がリゾチームタンパク質には 129 個あるので、リゾチームタンパク質の分子量は「110×129＝14,190」である。1mol のリゾチームタンパク質の質量は 14,190 g なので、100 mg＝0.1 g は「0.1／14,190 mol ＝7.047······×10^{-6} mol ≒7.05×10^{-6} mol」である。1 mol は 6.02×10^{23} 個なので、「7.05×10^{-6} mol

×6.02×10²³ 個 ／mol ＝42.4×10²³⁻⁶ 個 ＝4.24×10¹⁸ 個」となる。現実には時間勝負なので、効果的な計算方法を検討する。選択肢はすべて有効数字 2 桁、選択肢間の違いは指数と最初の数字である。計算例として、リゾチームタンパク質の分子量を「110×130＝11×13×100＝14,300≒14,000」とし、100 mg の mol 数を「0.1 ／ 14,000 mol ＝ 100 ／ 14×10⁻⁶≒7×10⁻⁶ mol」とする。求める分子数は「7×10⁻⁶ mol ×6×10²³ 個 ／mol ＝4.2×10¹⁸ 個」となる。

8.（1）mRNA から DNA を合成するには逆転写酵素が必要である。

（2）DNA の合成は 3′ 方向末端に新たなヌクレオチドを結合させていくので、増幅したい DNA の中央向きに 3′ が来るようにプライマーを決める。

（3）選択肢から可能性のあるものを選ぶ。とすると、細胞内で合成されている転写調節因子の違いにより、リゾチーム遺伝子の転写が繊維系細胞では行われていないことが考えられる。

（4）リゾチーム遺伝子領域のイントロンを含む範囲を転写した「mRNA 前駆体」、「スプライシング過程の RNA」、「完成した mRNA」が、電気泳動によるバンドを形成した状態で 1 枚のナイロン膜に貼り付けてある。整理すると次のようになる。

①mRNA 前駆体（最も長い）
②スプライシング過程の RNA（中間のいろいろな長さ）
③完成した mRNA（最も短い）

このナイロン膜とエキソン 4（エキソンならどこでも良いのだが）を放射性物質で標識した 1 本鎖 DNA を反応させたら、図 3 a にある 4 つのバンドがみられた。つまり、1 本鎖 DNA が様々な RNA と結合して、放射線で標識されたバンドが現れた訳である。エキソンは mRNA 前駆体から完成された mRNA に至るまで除去されないので、すべてのバンドで検出されることになる。これを考慮して、それぞれの RNA の長さが次のように推定される。

①mRNA 前駆体［エキソン＋イントロン 123］（3900）
②スプライシング過程の RNA［エキソン＋イントロンの一部］（2100 & 2000）
③完成した mRNA［エキソンのみ］（800）

次にイントロン 1・2 領域の DNA を標識して同様の作業を行った結果に注目する。図 3 c より、標識されたイントロン 2 領域の DNA は、「①mRNA 前駆体［エキソン＋イントロン 1・2・3］（3900）」にのみ結合することがわかる。言い換えるとイントロン 2 はイントロン 1・3 より先に除去されることになる。また、図 3 b から「②スプライシング過程の RNA［エキソン＋イントロン 1・3］（2100）と［エキソン＋イントロン 1］（2000）」が読み取れる。そこで、「①mRNA 前駆体［エキソン＋イントロン 1・2・3］（3900）」－「②スプライシング過程の RNA［エキソン＋イントロン 1・3］（2100）」＝イントロン 2＝

3900－2100＝1800　となる。

（5）イントロン 2 が最初に除去されることは（4）で解説した。図 3 b から、イントロン 1 の DNA 領域は、3 つのバンドを示すことから、最後に除去されると判る。

Ⅱ

〔解答〕

問 1．1．(1)26-②③⑥⑦　(2)27-②③④⑤
　　　2．(1)28-②　29-⑨　30-④　31-⑬
　　　　　32-⑪　33-③　34-⑥　(2)35-②③④
問 2．1．(1)36-③　(2)37-②　(3)38-①
　　　2．39-②

〔出題者が求めたポイント〕

基本的な知識を確認する設問が中心である。実験問題では簡単な論理的思考力を要求している。

〔解答のプロセス〕

問 1．2．(1) GABA（γ-アミノ酪酸）はタンパク質を構成しないアミノ酸の一種で、抑制性の神経伝達物質として機能しており、脳機能改善効果や高めの血圧を改善する作用なども認められていることから、健康食品として売られている。

問 2．ノルアドレナリンは血管収縮に関わる X 受容体のみに作用するが、アドレナリンは X 受容体の他に弛緩作用を及ぼす Y 受容体にも作用するとの説明から判断する。つまり、アドレナリンは血圧上昇の他に下降させる要素があることから、1．「アドレナリンの注射のグラフは③」である。2．X 受容体を働かなくしたラットでは、血圧上昇の要素はないので、「②血圧は低下した後、元に戻る」である。

Ⅲ

〔解答〕

問 1．1．40-⑤⑥　2．41-④　3．(1)42-④　(2)43-①
　　　4．44-⑤　5．45-④　6．46-③　7．47-③
　　　8．(1)1)48-⑩　2)49-⑧
　　　　　(2)1)50-②③　2)51-②
問 2．1．(1)52-③⑥　(2)53-③⑥
　　　　　(3)54-①④　2.55-①

〔出題者が求めたポイント〕

筋収縮に関する知識確認が中心となった設問である。筋収縮に影響を与える薬物に関する実験で簡単な論理的思考力も要求している。

〔解答のプロセス〕

問 1．1．①②③④は中枢神経系、⑦⑧は自律神経系である。

　　　2．神経筋シナプスともいう。

　　　5．①④③②の順で筋小胞体から Ca²⁺ が放出される。なお、小胞体にはリボソームの付着した粗面小胞体と付着していない滑面小胞体が知られ、筋小胞体は滑面小胞体である。粗面小胞体の働きは、リボソー

ムで合成されたタンパク質を取り込み、濃縮・貯蔵
することであり、滑面小胞体の働きは各種の細胞内
代謝で、とくにステロイド合成、脂質・糖などの代
謝に関わる。筋小胞体の場合は Ca^{2+} の濃縮を行う。

6. ③により、アクチン表面のトロポミオシンが移動
すると、「アクチンのミオシン結合部位」が表出して、
ミオシン頭部がアクチンと結合する。

7. アクチンフィラメントと結合したミオシン頭部に
ATP が結合すると、ミオシン頭部はアクチンフィ
ラメントから離れる。ATP が ADP とリン酸に分
解されるとき、ミオシン頭部がアゴを上げたような
形に変化してからアクチンフィラメントに結合す
る。ミオシン頭部から ADP とリン酸が放出される
とき、ミオシン頭部がアゴを曳くように動く。再び
ATP が結合する。この繰り返しでミオシン頭部が
アクチン線維をたぐり寄せる。

問2．1．(1)「(43-)アセチルコリン」と競合して結合す
る薬物 A によって、筋繊維の細胞膜上の受容体が活
性化しないので、ナトリウムイオンが細胞内に流入し
ない。言い換えると筋繊維は興奮しない。したがって、
筋小胞体からのカルシウムイオンの放出も筋収縮も起
こらない。

(2)薬物 B によって、筋小胞体からカルシウムイオ
ンの放出が阻害されるので、筋繊維が興奮しても筋
小胞体からのカルシウムイオンの放出も筋収縮も起
こらない。

(3)薬物 C によって、「(41-)シナプス」において「(43
-)アセチルコリン」の分解を抑制されるので、シナ
プス間隙のアセチルコリン濃度が維持される。その
ため筋繊維の興奮が持続されて筋小胞体からのカル
シウムイオンの放出と筋収縮が持続する。有機リン
系農薬やジャガイモの芽に多いソラニンにアセチル
コリンを分解するアセチルコリンエステラーゼ阻害
作用がある。

2．①薬物 A によって筋繊維が興奮できない状態なの
で、電気刺激で筋繊維を興奮させれば筋繊維は収縮
する。

②薬物 B によって、筋繊維が興奮してもカルシウ
ムイオンが放出されないので、電気刺激で細胞を
興奮させても収縮しない。

③薬物 C によって筋繊維は持続的に興奮して収縮
状態が維持されている。仮に弛緩しているとすれ
ば、ATP が不足するなどによって筋収縮できな
い状態にあると予想される。

2022年度

英 語 解 答 用 紙

2022年2月1日実施

獣医学部　獣医学科，動物資源科学科
生物環境科学科
海洋生命科学部　海洋生命科学科

フリガナ

氏 名

受験番号

万 千 百 十 一

志望学部・学科

獣医学部
　○ 獣医学科

第1志望の学科のみ
マークすること。
　○ 動物資源科学科
　○ 生物環境科学科

海洋生命科学部
　○ 海洋生命科学科

２０２２年度
数 学 解 答 用 紙

2022年2月1日実施
獣医学部　動物資源科学科，生物環境科学科
海洋生命科学部　海洋生命科学科

志望学部		学部	志望学科		学科	受験番号		氏名	

注意：問題1は答えのみを記すこと。問題2は解答の過程を必ず記すこと。解答の過程も採点の対象となる。

問題1.（1）

ア	イ

（2）

ウ	エ	オ	カ

（3）

キ	ク

（4）

ケ	コ	サ

点

（5），（6）には解答しないこと。

問題2.（1）

答え $a=$ ， $b=$

（2）

答え

（3）

（4）

答え

答え

点

合計	

点

この解答用紙は182％に拡大すると、ほぼ実物大になります

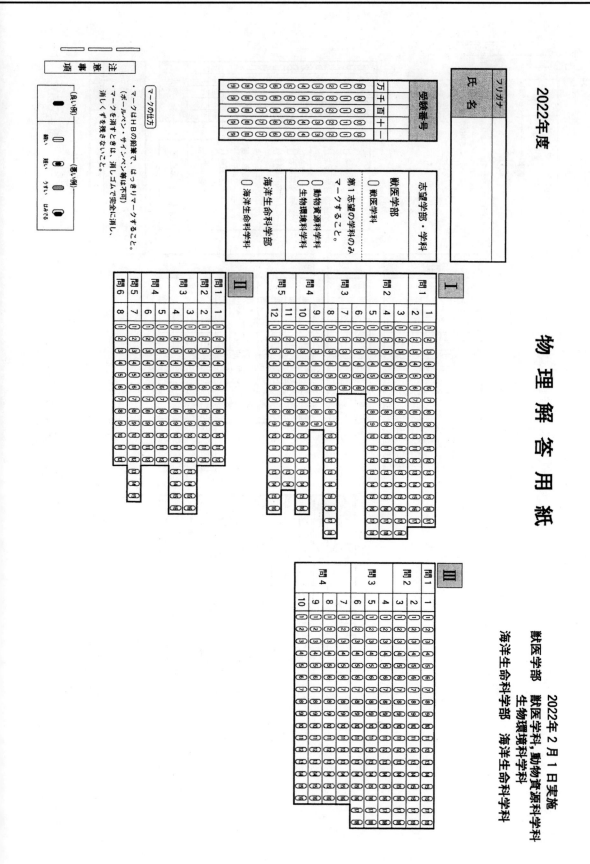

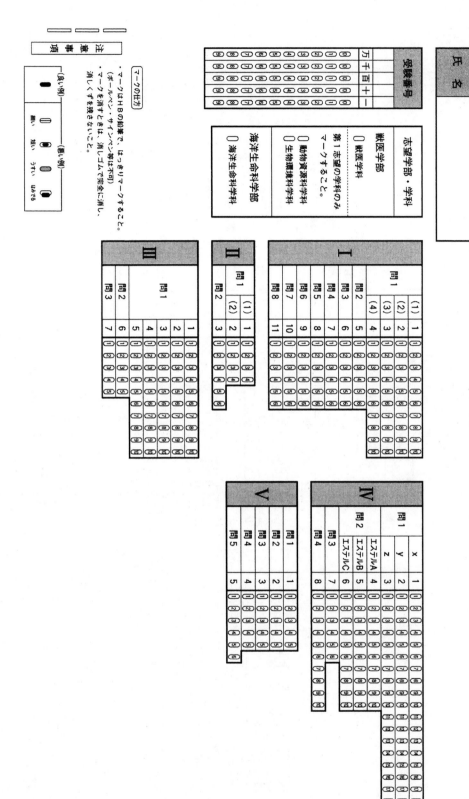

化 学 解 答 用 紙

2022年度

2022年2月1日実施
獣医学部 獣医学科，動物資源科学科
生物環境科学科
海洋生命科学部 海洋生命科学科

生 物 解 答 用 紙

2022年度

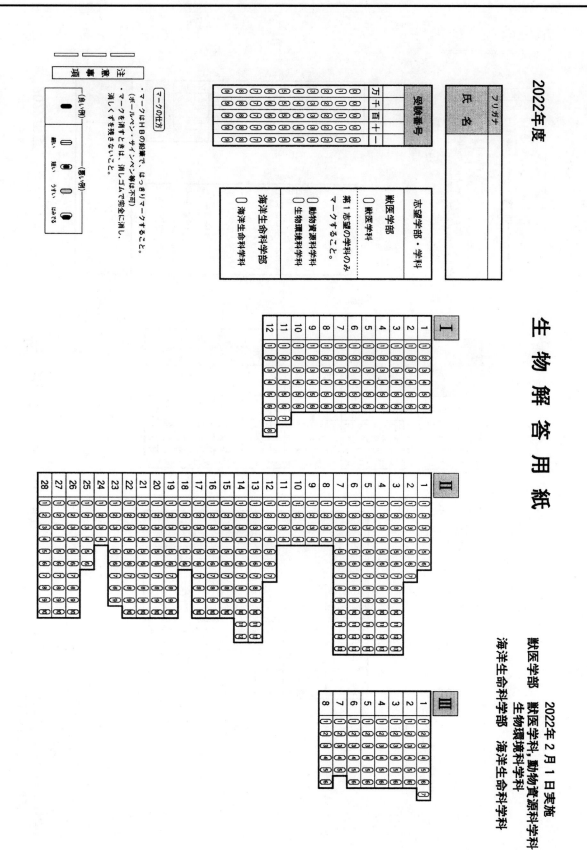

2022年2月1日実施

獣医学部　獣医学科, 動物資源科学科
生物環境科学科
海洋生命科学部　海洋生命科学科

この解答用紙は133％に拡大すると、ほぼ実物大になります。

2022年度

氏名

フリガナ

氏名

受験番号

万 千 百 十 一

志望学部・学科

獣医学部
〇 獣医学科

第1志望の学科のみ
マークすること。

〇 動物資源科学科
〇 生物環境科学科

海洋生命科学部
〇 海洋生命科学科

注意事項

マークの仕方
・マークはHBの鉛筆で、はっきりマークすること。
（ボールペン・サインペン等は不可）
・マークを消すときは、消しゴムで完全に消し、消しくずを残さないこと。

（良い例）
●

（悪い例）
細い 短い うすい はみでる

英 語 解 答 用 紙

2022年3月5日実施

獣医学部 獣医学科, 動物資源科学科
生物環境科学科

海洋生命科学部 海洋生命科学科

I

		問1	1
			2
		問2	3
			4
			5
			6
			7
			8
			9
			10
			11
		問3	12
			13
		問4	14

II

15, 16, 17, 18, 19, 20, 21, 22, 23, 24

III

	問1	25
		26
		27
		28
		29
	問2	30
		31
		32

IV

33, 34, 35, 36, 37, 38, 39, 40

この解答用紙は 133％に拡大すると、ほぼ実物大になります

２０２２年度
数 学 解 答 用 紙

2022年3月5日実施
獣医学部　獣医学科，動物資源科学科，生物環境科学科
海洋生命科学部　海洋生命科学科

志望学部		学部	志望学科		学科	受験番号		氏名	

注意：問題Ⅰは答えのみを記すこと。問題Ⅱは答えだけでなく解答の過程も簡潔に記すこと。解答の過程も採点の対象となる。

問題Ⅰ. (1)

ア	イ	ウ

(2)

エ	オ	カ

(3)

キ	ク	ケ

(4)

コ	サ	シ

点

問題Ⅱ. (1)

答え　l の方程式 _____ , A の座標

(2)

答え　m の方程式 _____ , B の座標

(3)

答え _____

(4)

答え _____ 点

合計	点

この解答用紙は182%に拡大すると、ほぼ実物大になります。

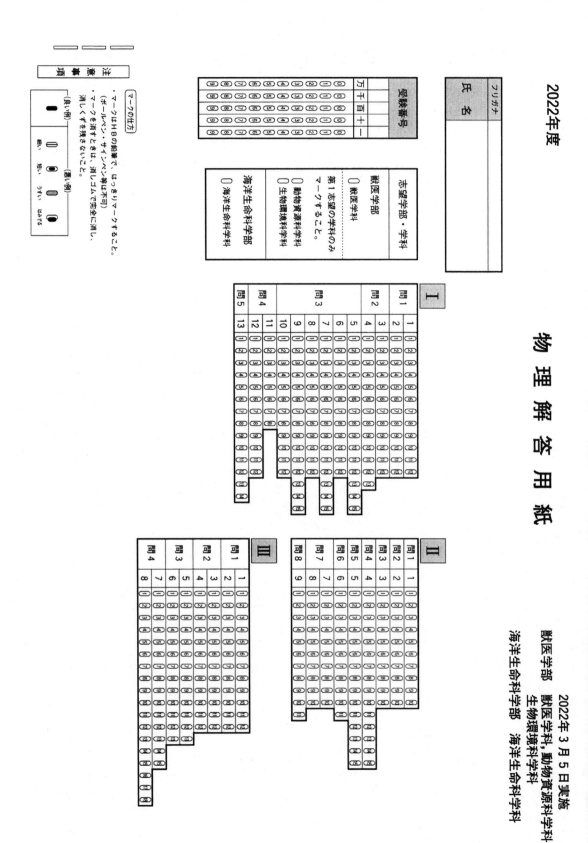

この解答用紙は 133% に拡大すると、ほぼ実物大になります

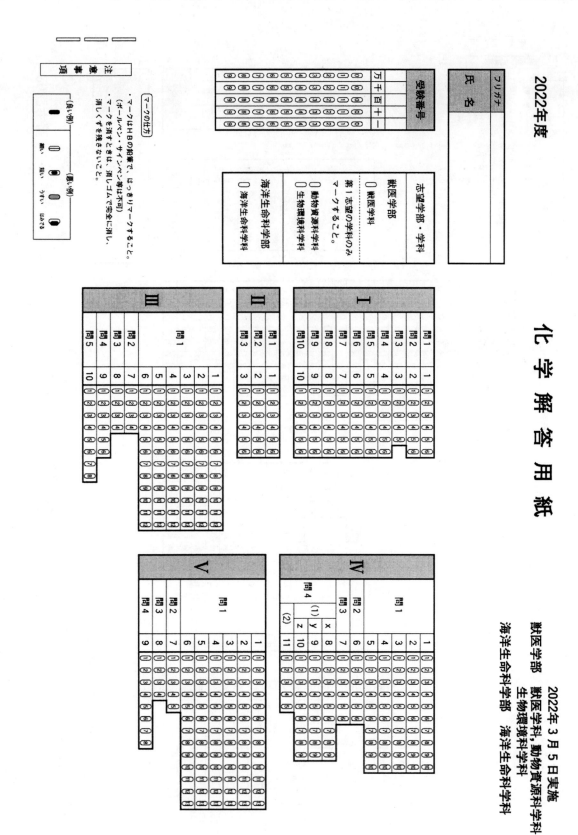

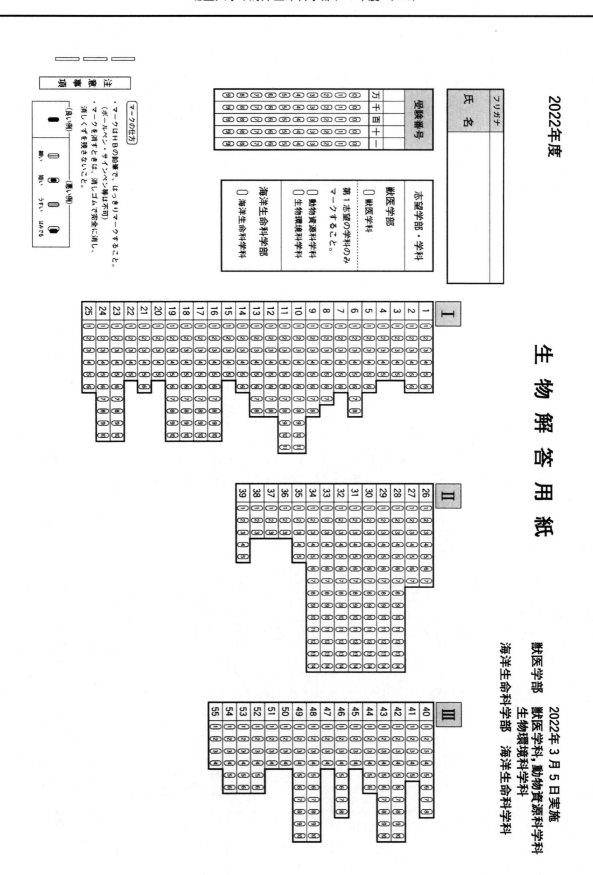

2022年度

生 物 解 答 用 紙

2022年3月5日実施
獣医学部　獣医学科，動物資源科学科
生物環境科学科
海洋生命科学部　海洋生命科学科

この解答用紙は133％に拡大すると、ほぼ実物大になります

令和3年度

問 題 と 解 答

英　語

問題

(60分)

3年度

前期　2月1日　試験

Ⅰ　次の英文を読み，下記の設問に答えなさい。

1　A virus is a microscopic particle that infects the cells of plants and animals. A virus is usually not considered an organism since it does not show any life processes, (　1　) reproduction or growth, outside of a living cell. When it finds a host cell, however, the virus becomes active, using the cell's structure to (6)multiply. All viruses have a core of nucleic acid*1 surrounded by a protective shell of protein or capsid*2. In addition, some viruses are encased*3 in a wrapping of proteins and fatty materials. The genes of the virus are in its core, in the form of either DNA or RNA, and transmit hereditary information.

2　Since viruses remain (7)dormant until they actually invade a cell, a human body can carry a great number of viruses in its bodily fluids without actually getting sick. Only when the virus introduces its nucleic acid into a cell (　2　) disease occur. A bacterial virus infects a bacterial cell by attaching to the cell and inserting its viral genes into the cell. Either the viral genetic material can take over the cell's activity to make it produce many new viral particles, called virions, or it can become part of the host cell's genes, in which case it will be duplicated along with the genes, so that when the cell divides, both new cells will carry the viral genes. In the former, a process called lysing releases the virions by bursting the host cell and killing it. In the latter, the cells remain healthy but continually pass the viral genes to each new generation, (　3　) something causes the viral genes to take over and become active. If that happens, the infection will then follow the cycle described above, creating new viral particles and bursting the cell to release them. This infection pattern is called lysogeny. A third infection pattern is transduction. Sometimes when a virus infects a bacterial cell, the genes of the bacteria are incorporated in the newly created virions. In this way, the bacterial genes can be transmitted to other host cells.

3　Viruses infect the cells of plants and animals in ways similar to the way they infect bacterial cells, with one significant difference: the release of the virions is not always accompanied (　4　) the bursting of the host cell. Sometimes, especially with animal viruses, the virions simply detach from the cell without killing it. A viral infection of a plant or animal cell can manifest itself in one of four ways. The virus can remain dormant in the host cell, seemingly producing no effect. It can kill the cell. It can cause the cell to divide before it dies, thereby increasing the number of virions. Finally, a viral infection can transform the cell, causing the cell to divide and take on abnormal growth patterns, in which case the cell becomes cancerous.

4　It is difficult to treat viral infections with drugs, because most drugs that prevent the development of the virus also end up preventing the functions of the host cell itself. Animals, however, have some (8)built-in mechanisms to combat viral infections. For instance, the human immune system responds to some viral infections by creating antibodies that neutralize the virus and prevent reinfection. This immune response forms the basis of the development of vaccines to prevent infections.

5　In animals, viral infections sometimes remain (　5　), that is, limited to a specific area. This is the case of respiratory viruses such as influenza, an infection of the respiratory passages that is spread by breathing in airborne cells infected with influenza viruses. Vaccines help reduce the incidence of influenza, but there are so many strains*[4] of virus that it is impossible to provide immunity from all of them. Some viral infections can spread throughout the body, for instance, HIV (human immunodeficiency virus). HIV starts in lymph nodes*[5], and over the course of several years, during which time the infected person often experiences no symptoms, it spreads through the body (9)via the bloodstream, eventually developing into AIDS (acquired immunodeficiency syndrome), at which point symptoms appear. Since HIV destroys the body's immune system, people suffering from AIDS are at risk of catching a wide variety of infections that lead to death, including cancer and pneumonia*[6]. (10)To date, there is no cure for or vaccine against the virus.

注：*[1] nucleic acid「核酸」　　　*[2] capsid「ウイルスゲノムを取り囲むタンパク質の殻」
　　*[3] encase「完全に包む」　　　*[4] strain「（細菌の）変種」
　　*[5] lymph node「リンパ節」　　*[6] pneumonia「肺炎」

問1　本文中の空欄（1）～（5）に当てはまる最も適切な語（句）を，それぞれ①～⑤の中から
　　一つずつ選びなさい。

（1）① because of　　　　② for sure　　　　③ in case of
　　　④ no more than　　　⑤ such as

（2）① does　　　　　　② done　　　　　　③ has
　　　④ have　　　　　　⑤ is

（3）① however　　　　② outside　　　　③ unless
　　　④ within　　　　　⑤ without

（4）① above　　　　　② by　　　　　　③ into
　　　④ onto　　　　　⑤ upon

（5）① capitalized　　　② generalizing　　③ immortal
　　　④ localized　　　　⑤ strengthening

問2　本文中の下線部(6)～(10)の語(句)と最も近い意味をもつ語(句)を，それぞれ①～⑤の中から一つずつ選びなさい。

(6) multiply

① decline　　　　② increase　　　　③ overlap

④ request　　　　⑤ subtract

(7) dormant

① animated　　　② dominating　　　③ effective

④ harmful　　　　⑤ inactive

(8) built-in

① acquired　　　 ② exotic　　　　　③ inherent

④ spacious　　　　⑤ thick

(9) via

① by way of　　　② devoid of　　　③ in default of

④ lacking in　　　⑤ notwithstanding

(10) To date

① Forever　　　　② From now on　　③ Long time ago

④ So far　　　　　⑤ Without doubt

問3　次の(11)～(14)の各問いの答えとして最も適切なものを，それぞれ①～④の中から一つずつ選びなさい。

(11) Which processes are described by the underlined text in paragraph ②?

① Lysing and lysogeny.

② Lysogeny and transduction.

③ Transduction and lysing.

④ Immunity and transduction.

(12) What can be inferred from paragraph ④ about vaccines?

① Vaccines stimulate the immune system to manufacture antibodies.

② Vaccines are a powerful drug.

③ Vaccines attack cells infected with viruses.

④ Vaccines stop infected cells from functioning.

(13) In paragraph ⑤, for what purpose does the writer use HIV as an example of a viral infection?

　① To illustrate a virus that can be treated with drugs.

　② To show that a virus remains dormant.

　③ To give an example of a virus that does not stay in one area.

　④ To prove that a virus starts in lymph nodes.

(14) According to the passage, which feature do viruses NOT have in common?

　① They need a host cell in order to reproduce.

　② They eventually are killed by the body's immune system.

　③ Treatment with drugs is often ineffective.

　④ Their nucleic acid cores are encased in capsids.

II 次の対話文を読み，下記の設問に答えなさい。

Boss: I've called you here to talk about the selection of a new director for the Customer Service Department. As you know, so far there are only two candidates, Martha Francis and Juliette Welch. First, I'd like to hear your comments, both (15) pro and con, about Martha's qualifications for this position.

Ivana: Well, I think Martha is the perfect person for this position. She's been with the company for twenty years, so she knows the business (16) inside out. She's conservative and serious; plus she gets along with everybody.

April: Yikes! In my opinion, if she becomes director, nothing will change. I mean, we wouldn't see anything new — just the opposite — we'd keep on implementing the same programs as always.

Katie: She isn't known for (17) thinking outside the box. What's more, we'd start to see our current customer base fall off, simply because our competitors have enthusiastic new people and innovative programs. I'm just sayin'...

Tim: I have to agree with April and Katie on this one. In the first place, Martha is too conservative; plus she'd hardly inspire any enthusiasm among the employees.

Boss: Anybody else want to (18) put their two cents in? OK. Then let's talk about Juliette. What do you guys think?

Ivana: Look, if Juliette gets this job, it will be a total disaster for the company. In the first place, her fancy degree isn't worth squat because she has zero experience. Besides, we don't even know her very well. She's only been here since March, and to top it all off, we all know that she was (19) fired from her last job.

Tim: Really, I've heard that her coworkers think she's a bit arrogant, like she thinks she's the queen of the office. She's not exactly popular with the other employees. I don't think they'd be happy with her as the boss.

Stan: Well, since I put her name up, I have to say that I see her as a very bright and competent person. Still, I recognize that she lacks experience. And now that you tell me that her personality could cause friction among the employees, then I (20) go along with your decision in this case.

Boss: Obviously, we haven't found the ideal person to handle this job. We may have to look outside the company, which I don't particularly want to do. We'll meet here tomorrow at the same time. I'll expect your suggestions — and they'd better be more (21) promising!

問 1 下線部(15)〜(21)の語(句)と同じ意味のものを，それぞれ①〜⑤の中から一つずつ
選びなさい。

(15) pro and con

　　① yours or others'　　　② in agreement　　　③ for and against
　　④ now and in the future　　⑤ professional and amateur

(16) inside out

　　① automatically　　　② incompletely　　　③ satisfactorily
　　④ superficially　　　⑤ thoroughly

(17) thinking outside the box

　　① always thinking the same way
　　② preferring to think alone
　　③ being always satisfied with one's ideas
　　④ hardly being creative
　　⑤ having new ideas for solving problems

(18) put their two cents in

　　① donate money to the company
　　② offer any other opinions
　　③ resign from the company
　　④ pay for a dinner
　　⑤ hire a staff member from another company

(19) fired

　　① continued　　　② dismissed　　　③ joined
　　④ prisoned　　　⑤ tolerated

(20) go along with

　　① accept　　　② oppose　　　③ refuse
　　④ transmit　　　⑤ withhold

(21) promising

　　① fruitful　　　② intolerable　　　③ meaningless
　　④ superfluous　　　⑤ unreliable

問2　次の(22)〜(25)の各問いの答えとして最も適切なものを，それぞれ①〜④の中から
一つずつ選びなさい。

(22)　What is the purpose of the meeting?

　　① To employ an appropriate new staff member.

　　② To select a person appropriate to a higher position.

　　③ To celebrate someone's promotion.

　　④ To change the company's working hours.

(23)　Who is most likely to be selected as the appropriate candidate?

　　① Martha Francis.　　　　　　　② Juliette Welch.

　　③ A person outside the company.　④ It is not yet decided.

(24)　Who did most likely recommend Juliette to the boss before the meeting?

　　① April　　　　　② Ivana　　　　　③ Katie　　　　　④ Stan

(25)　What does the boss decide?

　　① To continue the meeting after lunch.

　　② To ask other employees for their opinions.

　　③ To interview Juliette and Martha.

　　④ To have another meeting the next day.

Ⅲ 次の (26) ～ (30) の各英文の空欄に当てはまる最も適切な語句を，それぞれ①～⑤の中から
一つずつ選びなさい。

(26) Marine biologists use the squid's giant nerve fibers for their research on how
_____ .

　① nerves work 　　　　　　　　② nerves working

　③ to nerves work 　　　　　　　④ work nerves

　⑤ to working nerves

(27) Although insects look different from each other, particular characteristics _____
are found throughout the entire class.

　① their anatomy having 　　　　② where their anatomy is

　③ into their anatomy 　　　　　④ of their anatomy

　⑤ unless their anatomy

(28) A school library is more useful than a public library _____ the great benefit from
a course of study.

　① if a student receiving 　　　　② that a student receives

　③ for a student to receive 　　　④ being received by a student

　⑤ receiving a student

(29) A planetarium shows the way the night sky looks from a given perspective _____
centuries ago.

　① where it looked at 　　　　　② when it might be looking

　③ and it appeared at 　　　　　④ only to limit

　⑤ or its appearance

(30) Noam Chomsky argued that, even without training or experience, _____ to
understand the principles supporting the grammatical structure of language.

　① human being's ability 　　　　② the ability of human beings

　③ human beings can 　　　　　　④ human beings are able

　⑤ human beings are ability

Ⅳ　次の文章が一貫した内容となるように，(31)～(40)の各空欄に入る最も適切なものを，
下の①～⑩の中から一つずつ選びなさい。ただし，同じ番号は一度しか使えません。

　　Nations (　31　) their historic sites — buildings, wilderness, and ruins — on the World
Heritage List. Inclusion on this list can be very valuable to a nation in (　32　) tourist
income. In addition, when an important site is on the list, there is (　33　) it, (　34　)
that it will be maintained (　35　) enjoy.

　　How do historic sites get on this list? In November 1972, the United Nations Educational,
Scientific, and Cultural Organization (UNESCO) (　36　) the World Heritage Convention.
Its goal is to identify cultural and natural places of "outstanding and universal value." In
order to qualify, (　37　) must include important historical information that is (　38　)
to future generations. If the site — through natural disaster, war, or lack of funds — begins
(　39　), nations that (　40　) must assist.

①　a commitment to preserving　　②　adopted a treaty known as

③　a heritage site　　④　for future generations to

⑤　terms of generating　　⑥　have signed the treaty

⑦　thereby ensuring　　⑧　to deteriorate

⑨　work hard to get　　⑩　worth passing on

数 学

問題
(70分)

3年度

前期 2月1日 試験

(全受験者共通)

問題1. 次の各文の ☐ にあてはまる答えを求めよ。

(1) 関数 $y = 3^{2x-1}$ $(-1 \leq x \leq 3)$ の最大値は ☐ア であり，最小値は ☐イ である。
方程式 $4^x - 3 \cdot 2^x - 4 = 0$ の実数解は $x = $ ☐ウ である。

(2) a, b を定数とし，2次方程式 $x^2 + ax + b = 0$ の2つの解を α, β とする。このとき，
$\alpha^2 + \beta^2$ を a と b で表すと， ☐エ である。また，2次方程式 $x^2 + 2bx + a = 0$ の2つ
の解が $\alpha + 2, \beta + 2$ であるとき，$a = $ ☐オ ，$b = $ ☐カ である。

(3) 男子 A,B,C,D と女子 E,F,G,H の8人がいる。

(i) この8人から6人を選んで1列に並べるとき，並べ方は全部で ☐キ 通りである。

(ii) この8人から6人を選んで1列に並べるとき，男女が交互に並ぶ並べ方は ☐ク
通りである。

(iii) この8人から6人を選んで輪の形に並べるとき，どの女子も隣り合わない並べ方は
☐ケ 通りである。

(4) 1辺の長さが4の正四面体 OABC において，辺 OA を 3:1 に内分する点を M，辺 BC
の中点を N とする。$\overrightarrow{OA} = \vec{a}, \overrightarrow{OB} = \vec{b}, \overrightarrow{OC} = \vec{c}$ とするとき，$\overrightarrow{MN}$ は $\vec{a}, \vec{b}, \vec{c}$ を用い
て $\overrightarrow{MN} = $ ☐コ $\vec{a} + $ ☐サ $\vec{b} + $ ☐シ $\vec{c}$ と表される。また，$\overrightarrow{MN} \cdot \overrightarrow{AB} = $ ☐ス
であり，$\overrightarrow{MN}$ と $\overrightarrow{AB}$ のなす角を θ とすると，$\cos\theta = $ ☐セ である。

（獣医学部獣医学科受験者用）

(5) すべての実数 x に対して $\sin(\theta - x) = \cos x$ を満たす θ のうち，$0 \leqq \theta \leqq \pi$ を満たすものは $\theta = \boxed{}$ である。

方程式 $\cos 2x = \sin 3x$ の解 x のうち，$0 \leqq x \leqq \dfrac{\pi}{2}$ の範囲にあるものを α, β $(\alpha < \beta)$ とするとき，$\alpha = \boxed{}$，$\beta = \boxed{}$ であり，$\sin\alpha = \boxed{}$，$\sin\beta = \boxed{}$ である。

(6) $a_1 = 1, a_{n+1} = 3a_n + 4n$ $(n = 1, 2, 3, \cdots)$ によって定められる数列 $\{a_n\}$ について考える。このとき，$a_4 = \boxed{}$ である。また，$a_{n+1} - a_n = b_n$ とおくとき，数列 $\{b_n\}$ の一般項は $b_n = \boxed{}$ である。数列 $\{a_n\}$ の一般項は $a_n = \boxed{}$ である。

(全受験者共通)

問題 **2.** t を正の定数とする。放物線 $y = x^2 - tx$ について以下の問いに答えよ。

(1) この放物線と x 軸で囲まれた図形の面積 S を t を用いて表せ。

(2) a を正の定数とし，$t = 2$ とする。この放物線と直線 $y = ax$ で囲まれた図形の面積が，この放物線と x 軸で囲まれた図形の面積の 8 倍であるとき，定数 a の値を求めよ。

(3) 定積分 $\displaystyle\int_0^3 |x^2 - tx|\, dx$ の値を最小にする t の値を求めよ。

物　理

問題
（60分）

3年度

前期　2月1日試験

I 次の問い（問1〜問5）の空所 ☐ に入る適語を解答群から選択せよ。（解答番号 **1** 〜 **25** ）

問1　図1のように，半径 r〔m〕で内面がなめらかな半球状の容器を水平面上に固定し，容器の中に重さ W〔N〕で一様ではない棒を入れたところ，棒の両端が点pと点qで容器に接して静止した。このとき，点pで棒が容器から受ける垂直抗力の大きさは **1** $\times W$〔N〕であり，棒の重心は点pから **2** $\times r$〔m〕だけ離れている。ただし，必要であれば $\cos 15° = \dfrac{\sqrt{2}+\sqrt{6}}{4}$ を利用してよい。

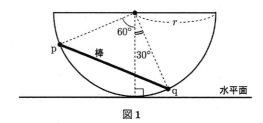

図1

1 の解答群

① $\dfrac{\sqrt{3}}{6}$　② $\dfrac{1}{2}$　③ $\dfrac{\sqrt{3}}{3}$　④ $\dfrac{\sqrt{3}}{2}$　⑤ 1　⑥ $\dfrac{2\sqrt{3}}{3}$　⑦ $\dfrac{4}{3}$　⑧ $\sqrt{3}$

⑨ 2　⑩ $\dfrac{3\sqrt{3}}{2}$　⑪ 3　⑫ $2\sqrt{3}$　⑬ 4　⑭ $3\sqrt{3}$　⑮ 6

2 の解答群

① $\dfrac{\sqrt{6}-\sqrt{2}}{2}$　② $\sqrt{3}-1$　③ $\dfrac{3\sqrt{2}-\sqrt{6}}{2}$　④ $\sqrt{6}-\sqrt{2}$　⑤ $\dfrac{2-\sqrt{2}}{2}$　⑥ $\sqrt{2}-1$

⑦ $\dfrac{2\sqrt{3}-\sqrt{6}}{2}$　⑧ $2-\sqrt{2}$　⑨ $\dfrac{3\sqrt{2}}{8}$　⑩ $\dfrac{\sqrt{2}}{2}$　⑪ $\dfrac{3\sqrt{2}}{4}$　⑫ $\sqrt{2}$　⑬ $\dfrac{3\sqrt{2}}{2}$

⑭ $3\sqrt{2}$

問2　質量 0.50 kg の小球を，水平と 30° の角をなす向きに速さ 20.0 m/s で投射した。投射した直後に重力がする仕事の仕事率は $\boxed{3}\ \boxed{4}\ .\ \boxed{5} \times 10^{\boxed{6}\ \boxed{7}}$ 〔W〕であり，投射してから 2.0 秒後に重力がする仕事の仕事率は $\boxed{8}\ \boxed{9}\ .\ \boxed{10} \times 10^{\boxed{11}\ \boxed{12}}$ 〔W〕である。ただし，重力加速度の大きさを 9.8 m/s² とし，解答の有効数字は2桁とする。

$\boxed{3}$ と $\boxed{6}$ と $\boxed{8}$ と $\boxed{11}$ の解答群

① ＋　　② －

その他の解答群

① 1　　② 2　　③ 3　　④ 4　　⑤ 5　　⑥ 6　　⑦ 7　　⑧ 8　　⑨ 9　　⑩ 0

問3　図2のように，磁束密度の大きさ B〔T〕の一様な磁場中で，長さ ℓ〔m〕の導体棒Aを磁場に垂直な面内でAの中点Oを通る回転軸のまわりに大きさ ω〔rad/s〕の角速度で回転させた。点Pおよび点Qは，それぞれAの端点である。このとき，Aが単位時間あたりに磁場を横切る面積は　13　〔m²/s〕である。また，A内で最も電位が高い点は　14　であり，A内での最大の電位差は　15　〔V〕である。

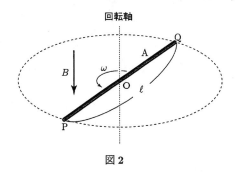

図2

13 の解答群
① $\frac{1}{16}\ell\omega$　② $\frac{1}{8}\ell\omega$　③ $\frac{1}{4}\ell\omega$　④ $\frac{1}{2}\ell\omega$　⑤ $\frac{1}{16}\ell^2\omega$　⑥ $\frac{1}{8}\ell^2\omega$　⑦ $\frac{1}{4}\ell^2\omega$

⑧ $\frac{1}{2}\ell^2\omega$　⑨ $\frac{1}{16}\ell\omega^2$　⑩ $\frac{1}{8}\ell\omega^2$　⑪ $\frac{1}{4}\ell\omega^2$　⑫ $\frac{1}{2}\ell\omega^2$　⑬ $\frac{1}{16}\ell^2\omega^2$　⑭ $\frac{1}{8}\ell^2\omega^2$

⑮ $\frac{1}{4}\ell^2\omega^2$　⑯ $\frac{1}{2}\ell^2\omega^2$

14 の解答群
① P　② Q　③ O　④ PとQ　⑤ PとO　⑥ QとO　⑦ PとQとO

⑧ PとOの中点　⑨ QとOの中点　⑩ PとOの中点，およびQとOの中点

15 の解答群
① $\frac{1}{16}B\ell\omega$　② $\frac{1}{8}B\ell\omega$　③ $\frac{1}{4}B\ell\omega$　④ $\frac{1}{2}B\ell\omega$　⑤ $\frac{1}{16}B\ell^2\omega$　⑥ $\frac{1}{8}B\ell^2\omega$

⑦ $\frac{1}{4}B\ell^2\omega$　⑧ $\frac{1}{2}B\ell^2\omega$　⑨ $\frac{1}{16}B\ell\omega^2$　⑩ $\frac{1}{8}B\ell\omega^2$　⑪ $\frac{1}{4}B\ell\omega^2$　⑫ $\frac{1}{2}B\ell\omega^2$

⑬ $\frac{1}{16}B\ell^2\omega^2$　⑭ $\frac{1}{8}B\ell^2\omega^2$　⑮ $\frac{1}{4}B\ell^2\omega^2$　⑯ $\frac{1}{2}B\ell^2\omega^2$

問 4　図 3 のように，凸レンズ L_1，L_2 を同じ光軸上に距離 $2a$〔m〕だけ離して置き，L_1 の前方 a〔m〕の光軸上に物体 A を置いたところ，L_1 の後方 $\dfrac{3a}{2}$〔m〕の位置に A の倒立実像ができた。このとき，L_1 の焦点距離は　16　〔m〕である。さらに，光軸上で L_2 の後方から見ると，A の倒立虚像 B が見えた。A に対する B の倍率が 2 倍であったとすると，L_2 の焦点距離は　17　〔m〕である。

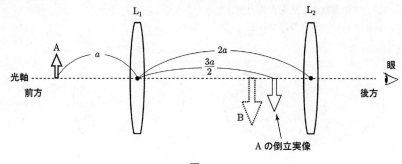

図 3

解答群

① $\dfrac{a}{5}$　② $\dfrac{a}{3}$　③ $\dfrac{2a}{5}$　④ $\dfrac{a}{2}$　⑤ $\dfrac{3a}{5}$　⑥ $\dfrac{2a}{3}$　⑦ $\dfrac{4a}{5}$　⑧ a

⑨ $\dfrac{6a}{5}$　⑩ $\dfrac{4a}{3}$　⑪ $\dfrac{7a}{5}$　⑫ $\dfrac{3a}{2}$　⑬ $\dfrac{8a}{5}$　⑭ $\dfrac{5a}{3}$　⑮ $\dfrac{9a}{5}$　⑯ $2a$

問 5　比熱 0.60 J/(g·K) で温度 20 °C の容器 A に，温度 68 °C の水 30 g を入れてからじゅうぶん時間が経過した後，A と水の温度はともに 56 °C になった。このとき，A の質量は　18　.　19　× 10^(　20　　21　)〔g〕である。つぎに，この水の中に温度 −14 °C の氷 7.0 g を入れたところ，氷は完全に溶け，A と水は同じ温度になった。このとき，水の温度は　22　.　23　× 10^(　24　　25　)〔°C〕である。ただし，水の比熱を 4.2 J/(g·K)，氷の比熱を 2.1 J/(g·K)，氷の融解熱を 3.3×10^2 J/g とし，A，水，および氷は外部との熱のやりとりがないものとする。また，有効数字は 2 桁とする。

20　と　24　の解答群

① ＋　② −

その他の解答群

① 1　② 2　③ 3　④ 4　⑤ 5　⑥ 6　⑦ 7　⑧ 8　⑨ 9　⑩ 0

II 次の問い（問1〜問5）の空所 [ ] に入る適語を解答群から選択せよ。（解答番号 [1] 〜 [7]）

図4(a)のように，表面がなめらかな円板Cを水平面上に固定し，Cの中心に鉛直に立てた回転する細い棒に長さ r〔m〕の軽く細いひもの一端を固定した。また，質量 M〔kg〕であらい上面をもつ一辺が $2L$〔m〕で一様な立方体Aの側面中央にひもの他端を取りつけた。Aの上面の中央に質量 m〔kg〕の小物体Bを置き，上から見てAとBをC上で反時計回りに回転させたところ，ひもは水平となり，AとBは一体となってC上を等速円運動した。ただし，AとBとの間の静止摩擦係数を μ とし，重力加速度の大きさを g〔m/s²〕とする。また，図4(b)は円板を真上から見た図であり，点pはCの円周上の点である。

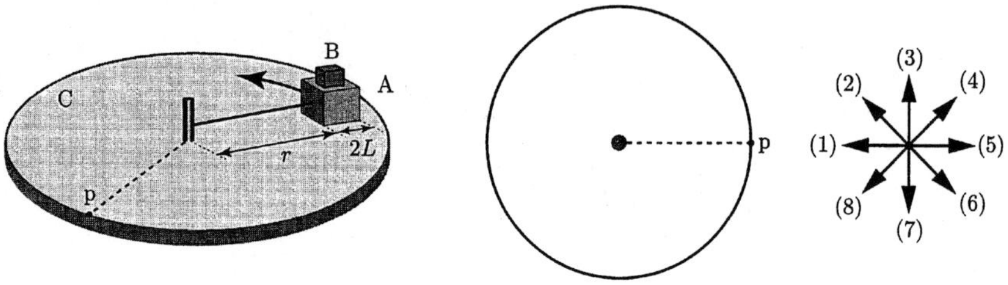

図4

問1 BがCの中心と点pを結ぶ直線を通過した瞬間に，BがAから受ける摩擦力は図4(b)の [1] の矢印の向きである。

解答群

① (1)　② (2)　③ (3)　④ (4)　⑤ (5)　⑥ (6)　⑦ (7)　⑧ (8)

問2 Bの角速度の大きさが ω〔rad/s〕であるとき，Bの速さは [2]〔m/s〕であり，ひもの張力の大きさは [3]〔N〕である。

[2] の解答群

① $r\omega$　② $r\omega^2$　③ $\dfrac{\omega}{r}$　④ $\dfrac{\omega}{r^2}$　⑤ $\dfrac{\omega^2}{r}$　⑥ $\dfrac{\omega^2}{r^2}$

⑦ $(r+L)\omega$　⑧ $(r+L)\omega^2$　⑨ $\dfrac{\omega}{r+L}$　⑩ $\dfrac{\omega}{(r+L)^2}$　⑪ $\dfrac{\omega^2}{r+L}$　⑫ $\dfrac{\omega^2}{(r+L)^2}$

[3] の解答群

① $(m+M)r\omega$　② $(m+M)r\omega^2$　③ $\dfrac{(m+M)\omega}{r}$　④ $\dfrac{(m+M)\omega}{r^2}$　⑤ $\dfrac{(m+M)\omega^2}{r}$

⑥ $\dfrac{(m+M)\omega^2}{r^2}$　⑦ $(m+M)(r+L)\omega$　⑧ $(m+M)(r+L)\omega^2$　⑨ $\dfrac{(m+M)\omega}{r+L}$　⑩ $\dfrac{(m+M)\omega}{(r+L)^2}$

⑪ $\dfrac{(m+M)\omega^2}{r+L}$　⑫ $\dfrac{(m+M)\omega^2}{(r+L)^2}$

問3　AとBの回転速度をゆっくり上げていったところ，Bがすべり始めた。Bがすべり始める直前のBの速さは　　4　　〔m/s〕である。

解答群

① $\mu g(r+L)$　② $\mu g(r+L)^2$　③ $\dfrac{\mu(r+L)}{g}$　④ $\dfrac{\mu(r+L)^2}{g}$　⑤ $\dfrac{\mu g}{r+L}$　⑥ $\dfrac{\mu g}{(r+L)^2}$

⑦ $\sqrt{\mu g(r+L)}$　⑧ $(r+L)\sqrt{\mu g}$　⑨ $\sqrt{\dfrac{\mu(r+L)}{g}}$　⑩ $(r+L)\sqrt{\dfrac{\mu}{g}}$　⑪ $\sqrt{\dfrac{\mu g}{r+L}}$

⑫ $\dfrac{\sqrt{\mu g}}{r+L}$

　つぎに図5のように，中央にまっすぐでなめらかな面をもつ溝がある円板Dを水平に置いた。Dの中心点Oに細い棒を鉛直に立て，棒にばね定数 k〔N/m〕，自然長 ℓ_0〔m〕の軽いばねの一端を固定した。ばねの他端にAを取り付け，Aを溝の中に置いたところ，ばねは水平となり静止した。続いてD上でAを固定し，Dを点Oを通る鉛直線のまわりで一定の大きさ Ω〔rad/s〕の角速度で回転させてからAを静かに放したところ，AはD上で静止した観測者から見て溝に沿って単振動した。ただし，Aと溝との間に隙間はなく，Aは溝の中でなめらかに運動するものとする。また，Aを放す前と後でDの角速度は変化しないものとする。

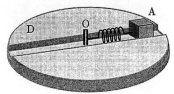

図5

問4　Aの速さがD上の観測者から見て最大となるときのAの重心の位置は，点Oから水平距離で　　5　　〔m〕だけ離れている。

解答群

① $\dfrac{\ell_0\Omega^2}{2}$　② $\dfrac{(\ell_0+L)\Omega^2}{2}$　③ $\dfrac{M\ell_0\Omega^2}{2}$　④ $\dfrac{M(\ell_0+L)\Omega^2}{2}$　⑤ $\dfrac{k\ell_0^2}{2}$　⑥ $\dfrac{k(\ell_0+L)^2}{2}$

⑦ $\dfrac{k\ell_0\Omega^2}{k-M\Omega^2}$　⑧ $\dfrac{k(\ell_0+L)\Omega^2}{k-M\Omega^2}$　⑨ $\dfrac{kM\ell_0\Omega^2}{k-M\Omega^2}$　⑩ $\dfrac{kM(\ell_0+L)\Omega^2}{k-M\Omega^2}$　⑪ $\dfrac{k\ell_0}{k-M\Omega^2}$

⑫ $\dfrac{k(\ell_0+L)}{k-M\Omega^2}$　⑬ $\sqrt{\dfrac{k\ell_0^2\Omega}{k-M\Omega^2}}$　⑭ $\sqrt{\dfrac{k(\ell_0+L)^2\Omega}{k-M\Omega^2}}$　⑮ $\sqrt{\dfrac{kM\ell_0^2\Omega}{k-M\Omega^2}}$　⑯ $\sqrt{\dfrac{kM(\ell_0+L)^2\Omega}{k-M\Omega^2}}$

⑰ $\sqrt{\dfrac{k\ell_0^2}{k-M\Omega^2}}$　⑱ $\sqrt{\dfrac{k(\ell_0+L)^2}{k-M\Omega^2}}$

問5　Dの溝に沿って x 軸をとる。 $\boxed{5}$ の位置を原点として測った A の重心の水平位置を x〔m〕，D 上の観測者からみた A の水平方向の加速度を a〔m/s²〕とすると，A の運動方程式は点 O から A へ向かう向きを正として $Ma = \boxed{6}$ と書ける。したがって，A の単振動の周期は $\boxed{7}$〔s〕である。

$\boxed{6}$ の解答群

① $-kx$　② $-M\Omega^2 x$　③ $-(k - M\Omega^2)x$　④ $-(M\Omega^2 - k)x$　⑤ $-(k + M\Omega^2)x$

⑥ $-\left(k(\ell_0 + L) - M\Omega^2\right)x$　⑦ $-\left(M\Omega^2 - k(\ell_0 + L)\right)x$　⑧ $-kx + M\Omega^2$　⑨ $-M\Omega^2 x + k(\ell_0 + L)$

$\boxed{7}$ の解答群

① $\dfrac{1}{2\pi}\sqrt{\dfrac{M}{k}}$　② $\dfrac{1}{2\pi}\sqrt{\dfrac{M}{k + M\Omega^2}}$　③ $\dfrac{1}{2\pi}\sqrt{\dfrac{M}{k - M\Omega^2}}$　④ $2\pi\sqrt{\dfrac{M}{k}}$　⑤ $2\pi\sqrt{\dfrac{M}{k + M\Omega^2}}$

⑥ $2\pi\sqrt{\dfrac{M}{k - M\Omega^2}}$　⑦ $\dfrac{1}{2\pi}\sqrt{\dfrac{k}{M}}$　⑧ $\dfrac{1}{2\pi}\sqrt{\dfrac{k + M\Omega^2}{M}}$　⑨ $\dfrac{1}{2\pi}\sqrt{\dfrac{k - M\Omega^2}{M}}$　⑩ $2\pi\sqrt{\dfrac{k}{M}}$

⑪ $2\pi\sqrt{\dfrac{k + M\Omega^2}{M}}$　⑫ $2\pi\sqrt{\dfrac{k - M\Omega^2}{M}}$

III 次の問い（問1～問4）の空所 □ に入る適語を解答群から選択せよ。（解答番号 $\boxed{1}$ ～ $\boxed{9}$ ）

図6のように，縦 a〔m〕，横 $2a$〔m〕の長方形をした2枚の極板を距離 d〔m〕だけ離した平行板コンデンサー C を真空中に置き，電気抵抗 R，内部抵抗の無視できる起電力 V〔V〕の直流電源 E，およびスイッチ S からなる回路と接続した。はじめ S は開いており，C に電荷はたくわえられていない。ただし，真空の誘電率を ε_0〔F/m〕とする。

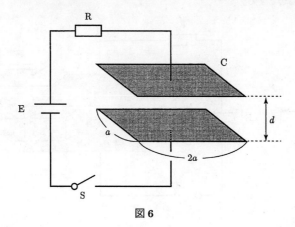

図6

問1 C の電気容量は $\boxed{1}$ 〔F〕である。

解答群

① $\dfrac{\varepsilon_0 a}{4d}$ ② $\dfrac{\varepsilon_0 a}{2d}$ ③ $\dfrac{\varepsilon_0 a}{d}$ ④ $\dfrac{2\varepsilon_0 a}{d}$ ⑤ $\dfrac{\varepsilon_0 d}{4a}$ ⑥ $\dfrac{\varepsilon_0 d}{2a}$ ⑦ $\dfrac{\varepsilon_0 d}{a}$ ⑧ $\dfrac{2\varepsilon_0 d}{a}$

⑨ $\dfrac{\varepsilon_0 a^2}{4d}$ ⑩ $\dfrac{\varepsilon_0 a^2}{2d}$ ⑪ $\dfrac{\varepsilon_0 a^2}{d}$ ⑫ $\dfrac{2\varepsilon_0 a^2}{d}$ ⑬ $\dfrac{\varepsilon_0 d^2}{4a}$ ⑭ $\dfrac{\varepsilon_0 d^2}{2a}$ ⑮ $\dfrac{\varepsilon_0 d^2}{a}$

⑯ $\dfrac{2\varepsilon_0 d^2}{a}$

問2 S を閉じた。S を閉じてからじゅうぶん時間が経過した後，C にたくわえられている電荷の電気量は $\boxed{2}$ 〔C〕である。また，S を閉じてからじゅうぶん時間が経過するまでに E がした仕事は $\boxed{3}$ 〔J〕であり，その間に R で発生したジュール熱は $\boxed{4}$ 〔J〕である。

解答群

① 0 ② $\dfrac{\varepsilon_0 a^2 V}{4d}$ ③ $\dfrac{\varepsilon_0 a^2 V}{2d}$ ④ $\dfrac{\varepsilon_0 a^2 V}{d}$ ⑤ $\dfrac{2\varepsilon_0 a^2 V}{d}$ ⑥ $\dfrac{\varepsilon_0 a V^2}{4d}$ ⑦ $\dfrac{\varepsilon_0 a V^2}{2d}$

⑧ $\dfrac{\varepsilon_0 a V^2}{d}$ ⑨ $\dfrac{2\varepsilon_0 a V^2}{d}$ ⑩ $\dfrac{\varepsilon_0 a^2 V^2}{4d}$ ⑪ $\dfrac{\varepsilon_0 a^2 V^2}{2d}$ ⑫ $\dfrac{\varepsilon_0 a^2 V^2}{d}$ ⑬ $\dfrac{2\varepsilon_0 a^2 V^2}{d}$

つぎに，図7のように，Cの極板の縦と横がそれぞれ x 軸と y 軸と平行になるように xyz 座標をとる。問2の最後の状態でSを開き，縦 a〔m〕，横 $2a$〔m〕，高さ $\dfrac{d}{2}$〔m〕の直方体で比誘電率 ε_{r} の誘電体Dを，Cの極板と平行になるように，Dに外力を加えながら y 軸に沿って極板間にゆっくり挿入した。ただし，電場は極板間のみに存在し，重力の影響は考えないものとする。

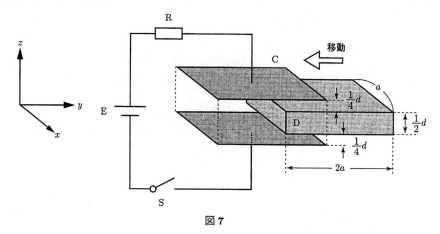

図7

問3 極板間にDの半分だけDを挿入したとき，Cの電気容量は 　5　 〔F〕であり，Cの極板間の電位差は 　6　 〔V〕である。

　5　 の解答群

① $\dfrac{\varepsilon_0 a^2}{2d}\,\dfrac{\varepsilon_{\mathrm{r}}+1}{2\varepsilon_{\mathrm{r}}+1}$　② $\dfrac{\varepsilon_0 a^2}{d}\,\dfrac{\varepsilon_{\mathrm{r}}+1}{2\varepsilon_{\mathrm{r}}+1}$　③ $\dfrac{2\varepsilon_0 a^2}{d}\,\dfrac{\varepsilon_{\mathrm{r}}+1}{2\varepsilon_{\mathrm{r}}+1}$　④ $\dfrac{\varepsilon_0 a^2}{2d}\,\dfrac{\varepsilon_{\mathrm{r}}+1}{3\varepsilon_{\mathrm{r}}+1}$

⑤ $\dfrac{\varepsilon_0 a^2}{d}\,\dfrac{\varepsilon_{\mathrm{r}}+1}{3\varepsilon_{\mathrm{r}}+1}$　⑥ $\dfrac{2\varepsilon_0 a^2}{d}\,\dfrac{\varepsilon_{\mathrm{r}}+1}{3\varepsilon_{\mathrm{r}}+1}$　⑦ $\dfrac{\varepsilon_0 a^2}{2d}\,\dfrac{2\varepsilon_{\mathrm{r}}+1}{\varepsilon_{\mathrm{r}}+1}$　⑧ $\dfrac{\varepsilon_0 a^2}{d}\,\dfrac{2\varepsilon_{\mathrm{r}}+1}{\varepsilon_{\mathrm{r}}+1}$

⑨ $\dfrac{2\varepsilon_0 a^2}{d}\,\dfrac{2\varepsilon_{\mathrm{r}}+1}{\varepsilon_{\mathrm{r}}+1}$　⑩ $\dfrac{\varepsilon_0 a^2}{2d}\,\dfrac{2\varepsilon_{\mathrm{r}}+1}{3\varepsilon_{\mathrm{r}}+1}$　⑪ $\dfrac{\varepsilon_0 a^2}{d}\,\dfrac{2\varepsilon_{\mathrm{r}}+1}{3\varepsilon_{\mathrm{r}}+1}$　⑫ $\dfrac{2\varepsilon_0 a^2}{d}\,\dfrac{2\varepsilon_{\mathrm{r}}+1}{3\varepsilon_{\mathrm{r}}+1}$

⑬ $\dfrac{\varepsilon_0 a^2}{2d}\,\dfrac{3\varepsilon_{\mathrm{r}}+1}{\varepsilon_{\mathrm{r}}+1}$　⑭ $\dfrac{\varepsilon_0 a^2}{d}\,\dfrac{3\varepsilon_{\mathrm{r}}+1}{\varepsilon_{\mathrm{r}}+1}$　⑮ $\dfrac{2\varepsilon_0 a^2}{d}\,\dfrac{3\varepsilon_{\mathrm{r}}+1}{\varepsilon_{\mathrm{r}}+1}$　⑯ $\dfrac{\varepsilon_0 a^2}{2d}\,\dfrac{3\varepsilon_{\mathrm{r}}+1}{2\varepsilon_{\mathrm{r}}+1}$

⑰ $\dfrac{\varepsilon_0 a^2}{d}\,\dfrac{3\varepsilon_{\mathrm{r}}+1}{2\varepsilon_{\mathrm{r}}+1}$　⑱ $\dfrac{2\varepsilon_0 a^2}{d}\,\dfrac{3\varepsilon_{\mathrm{r}}+1}{2\varepsilon_{\mathrm{r}}+1}$

　6　 の解答群

① $\dfrac{(\varepsilon_{\mathrm{r}}+1)V}{2(2\varepsilon_{\mathrm{r}}+1)}$　② $\dfrac{(\varepsilon_{\mathrm{r}}+1)V}{2\varepsilon_{\mathrm{r}}+1}$　③ $\dfrac{2(\varepsilon_{\mathrm{r}}+1)V}{2\varepsilon_{\mathrm{r}}+1}$　④ $\dfrac{(\varepsilon_{\mathrm{r}}+1)V}{2(3\varepsilon_{\mathrm{r}}+1)}$　⑤ $\dfrac{(\varepsilon_{\mathrm{r}}+1)V}{3\varepsilon_{\mathrm{r}}+1}$

⑥ $\dfrac{2(\varepsilon_{\mathrm{r}}+1)V}{3\varepsilon_{\mathrm{r}}+1}$　⑦ $\dfrac{(2\varepsilon_{\mathrm{r}}+1)V}{2(\varepsilon_{\mathrm{r}}+1)}$　⑧ $\dfrac{(2\varepsilon_{\mathrm{r}}+1)V}{\varepsilon_{\mathrm{r}}+1}$　⑨ $\dfrac{2(2\varepsilon_{\mathrm{r}}+1)V}{\varepsilon_{\mathrm{r}}+1}$　⑩ $\dfrac{(2\varepsilon_{\mathrm{r}}+1)V}{2(3\varepsilon_{\mathrm{r}}+1)}$

⑪ $\dfrac{(2\varepsilon_{\mathrm{r}}+1)V}{3\varepsilon_{\mathrm{r}}+1}$　⑫ $\dfrac{2(2\varepsilon_{\mathrm{r}}+1)V}{3\varepsilon_{\mathrm{r}}+1}$　⑬ $\dfrac{(3\varepsilon_{\mathrm{r}}+1)V}{2(\varepsilon_{\mathrm{r}}+1)}$　⑭ $\dfrac{(3\varepsilon_{\mathrm{r}}+1)V}{\varepsilon_{\mathrm{r}}+1}$　⑮ $\dfrac{2(3\varepsilon_{\mathrm{r}}+1)V}{\varepsilon_{\mathrm{r}}+1}$

⑯ $\dfrac{(3\varepsilon_{\mathrm{r}}+1)V}{2(2\varepsilon_{\mathrm{r}}+1)}$　⑰ $\dfrac{(3\varepsilon_{\mathrm{r}}+1)V}{2\varepsilon_{\mathrm{r}}+1}$　⑱ $\dfrac{2(3\varepsilon_{\mathrm{r}}+1)V}{2\varepsilon_{\mathrm{r}}+1}$

問4　Dをゆっくり極板間に全て挿入し，外力を0にしたところ，Dは極板間で静止した。このとき，Cにたくわえられている静電エネルギーは，Dを挿入する前の値と比べ　　7　　〔J〕だけ　　8　　している。また，Dを挿入している間，Dに加える外力の向きは　　9　　の向きである。

　　7　　の解答群

①$\dfrac{\varepsilon_0 a^2 V^2}{4d}\dfrac{\varepsilon_{\mathrm{r}}-1}{\varepsilon_{\mathrm{r}}}$　　②$\dfrac{\varepsilon_0 a^2 V^2}{2d}\dfrac{\varepsilon_{\mathrm{r}}-1}{\varepsilon_{\mathrm{r}}}$　　③$\dfrac{\varepsilon_0 a^2 V^2}{d}\dfrac{\varepsilon_{\mathrm{r}}-1}{\varepsilon_{\mathrm{r}}}$　　④$\dfrac{\varepsilon_0 a^2 V^2}{4d}\dfrac{\varepsilon_{\mathrm{r}}-1}{2\varepsilon_{\mathrm{r}}+1}$

⑤$\dfrac{\varepsilon_0 a^2 V^2}{2d}\dfrac{\varepsilon_{\mathrm{r}}-1}{2\varepsilon_{\mathrm{r}}+1}$　　⑥$\dfrac{\varepsilon_0 a^2 V^2}{d}\dfrac{\varepsilon_{\mathrm{r}}-1}{2\varepsilon_{\mathrm{r}}+1}$　　⑦$\dfrac{\varepsilon_0 a^2 V^2}{4d}\dfrac{\varepsilon_{\mathrm{r}}-1}{3\varepsilon_{\mathrm{r}}+1}$　　⑧$\dfrac{\varepsilon_0 a^2 V^2}{2d}\dfrac{\varepsilon_{\mathrm{r}}-1}{3\varepsilon_{\mathrm{r}}+1}$

⑨$\dfrac{\varepsilon_0 a^2 V^2}{d}\dfrac{\varepsilon_{\mathrm{r}}-1}{3\varepsilon_{\mathrm{r}}+1}$

　　8　　の解答群

①増加　　②減少

　　9　　の解答群

①x軸の正　　②x軸の負　　③y軸の正　　④y軸の負　　⑤z軸の正　　⑥z軸の負

化 学

問題

（60分）

3年度

前期　2月1日　試験

注意：必要があれば次の値を用いよ。

原子量　H：1.0　　C：12.0　　O：16.0

標準状態における理想気体1 molの体積：22.4 L

水のイオン積（25℃）：1.0×10^{-14}（mol/L）^{2}

Ⅰ　次の問1～問8に答えよ。

問1　アルカリ金属3種の融点を，低いものから高いものに順番に並べたものはどれか。
次のうちから選べ。　| 1 |

① Li < Na < K　　　　② Li < K < Na　　　　③ Na < K < Li

④ Na < Li < K　　　　⑤ K < Li < Na　　　　⑥ K < Na < Li

問2　次の物質のうちから，酸性塩であり，その水溶液が塩基性を示すものを選べ。　| 2 |

① $NaHCO_3$　　　　　② Na_2CO_3　　　　　③ CH_3COONa

④ NaCl　　　　　　　⑤ $NaHSO_4$　　　　　⑥ NH_4Cl

問3　次のうちから，電子殻のL，M，N殻それぞれに収容される電子の最大数として，正しい
組み合わせを選べ。　| 3 |

	L殻	M殻	N殻
①	4	8	8
②	4	8	16
③	4	16	16
④	4	16	32
⑤	8	16	32
⑥	8	18	32
⑦	8	18	36
⑧	8	18	40

問4　次の物質のうちから，多原子分子であるものを3つ選べ。　| 4 |

① アンモニア　　② 塩化水素　　③ 塩化カリウム　　④ オゾン

⑤ 酸素　　　　　⑥ 鉄　　　　　⑦ ネオン　　　　　⑧ 水

問5　標準状態で体積が$672\,\mathrm{mL}$のアンモニアをすべて水に溶かして，$1.50\,\mathrm{L}$のアンモニア水を調製した。次のうちから，このアンモニア水の水素イオン濃度〔mol/L〕を選べ。ただし，このときのアンモニアの電離度は1.00×10^{-2}とする。　$\boxed{5}$

① 5.00×10^{-9}　　② 1.00×10^{-9}　　③ 5.00×10^{-10}　　④ 1.00×10^{-10}

⑤ 5.00×10^{-11}　　⑥ 1.00×10^{-11}　　⑦ 5.00×10^{-12}　　⑧ 1.00×10^{-12}

問6　次のうちから，下線部が単体の意味で使われているものを4つ選べ。　$\boxed{6}$

① ボーキサイトには<u>アルミニウム</u>が含まれる。

② <u>塩素</u>は反応性が高く，様々な物質を酸化する。

③ <u>酸素</u>は地殻の質量の約$46\,\%$を占める。

④ 成長期には<u>カルシウム</u>の多い食品を摂取する必要がある。

⑤ <u>炭素</u>はすべての生物に存在する。

⑥ <u>銀</u>は電気の良導体である。

⑦ <u>ヘリウム</u>は密度が小さく，常温・常圧では$1\,\mathrm{L}$あたり$0.18\,\mathrm{g}$しかない。

⑧ <u>水素</u>は酸素と反応して水を生じる。

問7　次の物質のうちから，分子内に非共有電子対が<u>存在しない</u>ものを2つ選べ。　$\boxed{7}$

① アセトン　　② アンモニア　　③ エタン　　④ エタノール

⑤ 塩化水素　　⑥ 二酸化硫黄　　⑦ 硫化水素　　⑧ ベンゼン

問8　次のうちから，酸化還元反応であるものを3つ選べ。　$\boxed{8}$

① $NH_3 + H_2O \longrightarrow NH_4^+ + OH^-$

② $Fe_2O_3 + 3CO \longrightarrow 2Fe + 3CO_2$

③ $H_2SO_4 + 2NaOH \longrightarrow Na_2SO_4 + 2H_2O$

④ $MnO_2 + 4HCl \longrightarrow MnCl_2 + Cl_2 + 2H_2O$

⑤ $HCl + NH_3 \longrightarrow NH_4Cl$

⑥ $N_2 + 3H_2 \longrightarrow 2NH_3$

Ⅱ　次の(1)〜(4)に該当する金属を，{　}内に示す個数だけ＜選択肢＞の中から，それぞれ選べ。ただし，同じ選択肢を繰り返し選んでもよい。

(1) 常温の水と激しく反応し，水素を発生するもの。{1つ}　　　[1]

(2) 常温の水とは反応しないが，希塩酸と反応し，水素を発生するもの。{3つ}　　　[2]

(3) 希塩酸とは反応しないが，濃硝酸と反応して溶けるもの。{2つ}　　　[3]

(4) 濃硝酸に溶けないもの。{3つ}　　　[4]

　　＜選択肢＞

　　① Ag　　② Al　　③ Au　　④ Cu　　⑤ Fe　　⑥ K　　⑦ Zn

Ⅲ　硫化水素に関する次の文章を読み，問1〜問4に答えよ。

　　金属イオンを含む水溶液に硫化水素を通すと，硫化物が沈殿することが多い。硫化水素は水に溶解すると，次のような電離平衡が成立する。

$$H_2S \rightleftharpoons 2H^+ + S^{2-}$$

電離定数Kは下記の式で表すことができる。

$$K = \frac{[H^+]^2 [S^{2-}]}{[H_2S]} = 1.2 \times 10^{-21} \ (mol/L)^2$$

　　2価の金属イオンM^{2+}の硫化物 MS は，難溶性で水にわずかに溶け，次の溶解平衡が成り立つ。

$$MS (固) \rightleftharpoons M^{2+} + S^{2-}$$

水溶液中の金属イオンのモル濃度と硫化物イオンのモル濃度の積の値$[M^{2+}][S^{2-}]$を溶解度積（K_{sp}）といい，温度一定の条件下で，各金属硫化物に固有の定数となる。

問1　常温・常圧での硫化水素について，次の記述のうちで正しいものはどれか。　[1]

　　① 黄色，無臭，無毒である。

　　② 黄色，無臭，有毒である。

　　③ 黄色，腐卵臭，無毒である。

　　④ 黄色，腐卵臭，有毒である。

　　⑤ 無色，無臭，無毒である。

　　⑥ 無色，無臭，有毒である。

　　⑦ 無色，腐卵臭，無毒である。

　　⑧ 無色，腐卵臭，有毒である。

問2 水蒸気を含む硫化水素を乾燥させるために使用できる乾燥剤を，次のうちから<u>すべて</u>選べ。 2

① 塩化カルシウム   ② 酸化カルシウム   ③ 十酸化四リン

④ ソーダ石灰   ⑤ 濃硫酸

問3 鉛（Ⅱ）イオン 1.0×10^{-2} mol と鉄（Ⅱ）イオン 1.0×10^{-2} mol を含む混合水溶液 1.0 L の pH を 2.0 に，水溶液中の硫化水素の濃度を 1.0×10^{-1} mol/L に保ちながら，硫化水素を十分に通じた。このときにおこる変化を次のうちから選べ。ただし，硫化鉛（Ⅱ）の溶解度積 K_{sp} は 1.0×10^{-28} (mol/L)^2，硫化鉄（Ⅱ）の K_{sp} は 4.0×10^{-19} (mol/L)^2 とする。また，水溶液の体積変化は無視できるものとする。 3

① 硫化鉛（Ⅱ）が沈殿する。

② 硫化鉄（Ⅱ）が沈殿する。

③ 硫化鉛（Ⅱ）と硫化鉄（Ⅱ）が沈殿する。

④ 沈殿は生成しない。

問4 問3で水溶液中に残っている鉛（Ⅱ）イオンと鉄（Ⅱ）イオンのモル濃度〔mol/L〕は，それぞれいくらか。有効数字2桁で答えよ。A，B，D，E にあてはまる数字を下記の<A，B，D，Eの選択肢>から，C と F にあてはまる数字を下記の<C と Fの選択肢>からそれぞれ選べ。ただし，同じ選択肢を繰り返し選んでもよい。

鉛（Ⅱ）イオンのモル濃度 $\boxed{A}.\boxed{B} \times 10^{\boxed{C}}$ mol/L

鉄（Ⅱ）イオンのモル濃度 $\boxed{D}.\boxed{E} \times 10^{\boxed{F}}$ mol/L

A $\boxed{4}$ B $\boxed{5}$ C $\boxed{6}$

D $\boxed{7}$ E $\boxed{8}$ F $\boxed{9}$

<A，B，D，Eの選択肢>

① 1   ② 2   ③ 3   ④ 4   ⑤ 5

⑥ 6   ⑦ 7   ⑧ 8   ⑨ 9   ⑩ 0

<C と Fの選択肢>

① -1 ② -2 ③ -3 ④ -4 ⑤ -5 ⑥ -6

⑦ -7 ⑧ -8 ⑨ -9 ⑩ -10 ⑪ -11 ⑫ -12

IV 次の（1）～（4）に示す2種類の物質を識別するために，最も適当な操作を＜操作選択肢＞
から，その操作を行ったときに変化する物質を＜物質選択肢＞からそれぞれ選べ。

	2種類の物質A・B		操作	変化する物質
（1）	A　塩化カリウム水溶液	B　硝酸カリウム水溶液	1	2
（2）	A　ステアリン酸	B　リノール酸	3	4
（3）	A　エタノール	B　ジエチルエーテル	5	6
（4）	A　グルタミン酸	B　酒石酸	7	8

＜操作選択肢＞

① 過剰のアンモニア水を加える。　　　　② 塩化鉄（Ⅲ）水溶液を加える。

③ 臭素水を加える。　　　　　　　　　　④ 硝酸銀水溶液を加える。

⑤ 水酸化バリウム水溶液を加える。　　　⑥ ナトリウムの小片を加える。

⑦ ニンヒドリンの水溶液を加えて温める。

＜物質選択肢＞

① A　　　　② B

Ⅴ　芳香族化合物 A ～ D に関する次の文章を読み，問 1 ～ 問 4 に答えよ。

（ⅰ）A は分子式 C_6H_7N で表され，A を硫酸酸性の二クロム酸カリウム水溶液で酸化すると黒色物質が得られる。

（ⅱ）B は分子式 $C_7H_6O_3$ で表され，ナトリウムフェノキシドに高温・高圧のもとで二酸化炭素を反応させた後，希硫酸を作用させると得られる。

（ⅲ）C は分子式 C_7H_8 で表され，触媒を用いて C を酸化すると，防腐剤として使われるカルボン酸が得られる。

（ⅳ）D は分子式 C_7H_8O で表され，これに塩化鉄（Ⅲ）水溶液を加えると，青色に呈色する。

　　A ～ D を少量ずつ含む混合物をジエチルエーテルに溶解し，混合溶液とした。下図の操作により各成分を (ア) ～ (エ) の各層に分離することができた。このとき，A は，水層 (ウ) に塩として含まれることがわかった。

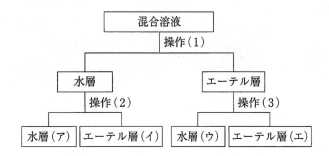

問 1　A と B に無水酢酸を作用させた。このとき，得られた芳香族化合物がもつ官能基を，次のうちからそれぞれ選べ。

　　① アミド結合　　　　② アミノ基　　　　③ エーテル結合
　　④ カルボキシ基　　　⑤ ヒドロキシ基　　⑥ ニトロ基

　　A の反応生成物　　|　1　|　　　　B の反応生成物　　|　2　|

問 2　分子式 C_7H_8O で表されるベンゼン環をもつ化合物の構造異性体は，全部でいくつか。次のうちから選べ。　|　3　|

　　① 1　　　② 2　　　③ 3　　　④ 4　　　⑤ 5　　　⑥ 6

問3 　図中の操作（1），（2），（3）に適するものを次のうちからそれぞれ選べ。

① 塩化ナトリウム水溶液を加えて分液ろうとで振り分けた。

② 希塩酸を加えて分液ろうとで振り分けた。

③ 酢酸エチルを加えて分液ろうとで振り分けた。

④ 水酸化ナトリウム水溶液を加えて分液ろうとで振り分けた。

⑤ 二酸化炭素を十分に吹き込んだ後，ジエチルエーテルを加えて分液ろうとで振り分けた。

⑥ 硫酸ナトリウム水溶液を加えて分液ろうとで振り分けた。

⑦ ジエチルエーテルを加えて分液ろうとで振り分けた。

（1）　4　　　　　（2）　5　　　　　（3）　6

問4 　CとDはそれぞれ（ア）～（エ）のどの層に含まれているか。次のうちから選べ。

① （ア）　　　　② （イ）　　　　③ （ウ）　　　　④ （エ）

C　7　　　　　D　8

Ⅵ　次の文を読み，**問1**と**問2**に答えよ。

　平均分子量 2.43×10^5 のアミロペクチン 14.58 g のヒドロキシ基 $(-OH)$ をすべてメチル化してメトキシ基 $(-OCH_3)$ としたのち，希硫酸で完全に加水分解した。ただし，1位の炭素原子に結合したメトキシ基は希硫酸で加水分解されるため，結果的に以下の3種類の化合物 **A**，**B**，**C** が得られた。

化合物 A　　　　　　　　　化合物 B　　　　　　　　　化合物 C

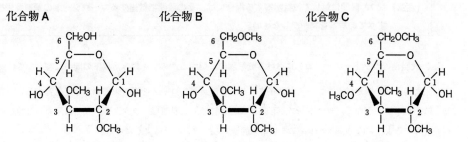

　このとき，化合物 **A** の質量は 0.750 g，化合物 **B** の質量は 18.4 g，化合物 **C** の質量は 0.852 g であった。

問1　このアミロペクチン1分子を構成するグルコースの数はいくつか。次のうちから，最も近いものを選べ。　| 1 |

① 1.05×10^3　　② 1.20×10^3　　③ 1.35×10^3　　④ 1.50×10^3

⑤ 1.60×10^3　　⑥ 1.80×10^3　　⑦ 1.95×10^3　　⑧ 2.10×10^3

問2　このアミロペクチン1分子に含まれる枝分かれの数はいくつか。次のうちから，最も近いものを選べ。　| 2 |

① 50　　　　　② 60　　　　　③ 70　　　　　④ 80

⑤ 90　　　　　⑥ 100　　　　⑦ 110　　　　⑧ 120

生 物

問題
（60分）

3年度

前期　2月1日 試験

【注意】1つの設問に対して複数解答する場合には，その設問に該当するマークシートの解答番号欄に
すべての解答をマークしなさい。

Ⅰ　大腸菌のラクトースオペロンにおける転写調節に関する次の文を読み，以下の問いに答えなさい。

　　大腸菌は，培地にグルコースが存在するときには，グルコースを炭素栄養源として生育する。一方，培地
にグルコースがなく，ラクトースが存在するときには，大腸菌は，ラクトース代謝に関わる3種類の酵素を
合成するようになり，ラクトースを炭素栄養源として生育できるようになる。

　　これら3種類の酵素をコードする遺伝子群（構造遺伝子群）は，DNA上に連なって存在する。その5'側に
は(ア)という領域があり，(イ)が結合すると，構造遺伝子群の転写が開始される。また，(ア)の近くには(ウ)
という領域が存在し，調節遺伝子の産物である(エ)が結合すると，構造遺伝子群の転写が抑制される。1つ
の転写単位を形成するこれらの構造遺伝子群とその転写調節領域は，ラクトースオペロンと呼ばれる。

　　ラクトースが存在するときには，<u>ラクトースに由来する物質（以下，**物質X**とする）が(エ)と結合すること
で，(エ)が(ウ)に結合できなくなって(ウ)から離れる。</u>その結果，ラクトースオペロンにおいて，転写の抑
制が解除されて，構造遺伝子群がまとめて1本のmRNAに転写される。さらに，ラクトースオペロンでは，
(エ)による調節だけではなく，アクチベーターによる調節という別のしくみも働いている。アクチベーター
はグルコースが存在しないときに活性化され，ラクトースオペロンを構成する転写調節領域の1つである
アクチベーター結合部位に結合して，構造遺伝子群の転写を促進する。一方，培地にグルコースが存在する
ときには，アクチベーターが活性化されないために，ラクトースの有無に関わらず，転写が抑制されている。

問1　文中の(ア)，(ウ)，(エ)に当てはまる語の組合せとして最も適切なものを1つ答えなさい。　　1

　　　① (ア)オペレーター　　　　(ウ)プロモーター　　　(エ)リプレッサー
　　　② (ア)オペレーター　　　　(ウ)リプレッサー　　　(エ)プロモーター
　　　③ (ア)プロモーター　　　　(ウ)オペレーター　　　(エ)リプレッサー
　　　④ (ア)プロモーター　　　　(ウ)リプレッサー　　　(エ)オペレーター
　　　⑤ (ア)リプレッサー　　　　(ウ)オペレーター　　　(エ)プロモーター
　　　⑥ (ア)リプレッサー　　　　(ウ)プロモーター　　　(エ)オペレーター

問2　文中の(イ)についての以下の問いに答えなさい。

1．(イ)として最も適切な酵素を1つ答えなさい。　| 2 |

① 逆転写酵素　　　　　② 制限酵素　　　　　③ DNA ヘリカーゼ

④ DNA ポリメラーゼ　　⑤ DNA リガーゼ　　　⑥ RNA ポリメラーゼ

2．大腸菌における(イ)についての記述として適切なものを2つ答えなさい。　| 3 |

① 反応の開始にプライマーを必要とする。

② (ア)との結合に基本転写因子を必要としない。

③ リボースを含むヌクレオチドを連結する反応の触媒として働く。

④ DNA のヌクレオチド鎖を5′から3′の方向に合成する。

⑤ 核の内部で働く。

⑥ ミトコンドリアの内部で働く。

問3　文中の下線部は，物質 X が(エ)のどの部位に結合することで，(エ)にどのような変化が起きたことによる現象であるか，最も適切な記述を1つ答えなさい。　| 4 |

① (ウ)に結合する部位と同じ部位に結合することで，一次構造が変化した。

② (ウ)に結合する部位と同じ部位に結合することで，立体構造が変化した。

③ (ウ)に結合する部位と同じ部位に結合することで，アミノ酸へと分解された。

④ (ウ)に結合する部位とは別の部位に結合することで，一次構造が変化した。

⑤ (ウ)に結合する部位とは別の部位に結合することで，立体構造が変化した。

⑥ (ウ)に結合する部位とは別の部位に結合することで，アミノ酸へと分解された。

問4　大腸菌の**野生株**および3種類の**変異株a〜c**を用いて，ラクトースオペロンの働きを調べる以下の2つの実験を行った。**変異株a〜c**のそれぞれは，**野生株**のラクトースオペロンや**(エ)**をコードする調節遺伝子のDNA領域のどこか1か所に突然変異が起こった結果生じたものである。また，β-ガラクトシダーゼは，ラクトースオペロンの構造遺伝子群のうちの1つがコードする酵素である。**実験1**と**実験2**についての以下の問いに答えなさい。

実験1　グルコースを含まない培地に，ラクトースを加えたものと，加えないもの，さらに，グルコースを含んだ培地に，ラクトースを加えたものと，加えないものの4種類の培地を準備した。これらの培地で，大腸菌の**野生株**および**変異株a〜c**をそれぞれ培養して大腸菌を回収し，その破砕液に含まれるβ-ガラクトシダーゼの活性を測定した。

その結果，グルコースを含まない培地では，ラクトースの有無に関わらず，**変異株a**と**変異株b**からは共に高いβ-ガラクトシダーゼの活性が検出された。一方，すべての培地において，**変異株c**からはβ-ガラクトシダーゼの活性がほとんど検出されなかった。

実験2　**変異株a**と**変異株b**の原因となる突然変異を見分けるために，**野生株**由来の正常なラクトースオペロンや**(エ)**をコードする調節遺伝子のDNA領域から，異なる領域のDNA断片を複数切り出した。(あ)これらのDNA断片をそれぞれ挿入した組換えプラスミドを作製し，これらの組換えプラスミドを**変異株a**と**変異株b**にそれぞれ導入した。グルコースを含まない培地に，ラクトースを加えたものと，加えないものの2種類の培地で，組換えプラスミドが導入された**変異株a**と**変異株b**をそれぞれ培養した。

その結果，**変異株a**では，(い)ある DNA領域を含む組換えプラスミドが導入されたときだけ，ラクトースを含まない培地で培養した場合には，大腸菌破砕液に含まれるβ-ガラクトシダーゼの活性がほとんど検出されなくなった。また，ラクトースを加えた培地で培養した場合には，これと同じ組換えプラスミドを導入したときでも，β-ガラクトシダーゼの活性は高いままだった。一方，**変異株b**では，これと同じ組換えプラスミドが導入されたとき，どちらの培地で培養した場合にも，高いβ-ガラクトシダーゼの活性が検出された。

1. **実験1の野生株**において，β-ガラクトシダーゼの活性が最も高かったのは，どの培地で培養したものか。培地にグルコースやラクトースを含む場合は○，含まない場合は×と表記した選択肢から，最も適切なものを1つ答えなさい。　5

① グルコース○，ラクトース○　　　　② グルコース×，ラクトース○

③ グルコース○，ラクトース×　　　　④ グルコース×，ラクトース×

2. **実験2の下線部(あ)**で組換えプラスミドを作製するときに，挿入するDNA断片とプラスミドDNAを結合する酵素として最も適切なものを1つ答えなさい。　6

① 逆転写酵素　　　　② 制限酵素　　　　③ DNAヘリカーゼ

④ DNAポリメラーゼ　　　　⑤ DNAリガーゼ　　　　⑥ RNAポリメラーゼ

3. **実験1と実験2**の結果から考えて，**下線部(い)**の組換えプラスミドが含むDNA領域として最も適切なものを1つ答えなさい。なお，導入した組換えプラスミドは，大腸菌のゲノムのDNAには組込まれなかったものとする。　7

① (ア)　　　　　　　　　　　　② (ウ)

③ (エ)をコードする調節遺伝子　　　　④ β-ガラクトシダーゼをコードする構造遺伝子

4. **実験1と実験2**の結果に基づいて，以下の問いに答えなさい。

（1）**変異株a**および**変異株b**をそれぞれ生じさせた突然変異として，以下の**【選択肢】**から最も適切なものをそれぞれ1つずつ答えなさい。

　　　変異株a　8　　　　変異株b　9

（2）**変異株c**を生じさせる可能性がある突然変異として，以下の**【選択肢】**から適切なものをすべて答えなさい。　10

　　　【選択肢】

　　　① (エ)をコードする調節遺伝子に生じた突然変異のうち，(エ)を合成できないもの

　　　② (エ)をコードする調節遺伝子に生じた突然変異のうち，(ウ)とは結合して正常に働くが，**物質X**とは結合できない(エ)を合成するもの

　　　③ (ウ)に生じた突然変異で，(エ)が(ウ)に結合できなくなるもの

　　　④ (ア)に生じた突然変異で，(イ)が(ア)に結合できなくなるもの

　　　⑤ β-ガラクトシダーゼをコードする構造遺伝子に生じた突然変異

問5　大腸菌の**野生株**および5種類の**変異株d～h**を用いて行った**実験3**についての次の文を読み，以下の問いに答えなさい。

実験3　**野生株**由来の正常なラクトースオペロンから**（ア）**と**（ウ）**およびアクチベーター結合部位を完全に含むDNA領域を切り出し，以下の図のように，オワンクラゲの緑色蛍光タンパク質（GFP）の遺伝子を連結した。このDNA断片を含む組換えプラスミドを作製し，6種類の大腸菌（**野生株**および**変異株d～h**）にそれぞれ導入した。

　　(う)グルコースを含まない培地に，ラクトースを加えたものと，加えないもの，さらに，グルコースを含んだ培地に，ラクトースを加えたものと，加えないものの4種類の培地で，組換えプラスミドが導入された**野生株**および**変異株d～h**をそれぞれ培養した。次に，大腸菌でGFPが発現しているかどうかを，紫外線を照射したときに緑色蛍光を発するかどうかで調べた。なお，**変異株d～h**は，ゲノムのDNAに以下の突然変異が生じたものであり，それ以外のDNA領域は**野生株**と同一である。

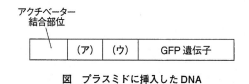

図　プラスミドに挿入したDNA

変異株d：**（エ）**をコードする調節遺伝子に突然変異が生じた結果，**（エ）**を合成できなくなった変異株

変異株e：**（エ）**をコードする調節遺伝子に突然変異が生じた結果，**（エ）**が**（ウ）**とは結合して正常に働くが，**物質X**とは結合できなくなった変異株

変異株f：**（ウ）**に突然変異が生じた結果，**（エ）**が**（ウ）**に結合できなくなった変異株

変異株g：**（ア）**に突然変異が生じた結果，**（イ）**が**（ア）**に結合できなくなった変異株

変異株h：β-ガラクトシダーゼをコードする構造遺伝子に突然変異が生じた結果，β-ガラクトシダーゼが合成できなくなった変異株

1．オワンクラゲからGFPを発見した研究者として最も適切な選択肢を1つ答えなさい。　　11

　　① 岡崎令治　　　　　　　② 北里柴三郎　　　　　　③ サンガー

　　④ 下村脩　　　　　　　　⑤ ジャコブとモノー　　　⑥ ニーレンバーグ

2．**下線部（う）**について，**野生株**が緑色蛍光を示す条件の培地でのみ，同様に緑色蛍光を示す**変異株**として適切なものをすべて答えなさい。該当する**変異株**がない場合は，「⑥ なし」を答えなさい。　　12

　　① 変異株d　　　　　　　② 変異株e　　　　　　　③ 変異株f

　　④ 変異株g　　　　　　　⑤ 変異株h　　　　　　　⑥ なし

3．**下線部（う）**について，すべての培地で緑色蛍光を示さない**変異株**として最も適切なものを1つ答えなさい。該当する**変異株**がない場合は，「⑥ なし」を答えなさい。　　13

　　① 変異株d　　　　　　　② 変異株e　　　　　　　③ 変異株f

　　④ 変異株g　　　　　　　⑤ 変異株h　　　　　　　⑥ なし

問6　ラクトースオペロンについて，そのしくみから考えられる利点として適切な記述を2つ答えな

さい。　14

① 環境の変化に対応して，代謝を切り替えることができる。

② ラクトースオペロンに突然変異が生じたときに，異なる炭素栄養源を利用することができる。

③ 機能的に関連のある複数のタンパク質の発現を同時に制御できる。

④ 生存に有利な突然変異を蓄積しやすくできる。

⑤ 転写と翻訳を空間的・時間的に区別できる。

Ⅱ　光合成に関する以下の問いに答えなさい。

問1　葉緑体をもつ生物として適切なものを4つ答えなさい。　| 1 |

① オオカナダモ　　　② クロレラ　　　③ 紅色硫黄細菌　　　④ コンブ

⑤ 根粒菌　　　⑥ シアノバクテリア　　　⑦ スギゴケ　　　⑧ 緑色硫黄細菌

問2　植物におけるCO_2の取り込みについての次の文を読み，| 2 | ～ | 4 | に最も適切な語をそれぞれ1つずつ答えなさい。

　　一般に，植物に光が当たると | 2 | 細胞においてH^+を細胞外へ輸送するポンプが活性化される。その結果，| 2 | 細胞において電位依存性K^+チャネルが開き，K^+が細胞内に流入する。それにより細胞内の | 3 | が高まり，その結果，細胞内に水が流入して | 4 | が生じることで | 2 | 細胞が変形し，生じた隙間からCO_2が取り込まれる。

① 維管束鞘　　② 温度　　③ クチクラ　　④ 孔辺　　⑤ 根毛

⑥ 浸透圧　　⑦ 選択圧　　⑧ 光　　⑨ 膨圧　　⑩ 葉肉

問3　以下の図は植物の葉緑体における光合成反応の一部を示している。この図を参照して，以下の問いに答えなさい。なお，図中の A ～ K は物質または複合体を，e^- は電子を表す。また，破線の矢印は電子の流れを，灰色の矢印は C の移動を示す。RuBP はリブロース二リン酸（リブロースビスリン酸，リブロース1,5-ビスリン酸）を，PGA はホスホグリセリン酸を示す。

図　植物の葉緑体における光合成反応の一部を示した模式図

1．図の A ～ K から，以下に当てはまるものとして最も適切なものをそれぞれ1つずつ答えなさい。

（1）光化学系Ⅰ　　　| 5 |

（2）ATP　　　| 6 |

（3）GAP（グリセルアルデヒドリン酸）　| 7 |

① A　　② B　　③ C　　④ D　　⑤ E　　⑥ F

⑦ G　　⑧ H　　⑨ I　　⑩ J　　⑪ K

2．図の反応を経てグルコースが150 g生成されたときに，図の反応で使われたCO_2の重量（g）を計算し，最も適切な値を答えなさい。なお，計算にはC，H，Oの原子量として12，1，16を用いなさい。ただし，図の反応で合成され反応経路から出た糖はすべてグルコースに変換されたものとする。　8　g

①　25　　　②　37　　　③　40　　　④　44　　　⑤　72　　　⑥　150

⑦　180　　⑧　220　　⑨　235　　⑩　432　　⑪　440　　⑫　900

3．図の反応過程や反応で生成された物質についての記述として，適切なものを2つ答えなさい。　9

①　光が十分に照射されているときには，10℃から60℃の範囲では温度の上昇とともに糖の合成量は増加し続ける。

②　糖が合成される過程でCO_2から炭素が引き抜かれたときにO_2が発生する。

③　ルビスコ（RuBP カルボキシラーゼ/オキシゲナーゼ）はストロマに存在する。

④　反応経路から出た糖が代謝されて生じた物質は，植物体のいろいろな場所に運ばれ，ATP 合成などに使われる。

⑤　発生したO_2の一部は，図の反応の中で電子を奪われて水が生成される。

4．光合成における ATP 合成についての記述として適切なものを2つ答えなさい。　10

①　図の B が合成反応の触媒として作用する。

②　図の E が合成反応の触媒として作用する。

③　図に含まれる複合体による電子の伝達を阻害すると，合成が阻害される。

④　基質レベルのリン酸化により合成される。

⑤　酸化的リン酸化により合成される。

⑥　チラコイド膜のストロマ側で合成される。

⑦　チラコイド内腔で合成される。

⑧　外膜と内膜の間で合成される。

5．ホウレンソウの葉から葉緑体を単離して行った実験についての次の文を読み，以下の問いに答えなさい。

単離した葉緑体を，日常的な明るさの実験室(500ルクス)において，試験管に入れた pH 6.7 の緩衝液に浸し，葉緑体内部をすべて pH 6.7 とした。そして，20000ルクスの光を10分間，葉緑体に照射した。その結果， 11 における pH が低下するとともに，CO_2 の固定が行われた。

（1）文中の 11 に最も適切なものを1つ答えなさい。

① 外膜と内膜の間　　　② 試験管内の緩衝液　　　③ ストロマ

④ チラコイド内腔

（2） 11 において，pH を低下させた要因として適切なものをすべて答えなさい。 12

① ATP の合成　　　② $NADP^+$ の酸化　　　③ NADPH の還元

④ 膜を横切る H^+ の輸送　　　⑤ 水の分解

（3）この実験と同様の操作を，CO_2 が存在しない状態で行うと，CO_2 が存在する状態で行ったときと比べて，葉緑体に含まれる物質の量にはどのような違いがあると考えられるか，適切な記述を3つ答えなさい。 13

① ATP の量が多い。

② ATP の量が少ない。

③ RuBP の量が多い。

④ RuBP の量が少ない。

⑤ PGA の量が多い。

⑥ PGA の量が少ない。

Ⅲ　神経伝達に関する以下の問いに答えなさい。

問1　シナプスの働きについての次の文を読み，以下の問いに答えなさい。

　　　さまざまなニューロンのシナプスでは，異なる神経伝達物質を用いて情報の伝達を行っている。ヒトの運動ニューロンは筋細胞と興奮性シナプスを形成している。この興奮性シナプスにおいて，活動電位が運動ニューロンの神経終末に到達すると，電位依存性　1　チャネルが開き，　1　イオンが神経終末内に流入する。その結果，シナプス間隙に面した細胞膜にシナプス小胞が融合し，神経伝達物質である　2　が放出される。筋細胞が　2　を受容すると，イオンチャネルが開き　3　イオンが細胞内に流入し，筋細胞が(ア)する。膜電位が閾値を超えると，電位が大きく変化し，活動電位が生じる。

　　　ヒトの中枢神経系において，抑制性シナプスでは，神経伝達物質としてγ-アミノ酪酸(GABA)を用いるものがある。その場合，シナプス後細胞がGABAを受容すると，イオンチャネルが開き　4　イオンが細胞内に流入してシナプス後細胞が(イ)し，膜電位を(ウ)。その結果，シナプス後細胞で活動電位が生じにくくなる。

　　　ヒトの自律神経系において，あるニューロンの神経終末が心臓に分布している。血液中の二酸化炭素濃度が高まると，このニューロンの神経終末から神経伝達物質である　5　が放出され，心臓の拍動が調節される。

　　　アメフラシでは，水管からの情報を伝える(エ)は，えらを収縮させるニューロンとシナプスを形成している。(エ)の神経終末には，さらに(オ)の神経終末もシナプスを形成している。水管に繰り返し刺激を与えることでえらの引っ込め反射が弱くなった個体に(カ)を起こすことができる。このとき(エ)の神経終末は，(オ)が神経伝達物質として放出する　6　を受容する。その結果，(エ)が放出する神経伝達物質の量が増加して，シナプスでの伝達効率が変化する。

1．文中の　1　～　6　に最も適切な語をそれぞれ1つずつ答えなさい。

　　① 塩化物　　　　　　② カリウム　　　　　③ カルシウム　　　　④ 水素
　　⑤ ナトリウム　　　　⑥ アセチルコリン　　⑦ アドレナリン　　　⑧ セロトニン
　　⑨ ドーパミン　　　　⑩ ノルアドレナリン

2．文中の(ア)～(ウ)に当てはまるものの組合せとして，最も適切なものを1つ答えなさい。　7

　　① (ア)脱分極　　(イ)過分極　　(ウ)ゼロにする
　　② (ア)脱分極　　(イ)過分極　　(ウ)閾値に近づける
　　③ (ア)脱分極　　(イ)過分極　　(ウ)閾値から遠ざける
　　④ (ア)過分極　　(イ)脱分極　　(ウ)ゼロにする
　　⑤ (ア)過分極　　(イ)脱分極　　(ウ)閾値に近づける
　　⑥ (ア)過分極　　(イ)脱分極　　(ウ)閾値から遠ざける

3．文中の(エ)～(カ)に当てはまる語の組合せとして，最も適切なものを1つ答えなさい。　8

 ① (エ)運動ニューロン　(オ)介在ニューロン　(カ)鋭敏化

 ② (エ)感覚ニューロン　(オ)介在ニューロン　(カ)鋭敏化

 ③ (エ)運動ニューロン　(オ)感覚ニューロン　(カ)鋭敏化

 ④ (エ)運動ニューロン　(オ)介在ニューロン　(カ)慣れ

 ⑤ (エ)感覚ニューロン　(オ)介在ニューロン　(カ)慣れ

 ⑥ (エ)運動ニューロン　(オ)感覚ニューロン　(カ)慣れ

4．ヒトにおけるシナプスと神経伝達物質についての記述として，適切なものを2つ答えなさい。　9

 ① すべての神経伝達物質はリボソームで合成される。

 ② 神経伝達物質として働くアミノ酸がある。

 ③ 神経伝達物質は，全か無かの法則に従って，一定の大きさのシナプス後電位を引き起こす。

 ④ シナプス間隙に放出された神経伝達物質は，すみやかに回収・分解される。

 ⑤ 神経伝達物質を含む小胞は，軸索内でダイニンによって微小管の＋端側へ運ばれる。

問2　ショウジョウバエの行動について調べた実験についての次の文を読み，以下の問いに答えなさい。

　　動物は個体どうしがお互いを認識し，関わり合いながら生きており，さまざまな社会行動を示す。社会行動は，神経伝達物質によるニューロン間の情報伝達（神経伝達）によって制御されている。ショウジョウバエの接触行動は，社会行動の1つであり，抑制性の神経伝達物質であるGABAによる神経伝達が必要である。一方，ミトコンドリアにおける呼吸の異常が，神経伝達の異常を引き起こすことが知られている。そこで，ショウジョウバエの接触行動における神経伝達と呼吸との関係を調べるため，以下の実験を行った。

実験1　野生型のショウジョウバエ（以下，ハエ）を2匹，試験管に入れ観察したところ，接触行動を行った。2匹のハエが図中の【**実験1**】に示すように，前脚を1回接触させたとき，「接触回数1回」と数えた。

実験2　野生型と，ある遺伝子の突然変異体X（以下，X系統）のハエについて，それぞれ8匹ずつを別々の試験管に入れ2分間観察し，接触回数を数えたところ，図中の【**実験2**】の結果が得られた。なお，野生型とX系統のハエでは，ニューロンやシナプスの数に違いは見られず，同等の繁殖能力があった。

実験3　野生型とX系統のハエを解剖し脳と体幹部に分け，重量当たりのO_2消費量を比較したところ，図中の【**実験3**】の結果が得られた。なお，野生型とX系統のハエの1匹当たりの各組織の重量に違いは見られなかった。

実験4　実験3と同様に，野生型とX系統のハエの脳を取り出し，脳の重量当たりに含まれるNADH量を比較したところ，図中の【**実験4**】の結果が得られた。

実験5　X系統のハエに，脳のニューロンの細胞内におけるNADH生成反応を阻害する阻害剤Yと，GABAをそれぞれ投与した。なお，投与したGABAは，脳のニューロンのシナプス後細胞にある受容体に結合し，神経伝達に作用した。溶媒のみを投与した対照群，阻害剤Y投与群，GABA投与群について，それぞれ8匹ずつを別々の試験管に入れ2分間観察し，接触回数を数えた。また，野生型のハエに溶媒のみを投与し，同様に観察した。その結果，図中の【**実験5**】の結果が得られた。

実験6　X系統のハエに，阻害剤Y，脳のニューロンのミトコンドリアにおいてGABAの輸送を行うタンパク質（以下，輸送体T）に対する阻害剤Z，対照群には溶媒のみをそれぞれ投与し，脳のミトコンドリア内に含まれるGABAの量を測定した。さらに，野生型のハエに溶媒のみを投与し，同様にGABAの量を測定した。その結果，図中の【**実験6**】の結果が得られた。なお，ニューロン1個当たりに含まれるミトコンドリアの数と，GABAの量は，X系統のハエのいずれの処理群でも，野生型のハエに溶媒のみを投与した処理群でも同じであった。また，GABAの合成は細胞質基質で行われる。

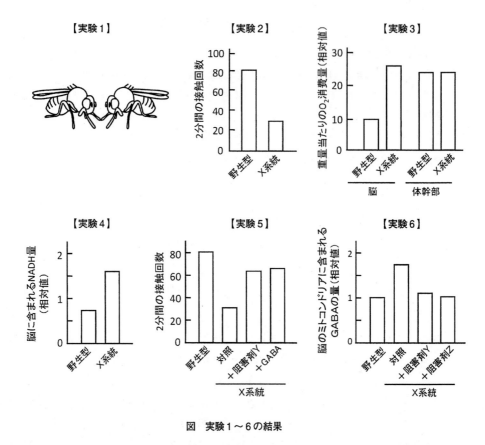

図　実験1〜6の結果

1．NADHが生成される反応または反応系として，適切なものをすべて答えなさい。　10

　　① 解糖系　　　　　　　　　② クエン酸回路
　　③ 電子伝達系　　　　　　　④ ピルビン酸がアセチルCoAになる反応

2．実験結果からわかることとして，適切な記述を3つ答えなさい。　11

　　① X系統のハエでは，野生型のハエに比べて，時間当たりの接触回数が4分の1以下である。
　　② 野生型のハエの脳では，体幹部に比べて，重量当たりのO_2消費量が2分の1以下である。
　　③ X系統のハエでは，野生型のハエに比べて，1匹当たりのO_2消費量が少ない。
　　④ X系統のハエの脳では，体幹部に比べて，重量当たりのO_2消費量が多い。
　　⑤ X系統のハエにおいてNADHの生成を阻害すると，接触回数が増加する。
　　⑥ GABAを投与したX系統のハエでは，野生型のハエに比べて接触回数が多い。

3．ハエの脳における GABA による神経伝達について，実験結果から考えられることとして，適切な記述を
　　4つ答えなさい。　□12

　　①X系統のハエは野生型に比べて，神経伝達に必要な GABA が過剰にある。

　　②X系統のハエは野生型に比べて，神経伝達に必要な GABA が不足している。

　　③X系統のハエにおいて NADH の生成を阻害すると，神経伝達に必要な GABA が不足する。

　　④X系統のハエにおいて NADH の生成を阻害すると，ミトコンドリア内への GABA の取り込みが阻害
　　　される。

　　⑤ミトコンドリアに GABA が取り込まれると，神経伝達に必要な GABA が過剰になる。

　　⑥ミトコンドリアに GABA が取り込まれると，神経伝達に必要な GABA が不足する。

　　⑦輸送体Tはミトコンドリア内から GABA をくみ出している。

　　⑧NADH の生成が促進されると，輸送体Tの働きが促進する。

4．ハエにおける正常な接触行動の発現に関わる GABA を放出するニューロンについて，その役割を考察し
　　た記述として，最も適切なものを1つ答えなさい。　□13

　　①脚への運動を指令する脳のニューロンとシナプスを形成して，その活動を完全に抑制することで，
　　　接触行動に必要な運動の指令が全く起こらないようにしている。

　　②脚への運動を指令する脳のニューロンとシナプスを形成して，その活動を増強することで，接触
　　　行動に必要な運動の指令を増強している。

　　③感覚情報を脳に伝えるニューロンとシナプスを形成して，その活動を抑制することで，接触行動に
　　　必要な感覚情報の入力量を調節している。

　　④感覚情報を脳に伝えるニューロンとシナプスを形成して，その活動を完全に抑制することで，接触
　　　行動に必要な感覚情報の入力が全く起こらないようにしている。

　　⑤感覚情報を脳に伝えるニューロンとシナプスを形成して，その活動を増強することで，接触行動に
　　　必要な感覚情報の入力量を調節している。

　　⑥感覚情報を脳に伝えるニューロンとシナプスを形成して，その活動を増強することで，接触行動に
　　　必要な感覚情報の入力量を増強している。

英　語

問題
(60分)

3年度

後期　3 月 6 日 試験

Ⅰ　次の英文を読み，下記の設問に答えなさい。

SARS, Ebola and now SARS-CoV-2: all three of these highly infectious viruses have caused global panic since 2002 — and all three of them jumped to humans from wild animals that live in dense tropical forests.

Three quarters of the emerging pathogens[*1] that infect humans leaped from animals, many of which are creatures in the forest habitats that we are cutting and burning to create land for crops, including biofuel plants, and for mining and housing. (ア)As we clear more land, we come into more contact with wildlife that carries microbes[*2] well suited to kill us — and we (6)concentrate these animals in smaller areas where they can swap infectious microbes, raising the chances of novel strains[*3]. Clearing land also reduces biodiversity, and the species that (1) are more likely to host illnesses that can be transferred to humans. All these factors will lead to more spillover of animal pathogens into people.

Stopping deforestation[*4] will not only reduce our exposure to new disasters but also restrain the spread of a long list of other terrible diseases that have come from rain forest habitats — Zika, Nipah, malaria, cholera and HIV among them. A 2019 study found that a 10 percent increase in deforestation would raise malaria cases by 3.3 percent; that would be 7.4 million people worldwide. Yet despite years of global outcry, deforestation still runs (7)rampant. An average of 28 million hectares of forest have been cut down annually since 2016, and there is no sign of a slowdown.

Societies can take numerous steps to prevent the destruction. Eating less meat, which physicians say will improve our health anyway, will lower demand for crops and pastures. Eating fewer processed foods will reduce the demand for palm oil — also a major feedstock for biofuels — much of which is grown on land clear-cut from tropical rain forests. The need for land also will (2) if nations slow population growth — something that can happen in developing nations only if women are given better education, equal social status with men, and easy access to affordable contraceptives[*5].

Producing more food per hectare can boost supply without the need to clear more land. Developing crops that better resist drought[*6] will help, especially as climate change brings longer, deeper droughts. In dry regions of Africa and elsewhere, agroforestry[*7] techniques such as planting trees among farm fields can increase crop yields. Reducing food waste could also vastly decrease the pressure to grow more; 30 to 40 percent of all food produced is wasted.

As we (8)implement these solutions, we can also find new outbreaks earlier. Epidemiologists want to tiptoe into wild habitats and test mammals (3) to carry coronaviruses — bats, rodents[*8], badgers[*9], civets[*10], pangolins[*11] and monkeys — to (9)map how the germs*[12] are moving. Public health officials could then test nearby humans. To be effective, though, this surveillance must be extensive and well-funded. In September 2019, just months before the COVID-19 pandemic began, the U.S. Agency for International Development (USAID) announced it would end funding for PREDICT, a 10-year effort to hunt for threatening microbes that found more than 1,100 unique viruses. USAID says it will launch a new surveillance program; we urge it to supply enough money this time to cast a wider and stronger net.

In the meantime, governments should prohibit the sale of live wild animals in so-called (イ)wet markets, where pathogens have repeatedly crossed over into humans. The markets may be culturally important, but the risk is too great. Governments must also crack down on the illegal wildlife trade, which can spread infectious agents far and wide. In addition, we have to examine factory farms that pack thousands of animals together — the source of the 2009 swine flu outbreak that killed more than 10,000 people in the U.S. and multitudes worldwide.

Ending deforestation and thwarting*[13] pandemics would address six of (ウ)the United Nations' 17 Sustainable Development Goals: the guarantee of healthy lives, zero hunger, gender equality, responsible consumption and production, sustainably managed land, and climate action (intact tropical forests absorb carbon dioxide, whereas (　4　) them sends more CO_2 into the atmosphere).

The COVID-19 pandemic is a disaster, but it can (10)rivet our attention on the enormous payoffs that humanity can achieve by not overexploiting*[14] the natural world. Pandemic solutions are (　5　) solutions.

注：*[1] pathogen「病原体」　　　　　　*[2] microbe「微生物」　　　　　*[3] strain「菌株」

　　*[4] deforestation「森林伐採」　　*[5] contraceptive「避妊薬」　　*[6] drought「干ばつ」

　　*[7] agroforestry「森林農業」森林を農業 (agriculture) と林業 (forestry) を組み合わせて活用
　　　すること。

　　*[8] rodent「げっ歯類の動物」ネズミ，リス，ビーバーなど。

　　*[9] badger「アナグマ」

　　*[10] civet「ジャコウネコ」

　　*[11] pangolin「センザンコウ」アジアやアフリカに生息する，うろこを持つ哺乳類。

　　*[12] germ「細菌」

　　*[13] thwart「阻止する」

　　*[14] overexploit「過剰に利用する」

問1 本文中の（1）～（5）の空欄に入る最も適切なものを，それぞれ①～④の中から一つずつ選びなさい。

（1）① prescribe   ② hasten   ③ find   ④ survive

（2）① grow   ② remain   ③ ease   ④ point

（3）① known   ② knowing   ③ know   ④ knows

（4）① killing   ② burning   ③ planting   ④ cutting

（5）① actuality   ② formality   ③ sustainability   ④ portability

問2 本文中の下線部（6）～（10）の語に意味が最も近いものを，それぞれ①～④の中から一つずつ選びなさい。

（6） concentrate

① release   ② gather   ③ train   ④ feed

（7） rampant

① widespread   ② stopping   ③ slow   ④ dry

（8） implement

① speak with   ② put off   ③ look into   ④ carry out

（9） map

① illustrate   ② widen   ③ succeed   ④ adventure

（10） rivet

① beat   ② fasten   ③ break   ④ soak

問3　本文中の下線部 (ア) ～ (ウ) に関する (11) ～ (13) の設問に答えなさい。

(11) 下線部 (ア) As we clear more land, we come into more contact with wildlife that carries microbes well suited to kill us の意味内容として最も近いものを，以下の ① ～ ④ の中から一つ選びなさい。

① We can clear any microbes that could potentially kill us by cleaning our living places.

② As we begin to live in cleared land, we have more contact with wild animals which tend to attack us and take our lives.

③ When we destroy forests, wild animals come into increased contact with us, and we can become victims of deadly pathogens.

④ When we create land for crops, wild animals which contain microbes are used to eliminate insects that will kill us.

(12) What happens at (イ) wet markets?

① People show how culturally important pathogens are.

② People can buy animal meat more cheaply on rainy days.

③ Live animals are on display for tourists' entertainment.

④ People keep live animals on site to sell for food.

(13) What should countries do to achieve (ウ) the United Nations' 17 Sustainable Development Goals?

① Cut funding for the United Nations.

② Build towns in tropical rain forests.

③ Eat more palm oil.

④ Give women equal social status with men.

問4　以下の (14) と (15) の設問に答えなさい。

(14) Which of the following is said to be necessary for detecting how microbes are moving among different animals?

① Biofuels

② Agricultural techniques

③ Money

④ More land for infrastructure

(15) Which of the following statements CANNOT be inferred from the passage?

① Deforestation can be a strong driver of infectious disease transmission.

② A project called PREDICT, funded by USAID, found more than one thousand unique viruses in the past decade.

③ Unauthorized business dealing with wild animals can spread pathogens throughout the world.

④ Human violation of wild animal habitats drives the emergence of infectious diseases, as pathogens that historically did not interact with people can now jump from non-human animals to humans.

⑤ In 2019, 7.4 million people were killed by malaria all over the world, which had been caused by a 10 percent increase in deforestation in the previous year.

Ⅱ 次の (16)～(23) の各英文の空欄に入る最も適切なものを，それぞれ ①～④ の中から
一つずつ選びなさい。

(16) Smart customers will get their phone order (　　　　) in writing.

　　① confirming　　　② confirms　　　③ confirmed　　　④ confirm

(17) E-mail cannot be sent (　　　　) the network is fixed.

　　① by　　　　　　② when　　　　　③ that　　　　　④ until

(18) Our final report (　　　　) next week.

　　① is going to prepare　　　　　② will have prepared
　　③ is preparing　　　　　　　　④ will be prepared

(19) She works for the same company (　　　　) I do.

　　① than　　　　　② with　　　　　③ as　　　　　④ of

(20) They say that the new railway system will (　　　　) the city traffic by 30%.

　　① lessen　　　　② to lessen　　　③ be lessened　　　④ less

(21) Tokyo Skytree is a must for tourists (　　　　) Tokyo.

　　① visits　　　　② visiting　　　③ visit　　　　④ visited

(22) All the teenagers in this area are invited (　　　　) the welcoming party.

　　① join　　　　　② to join　　　③ joining　　　④ joined

(23) Because they studied hard, students were able to answer every question quite
　　(　　　　).

　　① ease　　　　② easy　　　③ easily　　　④ easiness

Ⅲ　互いに関連した次の英文（〔A〕観光地の案内所の職員と客との電話での会話，〔B〕ボート
　　運営会社が発行しているカードの広告，〔C〕ボート運営会社による説明）を読んで，下記の
　　設問に答えなさい。

〔A〕

Emma: Cotes River Visitor Center. How can I help you?

Dean: Hello. I'm going to visit attractions and castles around the Cotes River next month
　　　on holiday. Could you tell me about the Cotes Scallop Card? I've heard of the card
　　　from my friend, and I want more details.

Emma: Sure. What kind of information do you need?

Dean: Well, what is the Cotes Scallop Card in the first place? What's good about it?

Emma: OK. First, it gives you unlimited hop-on hop-off travel for a fixed period of time on all
　　　the transport services like classic ferries, rural buses, and scenic trains that connect
　　　the many great places to visit around the river, so you really have every reason to
　　　enjoy a car-free day out. Second, Cotes Scallop Card holders can (　24　) a range
　　　of great offers including discounts at attractions, castles, shops, cafes, and gardens.

Dean: That's great because I'd like to spend our holiday as cheaply as possible.

Emma: Yes. I think it's great value for holiday visitors like you. Are you coming with your
　　　family, friends, or alone? And (　25　) are you going to stay? There are several
　　　types of cards available.

Dean: I'll be visiting there with my parents, wife and children for 3 days. Do you have any
　　　cards that would be perfect for us?

Emma: Yes, we do. We have a 3-day adult card and a child card for those under 17. We
　　　have a 3-day family card for up to 2 adults and 3 children as well. You can choose
　　　whichever you like depending on the number and the age of your children.

Dean: That's good. (　26　) can I buy the card?

Emma: It's available either online or in any of our ticket offices. If you buy your card online,
　　　you have up to 3 months to collect it from one of our ticket offices. All you need to
　　　bring is a printout of your booking confirmation, or if you are using a mobile device,
　　　just bring your booking details along.

Dean: I see. Last, could you tell me where I can get more details about the card? I'm
　　　interested in the family card.

Emma: You should go to our website, www.cotesriver.co.uk/scallop, which gives you further
　　　information about card types, prices, and the list of discounts.

Dean: OK. I'll have a look. That card sounds really attractive. Thank you very much for
　　　your information.

Emma: It's all my pleasure. Enjoy your holiday!

〔B〕

Buy a Cotes Scallop Card

You can buy a Cotes Scallop Card online or in any of our ticket offices. By buying online, you can save 5% of what you would normally pay on the day of your visit. Leave your car and let travel become a treat as you explore the river using Cotes River Links. It's eco-friendly, great value, and fun.

*All sailings are subject to tide, weather, and circumstances.

PRICES:

| （ア） | A 6-day card is ONLY £7.33 a day! |

Cotes Scallop Card	1 Day	2 Days	3 Days	6 Days
Adult	£21	£24.50	£28.50	£44
Child	£14.50	£18.50	£20.50	£31
Family	£48	£65.50	£74.50	£122.50

Family cards include up to 2 adults and 3 children. Child cards are for children aged (27). Children under 4 travel free on every service.

〔C〕

Cotes River, Maxwall boasts some of the country's most picturesque walking trails, most wonderful waterways, and a rugged landscape filled with history and heritage, the best attractions, and marvelous gardens which, when (28) with boat trips and good water-side pubs serving fresh local produce, provide all the elements for a great day out. One of the main reasons that the Cotes River has established itself as the most popular visitor destination is the fabulous, unspoilt natural beauty that surrounds it. So, it is important we manage the growth in visitor numbers in a sustainable way by (29) and protect what has made the Cotes River so special. Therefore, we started the Cotes Scallop Card in 2013 and last year we saw sales increase by 300% in just 5 years since its launch. This card is great value, easy to use, fun, and your ideal ticket for a great day out on the river.

問1　(24)〜(29)の各空欄に入るものを，それぞれ①〜④の中から一つずつ選びなさい。

(24)　① get rid of　　② do away with　　③ catch up with　　④ take advantage of

(25)　① how much　　② how long　　③ where　　④ when

(26)　① Where　　② How many　　③ When　　④ Which

(27)　① 4-16　　② 4-19　　③ 5-18　　④ 5-17

(28)　① linking　　② to link　　③ linked　　④ links

(29)　① doing some research on how people use prepaid cards

　　　② helping tempt people away from their car

　　　③ letting local people receive a portion of sales in the form of royalties

　　　④ substituting for a free admission coupon for local attractions

問2　〔B〕の空欄　　　　（ア）　　　　には以下の文が入ります。文法的に正しい文となるように空欄に①〜⑥の語をそれぞれ一つずつ入れ，(30)〜(32)に入るものを選びなさい。

　　　The (　　) (　　) (　　) is (　30　), the (　31　) the (　32　) is.

　　　① better　　　　　② value　　　　　③ your

　　　④ card　　　　　⑤ longer　　　　　⑥ valid

問3　以下の(33)と(34)の各英文の問いの答えとして最も適切なものを，それぞれ①〜④の中から一つずつ選びなさい。

(33)　Which of the following is true about buying a Cotes Scallop Card online?

　　　① You cannot buy a 6-day adult card online.

　　　② You can print out a paper version of the card you bought online at home before going to the area.

　　　③ You can use it after 6 months of your purchase.

　　　④ You can buy a card more cheaply online than you can buy one at a ticket office when you visit there.

(34)　Which of the following statements CANNOT be inferred from the passages 〔A〕, 〔B〕, and〔C〕?

　　　① More and more people are visiting the Cotes River area.

　　　② Maxwall is a place name.

　　　③ Boat trips are always available regardless of the weather.

　　　④ The passage〔C〕refers to how the area was around 2019.

Ⅳ　以下の日本語の意味になるように英文の空欄にそれぞれ①〜⑫の語（句）を一つずつ入れ，(35)〜(40)の空欄に入るものの番号を選びなさい。

消火に当たるには適切な装置が必要です。公共の場および私的な場所には火を封じ込めるためにすばやく散水するスプリンクラー・システムがあります。これらの自律的なシステムは人々と財産を火災の危険から守るということになると，現在最も信頼の置ける解決策です。それらの効果の証拠として，火災の95%がスプリンクラーの作動によって消し止められているのです。

You need the right equipment to fight a fire. Public and (　　　) places have sprinkler systems that quickly (　35　) water onto a fire in order to (　　　) it. These (　36　) systems are currently the most (　　　) solutions when it (　　　) to (　37　) people and (　　　) from the risk of fire. As (　38　) of their effectiveness, 95% of fires are (　39　) under (　　　) (　40　) the triggering of a sprinkler.

① spray	② brought	③ reliable	④ contain
⑤ property	⑥ proof	⑦ private	⑧ comes
⑨ autonomous	⑩ due to	⑪ protecting	⑫ control

数　学

問題
（60分）

3年度

後期　3月6日　試験

問題 I. 次の各文の □ にあてはまる答えを求めよ。

(1) $\log_{10} 2 = 0.3010$, $\log_{10} 3 = 0.4771$ とする。3^{20} の桁数は □ア である。

また、$\left(\dfrac{2}{3}\right)^{15}$ を小数で表したとき、小数第 □イ 位にはじめて 0 でない数字が現れる。

そのはじめて現れる 0 でない数字は □ウ である。

(2) 4本の当たりくじを含む 12 本のくじがある。

 (i) このくじを a, b の 2 人がこの順に 1 本ずつ引く。ただし、a が引いたくじはもとに
 戻さないものとする。このとき、2 人とも当たりくじを引く確率は □エ であり、
 b が当たりくじを引く確率は □オ である。

 (ii) このくじを a, b, c の 3 人がこの順に 1 本ずつ引く。ただし、a と b が引いたくじは
 もとに戻さないものとする。このとき、少なくとも 2 人が当たりくじを引く確率は
 □カ である。

(3) 2 つの円 $C_1 : x^2 + y^2 - 2x - 4y + 1 = 0$ と $C_2 : x^2 + y^2 - 4x - 6y + 11 = 0$ がある。
C_1 と C_2 の 2 つの共有点を通る直線の方程式は $y = $ □キ であり、この直線と C_1 の
中心の距離は □ク である。また、C_1 と C_2 の 2 つの共有点と点 $(-1, 4)$ を通る円の
中心の座標は □ケ であり、半径は □コ である。

(4) 2 つのベクトル $\vec{a}$, $\vec{b}$ は $|\vec{a}| = 2$, $|\vec{b}| = 3$, $|\vec{a} + \vec{b}| = 4$ を満たすとする。
$P = |\vec{a} + t\vec{b}|^2$ の値を最小にする実数 t の値は □サ であり、そのときの P の最小値
は □シ である。また、すべての実数 t に対して $|k\vec{a} + t\vec{b}|^2 > 1$ が成り立つとき、
実数 k のとり得る値の範囲は □ス である。

問題 II. k を定数とし，$f(x) = \sin x \sin 2x + (3k-1)\cos^2 x + 2(k-1)\cos x$ とおく。このとき，次の問いに答えよ。

(1) $\cos x = t$ とおくとき，$f(x)$ を k と t を用いて表せ。

(2) $k > 1$ のとき，関数 $f(x)$ の区間 $0 \leqq x \leqq \pi$ における最大値と最小値を k を用いて表せ。

(3) 方程式 $f(x) = 0$ が区間 $0 \leqq x \leqq \pi$ に異なる 3 個の実数解をもつとき，k のとり得る値の範囲を求めよ。

物　理

問題
（60分）

3年度

後期　3月6日　試験

I　次の問い（問1〜問5）の空所 ☐ に入る適語を解答群から選択せよ。（解答番号 **1** 〜 **25** ）

問1　図1は，あらい水平面の上に置かれた，質量 M〔kg〕で，縦と横の長さがそれぞれ a〔m〕と b〔m〕の一様な直方体Aの断面を表している。水平面から高さ $\dfrac{2}{3}a$〔m〕にあるAの点Pに，矢印の向きに水平に力を加えたところ，Aはすべらずに傾いた。このとき，この水平に加えた力の大きさは少なくとも **1** $\times Mg$〔N〕より大きい。ただし，重力加速度の大きさを g〔m/s²〕とする。

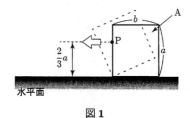

図1

解答群

① $\dfrac{b}{4a}$　② $\dfrac{b}{3a}$　③ $\dfrac{b}{2a}$　④ $\dfrac{2b}{3a}$　⑤ $\dfrac{3b}{4a}$　⑥ $\dfrac{b}{a}$　⑦ $\dfrac{a}{4b}$　⑧ $\dfrac{a}{3b}$　⑨ $\dfrac{a}{2b}$

⑩ $\dfrac{2a}{3b}$　⑪ $\dfrac{3a}{4b}$　⑫ $\dfrac{a}{b}$

問 2　図2のように，質量 M〔kg〕で上面が水平であらい台Aをなめらかな水平面上に置き，Aの上に質量 m〔kg〕の小物体Bを置いて，AとBを静止させた。このとき，Aが受ける水平面からの垂直抗力の大きさは $\boxed{2}$〔N〕である。つぎに，Aに対して図の矢印の向きに水平に力を加えると，AとBは一体となって動き出した。加えている力を少しずつ大きくしていくと，力の大きさが $\boxed{3}$〔N〕になった直後に，BはAの上をすべり始めた。ただし，重力加速度の大きさを g〔m/s²〕とし，AとBとの間の静止摩擦係数を μ とする。

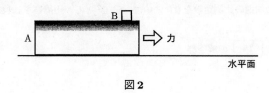

図2

$\boxed{2}$ の解答群

① Mg　② mg　③ $(M+m)g$　④ $\dfrac{g}{M}$　⑤ $\dfrac{g}{m}$　⑥ $\dfrac{g}{M+m}$　⑦ $\dfrac{Mg}{M+m}$

⑧ $\dfrac{mg}{M+m}$　⑨ $\dfrac{M^2g}{M+m}$　⑩ $\dfrac{m^2g}{M+m}$　⑪ $\dfrac{mMg}{M+m}$

$\boxed{3}$ の解答群

① μMg　② μmg　③ $\mu(M+m)g$　④ $\dfrac{\mu g}{M}$　⑤ $\dfrac{\mu g}{m}$　⑥ $\dfrac{\mu g}{M+m}$

⑦ $\dfrac{\mu Mg}{M+m}$　⑧ $\dfrac{\mu mg}{M+m}$　⑨ $\dfrac{\mu M^2g}{M+m}$　⑩ $\dfrac{\mu m^2g}{M+m}$　⑪ $\dfrac{\mu mMg}{M+m}$

問3　真空中に置かれた電気量 2.0×10^{-5} C の点電荷から出ている電気力線の本数は $\boxed{4}$. $\boxed{5}$ $\times 10^{\boxed{6}\boxed{7}}$ 本である。また，真空中に面積 $3.0\,\text{cm}^2$ の2枚の極板が平行に置かれており，極板間の一様な電場の大きさが $5.0\,\text{N/C}$ だとすると，極板間にある電気力線の本数は $\boxed{8}$. $\boxed{9}$ $\times 10^{\boxed{10}\boxed{11}}$ 本である。さらに，この極板間の距離が $4.0\,\text{mm}$ だとすると，極板間の電位差は $\boxed{12}$. $\boxed{13}$ $\times 10^{\boxed{14}\boxed{15}}$ 〔V〕である。ただし，真空中のクーロンの法則の比例定数を $9.0 \times 10^9\,\text{N·m}^2/\text{C}^2$ とし，円周率を 3.14 とする。また，解答の有効数字は2桁とする。

$\boxed{6}$ と $\boxed{10}$ と $\boxed{14}$ の解答群

① ＋　　② －

その他の解答群

① 1　　② 2　　③ 3　　④ 4　　⑤ 5　　⑥ 6　　⑦ 7　　⑧ 8　　⑨ 9　　⑩ 0

問4　図3は，周期が $4.0\,\text{s}$ で x 軸上を正の向きに進む正弦波の時刻0における変位 y〔m〕のようすを表している。このとき，この正弦波の速さは $\boxed{16}$. $\boxed{17}$ $\times 10^{\boxed{18}\boxed{19}}$ 〔m/s〕であり，$x = 1.5\,\text{m}$ の位置における時刻 $2.0\,\text{s}$ での媒質の変位は $\boxed{20}$. $\boxed{21}$ $\times 10^{\boxed{22}\boxed{23}}$ 〔m〕である。ただし，有効数字は2桁とする。

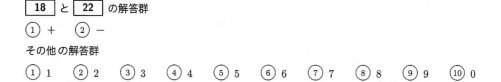

図3

$\boxed{18}$ と $\boxed{22}$ の解答群

① ＋　　② －

その他の解答群

① 1　　② 2　　③ 3　　④ 4　　⑤ 5　　⑥ 6　　⑦ 7　　⑧ 8　　⑨ 9　　⑩ 0

問5　温度 T_A〔K〕，熱容量 C_A〔J/K〕の物体Aと，温度 T_B〔K〕，熱容量 C_B〔J/K〕の物体Bを接触させた。じゅうぶん時間が経過した後，AとBの温度はともに　[24]　〔K〕になる。また，この過程でAからBへ移動した熱量は　[25]　〔J〕である。ただし，$T_A > T_B$ とし，熱はAとBとの間でのみやりとりするものとする。

解答群

① T_A　　② T_B　　③ $T_A + T_B$　　④ $\dfrac{T_A + T_B}{2}$　　⑤ $T_A C_A + T_B C_B$　　⑥ $T_A C_B + T_B C_A$

⑦ $\dfrac{T_A C_A + T_B C_B}{C_A + C_B}$　　⑧ $\dfrac{T_A C_B + T_B C_A}{C_A + C_B}$　　⑨ $\dfrac{T_A C_A - T_B C_B}{C_A + C_B}$　　⑩ $\dfrac{T_A C_B - T_B C_A}{C_A + C_B}$

⑪ $\dfrac{C_A(T_A + T_B)}{C_A + C_B}$　　⑫ $\dfrac{C_B(T_A + T_B)}{C_A + C_B}$　　⑬ $\dfrac{C_A(T_A - T_B)}{C_A + C_B}$　　⑭ $\dfrac{C_B(T_A - T_B)}{C_A + C_B}$

⑮ $\dfrac{C_A C_B(T_A - T_B)}{C_A + C_B}$　　⑯ $\dfrac{(C_A + C_B)(T_A - T_B)}{C_A C_B}$　　⑰ $\dfrac{C_A C_B T_A}{C_A + C_B}$　　⑱ $\dfrac{C_A C_B T_B}{C_A + C_B}$

II　次の問い（問1～問7）の空所 [   ] に入る適語を解答群から選択せよ。（解答番号 [1] ～ [8]）

　図4のように，質量 M 〔kg〕の地球のまわりを質量 m 〔kg〕の人工衛星 A が，地球の中心 O を中心とする半径 r 〔m〕の等速円運動をしている。ただし，A の大きさは考えず，地球は一様な球であるとし，地球による万有引力以外の影響は考えないものとする。また，万有引力定数は G 〔N·m²/kg²〕とする。

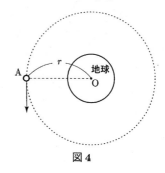

図4

問1　A と地球との間の万有引力の大きさは [1] 〔N〕である。

　　解答群

　　① $\dfrac{Mmr}{G}$　　② $\dfrac{Mmr^2}{G}$　　③ $\dfrac{Gr}{Mm}$　　④ $\dfrac{Gr^2}{Mm}$　　⑤ $\dfrac{GMm}{r}$　　⑥ $\dfrac{GMm}{r^2}$　　⑦ $\dfrac{r}{GMm}$

　　⑧ $\dfrac{r^2}{GMm}$　　⑨ $\dfrac{Mm}{Gr}$　　⑩ $\dfrac{Mm}{Gr^2}$　　⑪ $\dfrac{G}{Mmr}$　　⑫ $\dfrac{G}{Mmr^2}$

問2　A の速さは [2] 〔m/s〕である。

　　解答群

　　① $\dfrac{Gr}{M}$　　② $\dfrac{Gr}{m}$　　③ $\dfrac{Mr}{G}$　　④ $\dfrac{mr}{G}$　　⑤ $\dfrac{GM}{r}$　　⑥ $\dfrac{Gm}{r}$　　⑦ $\sqrt{\dfrac{Gr}{M}}$　　⑧ $\sqrt{\dfrac{Gr}{m}}$

　　⑨ $\sqrt{\dfrac{Mr}{G}}$　　⑩ $\sqrt{\dfrac{mr}{G}}$　　⑪ $\sqrt{\dfrac{GM}{r}}$　　⑫ $\sqrt{\dfrac{Gm}{r}}$

問3　A の万有引力による位置エネルギーは [3] 〔J〕である。ただし，万有引力による位置エネルギーの基準を無限遠とする。

　　解答群

　　① $-\dfrac{Mmr}{G}$　　② $-\dfrac{Mmr^2}{G}$　　③ $-\dfrac{Gr}{Mm}$　　④ $-\dfrac{Gr^2}{Mm}$　　⑤ $-\dfrac{GMm}{r}$　　⑥ $-\dfrac{GMm}{r^2}$

　　⑦ $-\dfrac{r}{GMm}$　　⑧ $-\dfrac{r^2}{GMm}$　　⑨ $-\dfrac{Mm}{Gr}$　　⑩ $-\dfrac{Mm}{Gr^2}$　　⑪ $-\dfrac{G}{Mmr}$　　⑫ $-\dfrac{G}{Mmr^2}$

問 4　A の角速度の大きさは　| **4** |　〔rad/s〕であり，A の周期は　| **5** |　〔s〕である。

| **4** | の解答群

① $\sqrt{\dfrac{r^2 M}{G}}$　② $\sqrt{\dfrac{r^3 M}{G}}$　③ $\sqrt{\dfrac{Gr^2}{M}}$　④ $\sqrt{\dfrac{Gr^3}{M}}$　⑤ $\sqrt{\dfrac{GM}{r^2}}$　⑥ $\sqrt{\dfrac{GM}{r^3}}$

⑦ $\sqrt{\dfrac{r^2}{GM}}$　⑧ $\sqrt{\dfrac{r^3}{GM}}$　⑨ $\sqrt{\dfrac{M}{Gr^2}}$　⑩ $\sqrt{\dfrac{M}{Gr^3}}$　⑪ $\sqrt{\dfrac{G}{Mr^2}}$　⑫ $\sqrt{\dfrac{G}{Mr^3}}$

| **5** | の解答群

① $2\pi\sqrt{\dfrac{r^2 M}{G}}$　② $2\pi\sqrt{\dfrac{r^3 M}{G}}$　③ $2\pi\sqrt{\dfrac{Gr^2}{M}}$　④ $2\pi\sqrt{\dfrac{Gr^3}{M}}$　⑤ $2\pi\sqrt{\dfrac{GM}{r^2}}$

⑥ $2\pi\sqrt{\dfrac{GM}{r^3}}$　⑦ $2\pi\sqrt{\dfrac{r^2}{GM}}$　⑧ $2\pi\sqrt{\dfrac{r^3}{GM}}$　⑨ $2\pi\sqrt{\dfrac{M}{Gr^2}}$　⑩ $2\pi\sqrt{\dfrac{M}{Gr^3}}$

⑪ $2\pi\sqrt{\dfrac{G}{Mr^2}}$　⑫ $2\pi\sqrt{\dfrac{G}{Mr^3}}$

　つぎに，図 5 のように，A が点 P を通過する瞬間に，A の速さを v_P〔m/s〕にしたところ，A は楕円軌道へ移行した。ただし，点 Q は点 O からもっとも離れた楕円軌道上の点とする。

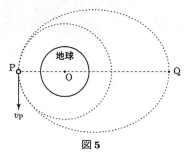

図 5

問 5　点 Q での A の速さを v_Q〔m/s〕とおく。OQ の長さを v_P，v_Q，および r を用いて表すと　| **6** |　$\times r$〔m〕である。

解答群

① v_P　　② v_Q　　③ $v_P v_Q$　　④ $\dfrac{v_P}{v_Q}$　　⑤ $\dfrac{v_Q}{v_P}$　　⑥ $v_P{}^2$　　⑦ $v_Q{}^2$　　⑧ $v_P{}^2 v_Q{}^2$

⑨ $\dfrac{v_P{}^2}{v_Q{}^2}$　　⑩ $\dfrac{v_Q{}^2}{v_P{}^2}$

問6　点Qでの A の速さを v_Q〔m/s〕とおく。楕円軌道を運動する A の周期を v_P, v_Q を含む式で表すと　　7　　〔s〕である。

解答群

① $\dfrac{\pi}{\sqrt{2GM}}\sqrt{\dfrac{(v_P+v_Q)r}{v_Q}}$ 　　② $\dfrac{\pi}{\sqrt{2GM}}\dfrac{(v_P+v_Q)r}{v_Q}$ 　　③ $\dfrac{\pi}{\sqrt{2GM}}\sqrt{\left(\dfrac{(v_P+v_Q)r}{v_Q}\right)^3}$

④ $\dfrac{\pi}{\sqrt{2GM}}\sqrt{\dfrac{(v_P+v_Q)r}{v_P}}$ 　　⑤ $\dfrac{\pi}{\sqrt{2GM}}\dfrac{(v_P+v_Q)r}{v_P}$ 　　⑥ $\dfrac{\pi}{\sqrt{2GM}}\sqrt{\left(\dfrac{(v_P+v_Q)r}{v_P}\right)^3}$

⑦ $\dfrac{\pi}{\sqrt{2GM}}\sqrt{\dfrac{v_P r}{v_Q}}$ 　　⑧ $\dfrac{\pi}{\sqrt{2GM}}\dfrac{v_P r}{v_Q}$ 　　⑨ $\dfrac{\pi}{\sqrt{2GM}}\sqrt{\left(\dfrac{v_P r}{v_Q}\right)^3}$

⑩ $\dfrac{\pi}{\sqrt{2GM}}\sqrt{\dfrac{v_Q r}{v_P}}$ 　　⑪ $\dfrac{\pi}{\sqrt{2GM}}\dfrac{v_Q r}{v_P}$ 　　⑫ $\dfrac{\pi}{\sqrt{2GM}}\sqrt{\left(\dfrac{v_Q r}{v_P}\right)^3}$

問7　つぎに，A が点 P を通過する瞬間に，A の速さを $v_P{}'$〔m/s〕にしたところ，A は楕円軌道を離れ，やがて地球の重力圏から離脱した。このとき，$v_P{}'$ は少なくとも　　8　　〔m/s〕以上でなければならない。

解答群

① $\dfrac{Gr}{M}$ 　　② $\dfrac{GM}{r}$ 　　③ $\dfrac{2Gr}{M}$ 　　④ $\dfrac{2GM}{r}$ 　　⑤ $\sqrt{\dfrac{Gr}{M}}$ 　　⑥ $\sqrt{\dfrac{GM}{r}}$ 　　⑦ $\sqrt{\dfrac{2Gr}{M}}$

⑧ $\sqrt{\dfrac{2GM}{r}}$

III　次の問い（問1〜問4）の空所 ☐ に入る適語を解答群から選択せよ。（解答番号 ☐ 1 ☐〜☐ 8 ☐）

図6のように，抵抗値がそれぞれ $2R$〔Ω〕，R〔Ω〕，R〔Ω〕の電気抵抗 R_1，R_2，R_3，電気容量がそれぞれ $3C$〔F〕，$2C$〔F〕のコンデンサー C_1，C_2，内部抵抗の無視できる起電力がそれぞれ V〔V〕，$2V$〔V〕の直流電源 E_1，E_2，および接点 a，b をもつスイッチ S からなる回路がある。はじめ，S はどの接点にも接しておらず，C_1，C_2 に電荷はたくわえられていないものとする。

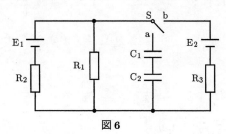

図6

問1　R_2 を流れる電流の大きさは ☐ 1 ☐ $\times \dfrac{V}{R}$〔A〕であり，R_1 の両端に加わる電圧は ☐ 2 ☐ $\times V$〔V〕である。

解答群

① $\dfrac{1}{5}$　② $\dfrac{4}{15}$　③ $\dfrac{1}{3}$　④ $\dfrac{2}{5}$　⑤ $\dfrac{1}{2}$　⑥ $\dfrac{8}{15}$　⑦ $\dfrac{3}{5}$　⑧ $\dfrac{2}{3}$　⑨ $\dfrac{4}{5}$

⑩ 1　⑪ $\dfrac{6}{5}$　⑫ $\dfrac{4}{3}$

問2　S を接点 a につないだ。S を接点 a につないだ直後に R_2 を流れる電流の大きさは ☐ 3 ☐ $\times \dfrac{V}{R}$〔A〕である。

解答群

① $\dfrac{1}{5}$　② $\dfrac{4}{15}$　③ $\dfrac{1}{3}$　④ $\dfrac{2}{5}$　⑤ $\dfrac{1}{2}$　⑥ $\dfrac{8}{15}$　⑦ $\dfrac{3}{5}$　⑧ $\dfrac{2}{3}$　⑨ $\dfrac{4}{5}$

⑩ 1　⑪ $\dfrac{6}{5}$　⑫ $\dfrac{4}{3}$

問3　S を接点 a につないでからじゅうぶん時間が経過した後，C_1 にたくわえられている電荷の電気量は ☐ 4 ☐ $\times CV$〔C〕であり，C_2 にたくわえられている静電エネルギーは ☐ 5 ☐ $\times CV^2$〔J〕である。

解答群

① $\dfrac{1}{25}$　② $\dfrac{1}{15}$　③ $\dfrac{2}{25}$　④ $\dfrac{3}{25}$　⑤ $\dfrac{2}{15}$　⑥ $\dfrac{4}{25}$　⑦ $\dfrac{1}{5}$　⑧ $\dfrac{4}{15}$　⑨ $\dfrac{1}{3}$

⑩ $\dfrac{2}{5}$　⑪ $\dfrac{7}{15}$　⑫ $\dfrac{8}{15}$　⑬ $\dfrac{3}{5}$　⑭ $\dfrac{2}{3}$　⑮ $\dfrac{11}{15}$　⑯ $\dfrac{4}{5}$　⑰ $\dfrac{14}{15}$　⑱ $\dfrac{6}{5}$

問4　問3の最後の状態で，Sを接点bにつなぎかえた。このとき，R_1 を流れる電流の大きさは $\boxed{\ \textbf{6}\ }\times\dfrac{V}{R}$〔A〕であり，$R_3$ を流れる電流の大きさは $\boxed{\ \textbf{7}\ }\times\dfrac{V}{R}$〔A〕である。また，$R_1$ の消費電力は $\boxed{\ \textbf{8}\ }\times\dfrac{V^2}{R}$〔W〕である。

$\boxed{\textbf{6}}$ と $\boxed{\textbf{7}}$ の解答群

① $\dfrac{1}{15}$　　② $\dfrac{2}{15}$　　③ $\dfrac{1}{5}$　　④ $\dfrac{4}{15}$　　⑤ $\dfrac{1}{3}$　　⑥ $\dfrac{2}{5}$　　⑦ $\dfrac{3}{5}$　　⑧ $\dfrac{2}{3}$　　⑨ $\dfrac{4}{5}$

⑩ $\dfrac{14}{15}$　　⑪ 1　　⑫ $\dfrac{16}{15}$　　⑬ $\dfrac{6}{5}$　　⑭ $\dfrac{4}{3}$　　⑮ $\dfrac{8}{5}$　　⑯ $\dfrac{5}{3}$

$\boxed{\textbf{8}}$ の解答群

① $\dfrac{1}{5}$　　② $\dfrac{9}{40}$　　③ $\dfrac{1}{4}$　　④ $\dfrac{8}{25}$　　⑤ $\dfrac{9}{25}$　　⑥ $\dfrac{2}{5}$　　⑦ $\dfrac{9}{20}$　　⑧ $\dfrac{12}{25}$　　⑨ $\dfrac{1}{2}$

⑩ $\dfrac{3}{5}$　　⑪ $\dfrac{18}{25}$　　⑫ $\dfrac{3}{4}$　　⑬ $\dfrac{4}{5}$　　⑭ $\dfrac{9}{10}$　　⑮ 1　　⑯ $\dfrac{27}{25}$　　⑰ $\dfrac{6}{5}$　　⑱ $\dfrac{5}{4}$

化 学

問題
（60分）

3年度

後期　3月6日 試験

注意：必要があれば次の値を用いよ。

原子量　H：1.0　　He：4.0　　C：12.0　　O：16.0　　P：31.0　　Cu：63.5

標準状態における理想気体1molの体積：22.4L

ファラデー定数：$9.65×10^4$ C/mol

Ⅰ　次の 問1 〜 問10に答えよ。

問1　次のうちから，元素の周期表の第6周期までの元素について，正しいものをすべて選べ。

1

① 1族元素は，すべて金属元素である。

② 3族元素は，すべて遷移元素である。

③ 13族元素は，すべて金属元素である。

④ 14族元素は，すべて典型元素である。

⑤ 15族元素は，すべて非金属元素である。

⑥ 17族元素の単体は，すべて常温・常圧下で気体である。

問2　酸素とヘリウムの体積比が1：3の混合気体に対し，同温・同圧下でその混合気体の4倍の密度を有する気体がある。次のうちから，この気体の分子量を選べ。　2

　① 28　　　　② 32　　　　③ 44　　　　④ 64　　　　⑤ 70　　　　⑥ 83

問3　次のうちから，下線部の物質が酸化剤として作用しているものをすべて選べ。　3

① 臭化カリウム水溶液に塩素ガスを通すと，臭素が生じる。

② ヨウ化カリウム水溶液に臭素水を加えると，ヨウ素が生じる。

③ 硝酸銀水溶液に銅線を入れると，銀が析出する。

④ 高炉内で一酸化炭素が赤鉄鉱や磁鉄鉱と反応し，銑鉄が得られる。

⑤ 水酸化ナトリウム水溶液を塩酸で中和すると，塩化ナトリウム水溶液となる。

⑥ 硫化水素と酸素が反応すると，単体の硫黄が生じる。

問4　次の①〜⑥は，物質名とその化学式を示したものである。このうちから，化学式に誤りがあるものをすべて選べ。　4

① 亜塩素酸　HClO　　　② 塩素酸　$HClO_3$　　　③ 過塩素酸　$HClO_4$

④ 亜硫酸　H_2SO_3　　　⑤ 硫酸銅（Ⅱ）　$CuSO_4$　　　⑥ 硫化鉛（Ⅱ）　ZnS

問5　次のうちから，常温・常圧下で体心立方格子の結晶構造をもつ金属をすべて選べ。　5

① ナトリウム　　　　② 銀　　　　　　　③ 銅

④ 鉄　　　　　　　　⑤ アルミニウム　　⑥ 亜鉛

問6　硝酸カリウムは，40℃の水 100 g に 63.9 g まで溶ける。40℃の硝酸カリウム飽和水溶液の質量パーセント濃度〔%〕はいくらか。次のうちから，最も近い値を選べ。 6

　　① 39　　　② 45　　　③ 48　　　④ 53　　　⑤ 64　　　⑥ 69

問7　白金電極を用いて，十分量の硫酸銅（Ⅱ）水溶液を 0.50 A の電流で 2 時間 8 分 40 秒間電気分解した。この電気分解で陽極に発生した気体の物質量〔mol〕はいくらか。次のうちから選べ。 7

　　① $1.0×10^{-2}$　　　② $2.0×10^{-2}$　　　③ $2.5×10^{-2}$

　　④ $3.0×10^{-2}$　　　⑤ $4.0×10^{-2}$　　　⑥ $5.0×10^{-2}$

問8　次のうちから，それぞれの物質の 1 mol/L 水溶液を常温で等体積混合したとき，沈殿を生じるものをすべて選べ。 8

　　① 硫酸ナトリウム，塩化マグネシウム　　　② 塩化ナトリウム，硝酸銀

　　③ 硫酸ナトリウム，塩化バリウム　　　④ 塩化ナトリウム，アンモニア

　　⑤ 炭酸カリウム，酢酸ナトリウム　　　⑥ 塩化カルシウム，炭酸ナトリウム

問9　次のうちから，芳香族化合物ではないものをすべて選べ。 9

　　① シクロヘキサン　　　② アントラセン

　　③ デカン　　　④ ナトリウムフェノキシド

　　⑤ クメン（イソプロピルベンゼン）　　　⑥ サリチル酸

問10　常温で液体の不飽和脂肪酸で構成される油脂は，水素付加することにより硬化油となり，マーガリンなどに用いられる。オレイン酸とリノール酸からなる油脂 $C_{57}H_{100}O_6$ 1 mol に対して水素付加反応を行った場合，付加する水素（H_2）の物質量〔mol〕は最大でいくらか。次のうちから選べ。 10

　　① 1　　　② 2　　　③ 3　　　④ 4　　　⑤ 5　　　⑥ 6

Ⅱ　次の文を読み，問1〜問4に答えよ。

　　窒素とリンは，元素の周期表の15族に属する元素で，これらの原子は　$\boxed{\text{A}}$　個の価電子をもち，他の原子と共有結合の化合物をつくる。窒素の単体は，常温・常圧下では気体の窒素N_2のみであり，2つの窒素原子が　$\boxed{\text{B}}$　結合している。一方，リンの単体には，$\boxed{\text{C}}$　リンと　$\boxed{\text{D}}$　リンの同素体がある。$\boxed{\text{C}}$　リンはリン原子が多数共有結合した複雑な構造をしているので，化学式は組成式のPで表す。$\boxed{\text{D}}$　リンは4つの原子が正四面体形に結合しているので，化学式は分子式P_4となる。

　　銅に希硝酸を反応させると，窒素酸化物の　$\boxed{\text{E}}$　が発生する。$\boxed{\text{E}}$　は，無色の気体で　$\boxed{\text{F}}$　置換で捕集する。$\boxed{\text{E}}$　が空気中の酸素と反応すると，赤褐色の　$\boxed{\text{G}}$　となる。一方，銅に濃硝酸を反応させると　$\boxed{\text{G}}$　が発生する。$\boxed{\text{G}}$　は，$\boxed{\text{H}}$　置換で捕集する。

　　リンを空気中で燃焼させると，十酸化四リンの白煙を生じる。十酸化四リンを水に溶かして加熱すると，リン酸が得られる。リン酸のリン原子の酸化数は，＋　$\boxed{\text{I}}$　である。

問1　文中の　$\boxed{\text{A}}$　〜　$\boxed{\text{I}}$　に最も適切な数字や語句を下記の選択肢から選べ。ただし，同じ選択肢を繰返し選んでもよい。

A $\boxed{\text{1}}$　　　　　B $\boxed{\text{2}}$　　　　　C $\boxed{\text{3}}$　　　　　D $\boxed{\text{4}}$

E $\boxed{\text{5}}$　　　　　F $\boxed{\text{6}}$　　　　　G $\boxed{\text{7}}$　　　　　H $\boxed{\text{8}}$

I $\boxed{\text{9}}$

＜選択肢＞

①1　　　　　　②2　　　　　　③3　　　　　　④4

⑤5　　　　　　⑥6　　　　　　⑦7　　　　　　⑧8

⑨赤　　　　　　⑩黄　　　　　　⑪緑　　　　　　⑫二重

⑬三重　　　　　⑭一酸化窒素　　⑮二酸化窒素　　⑯水上

⑰下方　　　　　⑱上方

問2　銅を完全に希硝酸に溶解した。このとき，発生した気体 $\boxed{\text{E}}$ の体積は標準状態で 269 mL であった。発生した気体が100％回収できたとすると，反応した銅の質量〔g〕は いくらか。次のうちから最も近い値を選べ。ただし，気体はすべて理想気体としてふる まうものとする。 $\boxed{10}$

① 0.063　　② 0.127　　③ 0.254　　④ 0.381　　⑤ 0.508　　⑥ 1.14

問3　次のうちから，窒素を含む化合物に関する記述について，<u>誤りのあるもの</u>を<u>すべて</u> 選べ。 $\boxed{11}$

① アンモニアは，塩化アンモニウムに水酸化カルシウムを加えて加熱すると発生する。

② 亜硝酸ナトリウムの窒素の酸化数は＋5である。

③ 窒素は，亜硝酸アンモニウム水溶液を加熱すると発生する。

④ 二酸化窒素は，濃硝酸に光をあてると発生する。

⑤ 濃硝酸に鉄はよく溶け，水素が発生する。

⑥ NO や NO_2 などの窒素酸化物は NO_x（ノックス）と総称され，大気汚染の原因物質の 1つである。

問4　$\boxed{\text{C}}$ リン 15.5 g を完全燃焼させて，十酸化四リンを得た。この十酸化四リンを水に すべて溶解し，加熱してリン酸水溶液とした。冷却後さらに水を加えて全体量を 500 mL にした。このリン酸水溶液のモル濃度〔mol/L〕はいくらか。次のうちから選べ。 $\boxed{12}$

① 1.00×10^{-2}　　　　② 5.00×10^{-2}　　　　③ 1.00×10^{-1}

④ 5.00×10^{-1}　　　　⑤ 1.00　　　　⑥ 2.00

Ⅲ　次の問1と問2に答えよ。

問1　工業で利用されている触媒の主成分とその利用例をまとめた下記の表を完成させよ。
触媒を利用する反応 **ア ～ ウ** は＜反応の選択肢＞から，その反応を用いた工業的製法の
名称a～cは＜工業的製法の名称の選択肢＞からそれぞれ選べ。

触媒の主成分	触媒を利用する反応	工業的製法の名称
V_2O_5	**ア**	a
Fe_3O_4	**イ**	b
Pt	**ウ**	c

ア ☐**1**　**イ** ☐**2**　**ウ** ☐**3**

＜反応の選択肢＞

① $N_2 + 3H_2 \rightleftharpoons 2NH_3$

② $4NH_3 + 5O_2 \longrightarrow 4NO + 6H_2O$

③ $CO + 2H_2 \longrightarrow CH_3OH$

④ $2SO_2 + O_2 \longrightarrow 2SO_3$

⑤ $C_6H_{12}O_6 \longrightarrow 2C_2H_5OH + 2CO_2$

⑥ $2Al + Fe_2O_3 \longrightarrow Al_2O_3 + 2Fe$

a ☐**4**　**b** ☐**5**　**c** ☐**6**

＜工業的製法の名称の選択肢＞

① クメン法　　　② テルミット法　　　③ 接触法

④ ソルベー法　　⑤ オストワルト法　　⑥ ハーバー・ボッシュ法

問2　0.88 mol/L 過酸化水素水 10 mL を少量の酸化マンガン(Ⅳ)に加えると，酸素が発生した。
30秒間に発生した酸素は標準状態で 53.4 mL であった。この間の酸素の平均の発生速度を
単位〔mol/s〕で表すといくらか。次のうちから，最も近い値を選べ。　☐**7**

① 1.2×10^{-5}　　　　② 2.4×10^{-5}　　　　③ 7.9×10^{-5}

④ 2.4×10^{-4}　　　　⑤ 5.3×10^{-4}

Ⅳ　次の文を読み，問1〜問4に答えよ。

　　合成樹脂は，熱に対する性質から　A　樹脂と　B　樹脂に分類される。　A　樹脂は，原料を型に入れて熱を加えると硬化した状態で得られる。一度硬化すると，加熱しても再び軟化することはない。一方，　B　樹脂は，熱を加えると軟化し，冷却すると硬化する性質をもつ。

　　　A　樹脂には，フェノールと　C　を，酸や塩基を触媒として　D　させてつくる（ ア ），尿素またはメラミンと　C　を，　D　させてつくる（ イ ），　E　などの多価カルボン酸の無水物と　F　などの多価アルコールを縮合させてつくる（ ウ ）などがある。

　　　B　樹脂には，ポリエチレン，aポリプロピレン，bポリスチレン，cポリ塩化ビニル，ポリ酢酸ビニル，dポリメタクリル酸メチル（メタクリル樹脂）などがある。

問1　文中の　A　〜　F　に入る語句として最も適切なものを，それぞれ選べ。

A　1　　　　B　2　　　　C　3　　　　D　4　　　　E　5　　　　F　6

① 熱可塑性　　　　② 熱硬化性　　　　③ 感光性　　　　④ 伝導性
⑤ フタル酸　　　　⑥ ホルムアルデヒド　　⑦ スチレン　　　⑧ グリセリン
⑨ 開環重合　　　　⑩ 付加重合　　　　⑪ 付加縮合　　　　⑫ 縮合重合

問2　文中の（ ア ）〜（ ウ ）に入る物質名をそれぞれ選べ。

（ ア ）　7　　　　　（ イ ）　8　　　　　（ ウ ）　9

① アミノ樹脂　　　　　② エポキシ樹脂　　　　③ アルキド樹脂
④ シリコーン樹脂　　　⑤ フェノール樹脂

問3　文中の下線部a〜dの原料となる単量体の化学式をそれぞれ選べ。

a　10　　　b　11　　　c　12　　　d　13

① $CH_2 = C(CH_3) - COOCH_3$　　② $CH_2 = CH - CH_3$　　③ $C_6H_5 - CH = CH_2$
④ $CH_2 = CH_2$　　　　　　　　⑤ $CH_2 = CH - Cl$　　　⑥ $HO - (CH_2)_2 - OH$

問4　ポリ酢酸ビニル172 g がすべて 1.0 mol/L 水酸化ナトリウム水溶液と反応し，ポリビニルアルコールに変化したものとする。反応に使われた水酸化ナトリウム水溶液の体積〔L〕は，理論上いくらか。次のうちから選べ。なお，酢酸ビニルの分子式は $C_4H_6O_2$ である。　14

① 0.50　　② 1.0　　③ 1.5　　④ 2.0　　⑤ 2.5　　⑥ 3.0

生　物

問題
（60分）

後期　3月6日試験

【注意】 1つの設問に対して複数解答する場合には，その設問に該当するマークシートの解答番号欄に
すべての解答をマークしなさい。

Ⅰ　ヒトの細胞外液（体液）に関する以下の問いに答えなさい。

問1　血液中に見られる赤血球についての記述として，適切なものを2つ答えなさい。　　1

① 動脈で血管壁をすり抜けて組織に移動する。　　② 解糖系が機能している。

③ 血管の中で変形しない。　　④ 腎臓の糸球体でろ過される。

⑤ ビリルビンを多く含む。　　⑥ フィブリンを多く含む。

⑦ 分裂して増殖する。　　⑧ ヘモグロビンを合成していない。

問2　濃度の異なる塩化ナトリウム水溶液中における赤血球の形状を調べる実験を行った。次の文を読み，以下の
問いに答えなさい。

　　微量の血液を3枚のスライドガラスA，B，Cにとり，スライドガラスAに0.5%，Bに0.9%，Cに5.0%
の塩化ナトリウム水溶液を血液の上にそれぞれ数滴落としてカバーガラスをかけ，顕微鏡で観察した。
その結果，スライドガラスBでは中央がくぼんだ正常な形状の赤血球が観察されたが，その他のスライド
ガラスでは正常な形状の赤血球は見られなかった。

1．スライドガラスAとCでは異なる形状の赤血球が観察され，それは下記の【赤血球の選択肢】に示した
3種類のうちのいずれかであった。スライドガラスAとCで観察された赤血球として，最も適切なものを
【赤血球の選択肢】からそれぞれ1つずつ答えなさい。また，そのような赤血球が観察された原因として，
最も適切な記述を【原因の選択肢】からそれぞれ1つずつ答えなさい。

（1）スライドガラスA：　赤血球　　2　　　原因　　3

（2）スライドガラスC：　赤血球　　4　　　原因　　5

【赤血球の選択肢】

① 鎌状の細長い赤血球　　　　② 球状に膨らんだ赤血球　　　　③ 収縮した赤血球

【原因の選択肢】

① 細胞内から細胞外にナトリウムイオンが移動した。

② 細胞内から細胞外に塩化物イオンが移動した。

③ 細胞内から細胞外に水分子が移動した。

④ 細胞外から細胞内にナトリウムイオンが移動した。

⑤ 細胞外から細胞内に塩化物イオンが移動した。

⑥ 細胞外から細胞内に水分子が移動した。

2．赤血球の細胞内液と等張なグルコース水溶液の濃度は約5％であるが，血液中のグルコース濃度は約0.1％である。グルコース濃度が低い血液中でも赤血球が正常な形状を保つ理由として，最も適切な記述を1つ答えなさい。　　6

① 浸透圧により赤血球に入る物質を能動輸送で赤血球から排除するため

② 浸透圧により赤血球に入る物質を受動輸送で赤血球から排除するため

③ 浸透圧により赤血球から出ていく物質を能動輸送で赤血球に取り込むため

④ 浸透圧により赤血球から出ていく物質を受動輸送で赤血球に取り込むため

⑤ 血しょう中に含まれるグルコース以外の物質により浸透圧が高くなるので，血しょうは赤血球の細胞内液と等張であるため

⑥ 血しょう中に含まれるグルコース以外の物質により浸透圧が低くなるので，血しょうは赤血球の細胞内液と等張であるため

問3　細胞内液と細胞外液(体液)についての以下の問いに答えなさい。

1．細胞外液として，適切なものを3つ答えなさい。　　7

① 胃液　　　　　　　② 血管を出て周囲の細胞のすき間へしみ出た液体

③ 血しょう　　　　　④ 胆汁

⑤ 尿　　　　　　　　⑥ リンパ管内の液体

2．選択肢の中で以下の記述に当てはまるイオンとして，最も適切なものをそれぞれ1つずつ答えなさい。

（1）細胞外よりも細胞質基質で濃度が高く保たれていて，ニューロンの静止電位の形成に重要である。　　8

（2）細胞外液中の陽イオンのうち，最も濃度が高い。　　9

（3）細胞外液中の陰イオンのうち，最も濃度が高い。　　10

（4）血しょう中にあって，二酸化炭素の運搬に関わる。　　11

（5）血しょう中にあって，トロンビンの生成に必要である。　　12

　　① 塩化物イオン　　　② カリウムイオン　　　③ カルシウムイオン　　　④ 炭酸水素イオン

　　⑤ ナトリウムイオン　　⑥ マグネシウムイオン　　⑦ リン酸イオン

問4　表は成人のヘモグロビンについて，酸素濃度（肺胞での値を100とした時の相対値）と酸素ヘモグロビンの割合（%）の関係を表したものである。表の中段は，ある末梢組織Xと同じ二酸化炭素濃度での酸素ヘモグロビンの割合，下段は肺胞と同じ二酸化炭素濃度での酸素ヘモグロビンの割合を示している。以下の問いに答えなさい。

表

	酸素濃度（相対値）	0	10	20	30	40	50	60	70	80	90	100
酸素ヘモグロビンの割合（%）	末梢組織Xと同じ二酸化炭素濃度での割合	0	4	18	36	58	74	82	88	90	92	94
	肺胞と同じ二酸化炭素濃度での割合	0	14	34	57	75	84	89	93	95	97	98

1．酸素ヘモグロビンの割合が，肺胞を通過した血液と最も近いのはどの血管にある血液か，最も適切なものを1つ答えなさい。　**13**

① 大動脈　　　　② 肺動脈　　　　③ 末梢組織Xに分布する動脈

④ 大静脈　　　　⑤ 肺静脈　　　　⑥ 末梢組織Xに分布する静脈

2．安静時，肺胞で酸素を結合していたヘモグロビンのうち，63%が末梢組織Xで酸素を解離した。以下の問いに答えなさい。

（1）このときの末梢組織Xにおける酸素ヘモグロビンの割合（%）を計算し，答えの数値の小数点以下第1位を四捨五入して最も適切な値を答えなさい。ただし，**14** は10の位の数字，**15** は1の位の数字をそれぞれ表す。該当する位がない場合は「⑩ 0」を答えなさい。なお，同じ選択肢を複数回答えてもよい。

14 **15** ％

①1　　　　②2　　　　③3　　　　④4　　　　⑤5

⑥6　　　　⑦7　　　　⑧8　　　　⑨9　　　　⑩0

（2）安静時に比べて，末梢組織Xの酸素濃度が3分の2になったときの末梢組織Xにおける酸素ヘモグロビンの割合（%）を求め，このとき肺胞から末梢組織Xに運ばれる血液100 mLが末梢組織Xに供給できる最大の酸素量（mL）として，最も適切な値を答えなさい。ただし，末梢組織Xの二酸化炭素濃度は変化しないものとする。なお，血液100 mLにヘモグロビンは15 g存在し，酸素ヘモグロビンが100%のとき，ヘモグロビン1 gに酸素は1.4 mL結合するものとする。答えの数値の小数点以下第1位を四捨五入して答えなさい。ただし，**16** は10の位の数字，**17** は1の位の数字をそれぞれ表す。該当する位がない場合は「⑩ 0」を答えなさい。なお，同じ選択肢を複数回答えてもよい。 **16** **17** mL

①1　　　　②2　　　　③3　　　　④4　　　　⑤5

⑥6　　　　⑦7　　　　⑧8　　　　⑨9　　　　⑩0

Ⅱ　生体防御に関する以下の問いに答えなさい。

問1　ヒトの生体防御機構についての次の文を読み，以下の問いに答えなさい。

　　　病原体などに対する生体防御機構の1つに，_a体内への異物の侵入を防ぐしくみがある。また，_b体内に侵入した異物を排除しようとするしくみとして，生まれつき備わっている(ア)免疫と，(ア)免疫よりも病原体に対する特異性の高い(イ)免疫の2つがある。さらに(イ)免疫は，細胞性免疫と(ウ)免疫に分けられる。

　　　通常は無害な異物に対しても，(イ)免疫が引き起こされ，じんましん，ぜんそく，くしゃみ等の過剰な免疫反応の症状が現れる場合がある。このような反応を(エ)という。

　1．以下についての記述として，適切なものをそれぞれ2つずつ答えなさい。

　（1）下線部a　　　　　　　　　　　　　　　　　　　18

　（2）下線部bで体内に侵入した異物を排除する際に働く(ア)免疫　　19

　（3）下線部bで体内に侵入した異物を排除する際に働く(イ)免疫　　20

　　　① 汗に含まれているリゾチームが細菌の細胞壁を溶かす。

　　　② 汗に含まれている好中球が体外で異物を排除する。

　　　③ 抗体の可変部が異物と結合した後，異物が排除される。

　　　④ 抗体の定常部が異物と結合した後，異物が排除される。

　　　⑤ 気管で分泌される粘液によって，異物が排除される。

　　　⑥ 気管のぜん動によって，異物が排除される。

　　　⑦ キラーT細胞が食作用によって，異物を排除する。

　　　⑧ キラーT細胞が病原体に感染した細胞を排除する。

　　　⑨ NK細胞が食作用によって，異物を排除する。

　　　⑩ NK細胞が病原体に感染した細胞を排除する。

　　　⑪ 食細胞がさまざまな病原体に共通する特徴を認識して，異物を排除する。

2．文中の（**ウ**）免疫についての以下の問いに答えなさい。

（1）ある細菌が初めて体内に侵入して抗体が産生されるまでの過程について，適切な記述を5つ選んで
起こる順に並べ， 21 ～ 25 に最も適切な記述をそれぞれ答えなさい。

21 → 22 → 23 → 24 → 25

① 活性化したヘルパーT細胞が増殖して形質細胞となる。

② 活性化したB細胞が増殖して形質細胞となる。

③ 記憶細胞が活性化されて形質細胞となる。

④ 記憶細胞が活性化されてB細胞となる。

⑤ 形質細胞が病原体に特異的な抗体を産生する。

⑥ 形質細胞が記憶細胞となり特異的な抗体を産生する。

⑦ 好中球が病原体を取り込み，その一部を抗原として提示する。

⑧ 樹状細胞が病原体を取り込み，その一部を抗原として提示する。

⑨ ヘルパーT細胞が提示された抗原を認識して，活性化される。

⑩ NK細胞が提示された抗原を認識して，活性化される。

⑪ NK細胞がヘルパーT細胞を活性化する。

⑫ 活性化したヘルパーT細胞がB細胞を活性化する。

（2）野生型のマウス（マウス**A**），およびマウス**A**と同系統だが先天的に胸腺を欠損する突然変異をもつ
ヌードマウス（マウス**B**）から血液を採取した（血液A1，血液B1）。その後，無毒化した細菌**X**をマウス**A**
およびマウス**B**に複数回感染させ，最初の感染から1ヶ月後に，再度，マウス**A**およびマウス**B**から血
液を採取した（血液A2，血液B2）。さらに1ヶ月後，無毒化していない細菌**X**をマウス**A**およびマウス**B**
に感染させたところ，マウス**A**は感染症を発症しなかったが，マウス**B**は細菌**X**による感染症で死亡し
た。以下の問いに答えなさい。

1）マウス**B**が死亡した原因について，最も適切なものを1つ答えなさい。 26

① B細胞がない。　　　　　② NK細胞がない。　　　　　③ 好中球がない。

④ 樹状細胞がない。　　　　⑤ ヘルパーT細胞がない。　　⑥ マクロファージがない。

2）無毒化していない細菌**X**を感染させたマウス**B**に，ある血液から分離した血清を投与したところ，
マウス**B**は死亡しなかった。用いた血液として最も適切なものを1つ答えなさい。 27

① 血液A1　　　　　② 血液B1　　　　　③ 血液A2　　　　　④ 血液B2

⑤ 煮沸した血液A1　⑥ 煮沸した血液B1　⑦ 煮沸した血液A2　⑧ 煮沸した血液B2

3．マスト細胞（肥満細胞）から分泌されて文中の（**エ**）を引き起こす物質として，最も適切なものを1つ答え
なさい。 28

① アクチン　　　　② アルブミン　　　　③ チューブリン　　　　④ ディフェンシン

⑤ ヒスタミン

問2　ウイルスについての次の文を読み，以下の問いに答えなさい。

　　ウイルスには，ヒトと同様の遺伝物質をもつ　29　ウイルスと，　30　を遺伝物質としてもつ　30　
ウイルスがある。ウイルスは，細胞膜表面に存在する受容体に結合して細胞に感染する。　30　ウイルス
の中には，感染後，ウイルスの遺伝情報は　30　ウイルスのもちこんだ酵素によって　29　に逆転写
されて，感染した細胞内で複製されるものがある。ウイルスを構成するタンパク質は，　29　から　31　
された　30　の情報をもとに，　32　の過程を経て細胞内で合成される。こうして合成されたタンパ
ク質は，　30　とともに再構成されて新たなウイルスとなり，細胞外へ放出される。

1．文中の　29　～　32　に当てはまる語として，最も適切なものをそれぞれ1つずつ答えなさい。

　　① DNA　　　② RNA　　　③ rRNA　　　④ tRNA　　　⑤ 形質転換
　　⑥ 欠損　　　⑦ 挿入　　　⑧ 転写　　　⑨ 翻訳　　　⑩ リボソーム

2．ウイルスによる病気として，適切なものをすべて答えなさい。　33

　　① インフルエンザ　　　　　② 結核　　　　　　　　③ AIDS（後天性免疫不全症候群）
　　④ 破傷風　　　　　　　　　⑤ マラリア

Ⅲ　植物の環境応答に関する以下の問いに答えなさい。

問1　以下の植物ホルモンについての記述として，適切なものをそれぞれ指定された数だけ答えなさい。

1．アブシシン酸（1つ）　　　　　　34

2．花成ホルモン（フロリゲン）（2つ）　35

3．オーキシン（2つ）　　　　　　36

4．エチレン（2つ）　　　　　　　37

5．ジベレリン（1つ）　　　　　　38

① 水不足の時に気孔を閉鎖して蒸散を抑制する。

② 青い光を吸収して気孔を開かせる。

③ 頂芽でつくられ頂芽優勢の原因となる。

④ 側芽でつくられ頂芽優勢の原因となる。

⑤ 気体として放出される。

⑥ 果実の成熟と離層による落葉を促す。

⑦ 茎には正の重力屈性を，根には負の重力屈性を生じる。

⑧ 茎には負の重力屈性を，根には正の重力屈性を生じる。

⑨ 師管内を輸送され分裂組織で花芽を誘導する。

⑩ 道管内を輸送され分裂組織で花芽を誘導する。

⑪ 短日植物では連続暗期を限界暗期より長くすると葉で作られる。

⑫ 長日植物では連続暗期を限界暗期より長くすると葉で作られる。

⑬ 受精を促進するので，種なしブドウの生産に応用されている。

⑭ 子房の発達を促進するので，種なしブドウの生産に応用されている。

⑮ 胚珠の発達を促進するので，種なしブドウの生産に応用されている。

問2 フィトクロムについての次の文を読み，以下の問いに答えなさい。

　　植物において，フィトクロムは光に対する受容体として働き，環境応答に役立っている。例えば，| 39 | の種子に | 40 | を照射すると，フィトクロムの構造が変化することで発芽が促進される。しかし，| 40 | の後に | 41 | を照射すると，フィトクロムによる発芽の促進作用は打ち消されてしまう。このような種子を光発芽種子という。フィトクロムは | 40 | 吸収型あるいは | 41 | 吸収型のどちらかの構造をとる。| 40 | 吸収型は，| 40 | をよく吸収するが | 41 | もある程度吸収し，いずれの場合も | 41 | 吸収型に変わる。また，| 41 | 吸収型も，| 41 | をよく吸収するが | 40 | もある程度吸収し，いずれの場合も | 40 | 吸収型に変わる。フィトクロムの性質を調べるために以下の【実験】を行った。なお，【実験】に用いた種子中のフィトクロムは，【実験】開始前はすべてが同一の吸収型で同じ性質をもっていたものとする。

【実験】

　　暗所に保管してあった光発芽種子を実験材料に用い，種子中のすべてのフィトクロムで光の吸収が起こる十分な量の | 40 | を照射した。照射後，フィトクロムを調べると | 41 | 吸収型が85％存在し，残りは | 40 | 吸収型であった。続けて，この種子中のすべてのフィトクロムで光の吸収が起こる十分な量の | 41 | を照射すると，| 41 | 吸収型は減少し，全フィトクロムのうちの3％になった。さらにもう一度，同様に | 40 | を照射すると，| 41 | 吸収型は全フィトクロムのうちの85％となった。

1．文中の | 39 | として，最も適切な植物を1つ答えなさい。

　　　① イネ　　　　② エンドウ　　　③ カボチャ　　　④ ケイトウ　　　⑤ レタス

2．文中の | 40 | と | 41 | に当てはまる光として，最も適切なものをそれぞれ1つずつ答えなさい。

　　　① 紫色光　　　② 青色光　　　③ 緑色光　　　④ 黄色光　　　⑤ 赤色光　　　⑥ 遠赤色光

3．光発芽種子におけるフィトクロムについての記述として，適切なものを3つ答えなさい。　| 42 |

　　　① | 40 | を吸収するとジベレリンの合成を誘導して，発芽が促進される。
　　　② | 40 | を吸収するとアブシシン酸の合成を誘導して，発芽が促進される。
　　　③ 実験開始前に暗所に保管してあった種子中では | 40 | 吸収型であった。
　　　④ 実験開始前に暗所に保管してあった種子中では | 41 | 吸収型であった。
　　　⑤ 光を吸収して型を変えるのは1度だけである。
　　　⑥ 光を吸収すると型を可逆的に何度も変える。

4．文中の下線部について，| 40 | を照射している間に起こったことを推測した記述として，適切なものを2つ答えなさい。　| 43 |

　　　① 15％のフィトクロムは一度も | 41 | 吸収型にならなかった。
　　　② 85％のフィトクロムは一度も | 41 | 吸収型にならなかった。
　　　③ すべてのフィトクロムがいったん | 41 | 吸収型になった。
　　　④ | 41 | 吸収型から | 40 | 吸収型になるフィトクロムがあった。
　　　⑤ | 41 | 吸収型から | 40 | 吸収型になるフィトクロムはなかった。

5．暗所に保管してあった光発芽種子に 40 と 41 を両方含む十分な量の白色光を照射すると，種子はどのような状態になると考えられるか。最も適切な記述を1つ答えなさい。 44

① 41 吸収型が存在せず，発芽は抑制される。

② 41 吸収型が存在せず，発芽が促進される。

③ 41 吸収型が3％以下の量で存在し，発芽は抑制される。

④ 41 吸収型が3％以下の量で存在し，発芽が促進される。

⑤ 41 吸収型が3％より多く85％より少ない量で存在し，発芽は抑制される。

⑥ 41 吸収型が3％より多く85％より少ない量で存在し，発芽が促進される。

⑦ 41 吸収型が85％以上の量で存在し，発芽は抑制される。

⑧ 41 吸収型が85％以上の量で存在し，発芽が促進される。

6．フィトクロムは発芽だけでなく，芽生えの茎の成長にもかかわっている。芽生えの茎の成長は 40 で強く抑制され，暗所で育てた芽生えに比べて茎が短くなる。光発芽種子での発芽の促進が 41 によって打ち消されるように，芽生えの茎の成長抑制も 41 によって打ち消される。芽生えを暗所で育てた後， 40 と 41 を両方含む十分な量の白色光を照射したところ茎の成長が抑制された。この芽生えについて以下の問いに答えなさい。なお，暗所で育てた芽生えのフィトクロムはすべてが同一の吸収型で同じ性質をもっており，光を照射すると上記の【実験】に示したフィトクロムと同じ割合で吸収型を変えるものとする。

（1）暗所で育てた芽生えに白色光を照射した結果，フィトクロムに起きた変化として，最も適切な記述を1つ答えなさい。 45

① 41 吸収型は，減少して存在しなくなった。

② 41 吸収型の量は，減少して3％以下になった。

③ 41 吸収型の量は，減少して3％より多く85％より少なくなった。

④ 41 吸収型の量は，減少して85％になった。

⑤ 41 吸収型の量は，増加して3％になった。

⑥ 41 吸収型の量は，増加して3％より多く85％より少なくなった。

⑦ 41 吸収型の量は，増加して85％以上になった。

（2）芽生えの茎の成長が白色光で抑制される現象は，白色光を照射する前と比べて，フィトクロムがどのように変化することで説明できるか，最も適切な記述を1つ答えなさい。 46

① 40 吸収型が増加したこと

② 41 吸収型が減少したこと

③ 41 吸収型が増加したこと

④ 41 吸収型が存在しなくなったこと

英　語

解答

3年度

I

〔解答〕

問1　(1)　⑤　　(2)　①　　(3)　③　　(4)　②
　　　(5)　④

問2　(6)　②　　(7)　⑤　　(8)　③　　(9)　①
　　　(10)　④

問3　(11)　①　　(12)　①　　(13)　③　　(14)　②

〔出題者が求めたポイント〕

問1　(2)　only を含む準否定の副詞節の文頭移動に伴う
　　　　　必然倒置 Disease occurs |only when|...
　　　　　=|Only when|... does disease occur.
　　　(4)　A is accompanied by B「A には B が伴う」
　　　(1)(3)(5)は全訳下線部参照

問2　全訳下線部(6)～(10)参照

問3　(11)　直後の In the former, a process called lysing ...
　　　　　In the latter, ...
　　　　　If that happens, the infection will then follow ...
　　　　　This infection pattern is called lysogeny.
　　　　　という記述を踏まえる。
　　　　　lysing「溶解」lysogeny「溶源性」
　　　　　transduction「形質導入」immunity「免疫」
　　　(12)　①「ワクチンが免疫系を刺激して抗体を作ら
　　　　　せる」が正解。
　　　　　some (8) built-in mechanisms（第2文）
　　　　　= the human immune system（第3文）
　　　　　= This immune response（第4文）。
　　　　　③④は Vaccines ではなく Drugs に関する記述
　　　　　（第1文）。
　　　(13)　HIV ウィルスは、全身に広がるので、some
　　　　　viral infections can spread throughout the
　　　　　body（5 5行目）の例示となる。
　　　　　よって③「1エリアにとどまらないウィルスの
　　　　　例を提供するため」が正解。
　　　(14)　最終段落第6文に HIV destroys the body's
　　　　　immune system, の例があるので②が不適。

〔全訳〕

[1]　ウイルスとは微粒子であり、動植物の細胞に感染
する。通常、ウイルスは生命体とは見なされない。な
ぜならば、繁殖や成長(1)のような生命過程を生体細胞
の外部で一切示さないからだ。しかし、ウイルスは宿
主細胞を見つけると活性化し、細胞の構造を使って(6)
増殖する。すべてのウイルスは中心部に核酸があり、
その周辺にはタンパク質の保護殻（カプシド）がある。
さらに、一部のウイルスはタンパク質と脂肪質で完全
に包まれている。ウイルスの遺伝子は中心部で DNA
または RNA の形をしており、遺伝情報を伝達する。

[2]　ウイルスは実際に細胞に侵入するまでは(7)休眠状
態を続けるので、人体は大量のウイルスを体液の中に

持ちながら、実際には病気にならずにいられる。ウ
イルスが核酸から細胞に移行して初めて、病気が発生す
る。細菌ウイルスが細菌性細胞に感染する手段は、細
胞への付随、そして、細胞へのウイルス遺伝子の挿入
である。ウイルス性遺伝物質は、細胞活動を乗っ取っ
て、細胞に新たなウイルス粒子（ビリオン）を大量に作
らせたり、宿主細胞の遺伝子の一部となったりする。
後者の場合には、遺伝子とともに複製され、細胞分割
時に新しい細胞の両方にウイルス遺伝子が乗るように
なる。前者の場合には、溶解と呼ばれる過程でビリオ
ンが放出される。宿主細胞を破裂させ、死滅させるの
だ。後者の場合には、細胞は健康を保つが、ウイルス
遺伝子を新世代すべてに継続的に送る（何らかの事情
でウイルス遺伝子が支配的になり活性化した(3)場合を
除く）。もしそうなれば、上述のサイクルの後で感染
が起き、新たなウイルス粒子を作って、細胞を破裂さ
せ、ウイルス粒子を放出させる。この感染パターンは
溶原性と呼ばれる。第3の感染パターンは形質導入で
ある。ウイルスが細菌性細胞に感染する時に、細菌の
遺伝子が新たに生まれたビリオンに組み込まれること
がある。このようにして、細菌遺伝子は他の宿主細胞
に感染可能なのだ。

[3]　ウイルスが動植物の細胞に感染するやり方は、細
菌性細胞に感染するやり方に似ているが、重大な相違
点が1つある。ビリオンの放出には、宿主細胞の破裂
が必ずしも伴わない。特に動物ウイルスの場合、バイ
ロンが細胞から分離するだけで、細胞を死滅させない
場合がある。動植物細胞のウイルス感染は次の4つの
方法のいずれかで現れることがある。1つめは、ウイ
ルスが宿主細胞の中で休眠状態を続け、何ら影響を与
えないように見える場合。2つめは、ウイルスが細胞
を死滅させる場合。3つめは、ウイルス自体が死ぬ前
に細胞を分裂させて、ビリオンの数を増やす場合。4
つめは、ウイルス感染が細胞を変形させ、細胞を分裂
させて異常な成長パターンをとる場合で、この場合に
は細胞がガン化する。

[4]　ウイルス感染を薬剤で治療するのは難しい。なぜ
ならば、大半の薬剤はウイルスの発育を阻害する結
果、宿主細胞自体の機能も阻害するからだ。しかし、
ウイルス感染と戦う(8)生来の機構を動物は持ってい
る。例えば、人間の免疫系はウイルス感染に反応する
際、抗体を作ってウイルスを中和し、再感染を予防す
る。免疫反応がワクチン開発の基礎となり、感染を予
防しているのだ。

[5]　動物の場合、ウイルス感染は(5)局所化を続ける場
合がある。すなわち、特定部位に限られるのだ。これ
が当てはまるのはインフルエンザなどの呼吸器系ウイ
ルスであり、インフルエンザウイルスに感染した空気
中の細胞の吸引で呼吸経路の感染が拡大する。ワクチ
ンはインフルエンザ発生率の低下に役立つが、ウイル

スの変種があまりにも多いので、すべてに免疫を与え
ることはできない。ウイルス感染の中には全身に広が
るものがある。例えば HIV（ヒト免疫不全ウイルス／
エイズウイルス）である。HIV はリンパ節から始まり、
血流⑼経由で数年間にわたって全身に広がり（この間、
感染者は何の症状も感じないことが多い）、最終的に
エイズ（後天性免疫不全症）となり、この段階で症状が
現れる。HIV は人体の免疫系を破壊するので、エイ
ズ患者は死に至る多種の感染リスクがある（ガン、肺
炎、など）。⑽今日に至るまで、エイズウイルスの治
療法や有効なワクチンは存在しない。

II
〔解答〕

問1 ⒂ ③　　⒃ ⑤　　⒄ ⑤　　⒅ ②
　　⒆ ②　　⒇ ①　　㉑ ①

問2 ㉒ ②　　㉓ ④　　㉔ ④　　㉕ ④

〔出題者が求めたポイント〕
問1 ⒂ pro and con「賛否両論」
　　⒃ know ～ inside out「～を知り尽くしている」
　　⒄ think outside the box「既成概念にとらわれ
　　　ずに考える」
　　⒅ put one's two cents「口出しする」
　　⒆ fire「を解雇する」
　　⒇ go along with ～「～に沿って行く」
　　　　　　　　　　→「～に賛同する、～に従う」
　　㉑ promising「前途が約束された、有望な」
問2 ㉒ Boss の冒頭の発言参照
　　㉓ Boss の最終発言参照
　　㉔ Stan：Well, since I put her name up, とある。
　　㉕ Boss の最終発言参照

III
〔解答〕

㉖ ①　　㉗ ④　　㉘ ③　　㉙ ⑤　　㉚ ④

〔出題者が求めたポイント〕
㉖ how SV「S が V するやり方」
　　nerves work「神経が機能する」（第 1 文型）
㉗ Although［S：insects］［V：look］...,
　　［S：particular characteristics ...］［V：are found］...
　　の構造から考える。
㉘ for S to V「S が V するために」が全体で副詞句とし
　　て働いている。
㉙ the way the night sky looks from a given
　　perspective「特定の観点からの夜空の見え方」と
　　its appearance centuries ago「数百年前の夜空の見
　　え方」（= the way it looked centuries ago）
　　が同格で並んでいる。
㉚ ＿＿ to understand ... の部分が文中心の SV になる
　　ことから考える。

IV
〔解答〕

㉛ ⑨　　㉜ ⑤　　㉝ ①　　㉞ ⑦　　㉟ ④
㊱ ②　　㊲ ③　　㊳ ⑩　　㊴ ⑧　　㊵ ⑥

〔出題者が求めたポイント〕
全訳下線部㉛～㊵参照

〔全訳〕
［1］　各国が建造物や自然や遺跡などの史跡を世界遺産
　　リスト㉛⑨に載せようと懸命に努力している。この
　　リストに載ることは、観光収入㉜⑤を生み出す観点
　　から国家にとって非常に価値がある場合がある。そ
　　れに加えて、重要な史跡がリストに載ると、史跡㉝①
　　を保存する約束があり、㉟④未来の世代が享受できる
　　ように史跡を保存すること㉞⑦がそれゆえ確実にな
　　る。

［2］　史跡はいかにしてリストに載るのか？ 1972 年、国
　　際連合教育科学文化機関（ユネスコ）が世界遺産条約㊱
　　②として知られる条約を採択した。その目標は、「傑
　　出した普遍的価値」のある文化的・自然的場所の特定
　　である。この資格を満たすには、㊲③遺産に指定され
　　た史跡は㊳⑩未来の世代に伝える価値のある重要な歴
　　史的情報を含んでいる必要がある。もし史跡が自然災
　　害や戦争や資金不足で㊴⑧悪化し始めたら、㊵⑥条約
　　に署名済みの各国が支援する必要がある。

英 語

解答

3年度

Ⅰ

〔解答〕

問1 (1) ④　(2) ③　(3) ①　(4) ②
　　(5) ③

問2 (6) ②　(7) ①　(8) ④　(9) ①
　　(10) ②

問3 (11) ③　(12) ④　(13) ④

問4 (14) ③　(15) ⑤

〔出題者が求めたポイント〕

問1　全訳下線部(1)～(5)参照

問2　全訳下線部(6)～(10)参照

問3　(11)　① We can clear any microbes
　　　　② As we begin to live in cleared land,
　　　　④ wild animals ... are used to eliminate insects that will kill us. がいずれも不適。
　　　　③「人間は森林を破壊すると、野生生物と人間の接触が増え、人間は致死的な病原体の犠牲者になる可能性がある」
　　(12)　直前の the sale of live wild animals と同義。
　　(13)　④が gender equality に対応する。

問4　(14)「微生物がさまざまな動物の間をどのように移動しているのかを検知するために必要と言われているものは何か」第6段落最終3文参照
　　(15)　⑤が第3段落第2文に矛盾。同文は would（仮定法過去）で書かれており、事実ではない。

〔全訳〕

[1]　SARS、エボラ、そして今では新型コロナウイルス。2002年以来、こうした非常に感染性の高いウイルスの3つすべてが世界的なパニックを引き起こしており、この3つすべてが熱帯の密林に住む野生生物から人間に広まったものだ。

[2]　人間に感染する新興病原体の75％が動物由来であり、その多くが生息地とする森林を人間が伐採し燃やして土地を作っている。その目的は、バイオ燃料用植物などの作物栽培や、鉱業、住宅供給である。(ア)人間が開墾を進めるにつれて、人命を奪えるほどの微生物のいる野生生物との接触も増え、こうした動物を狭い範囲に(6)集中させて、そこで動物が感染性微生物を交換して、新株が生まれる可能性を高めている。さらに、開墾は生物多様性を低下させるので、(1)生き残っている種は人間に感染する可能性のある病気を持っている可能性が高い。こうしたすべての要因が合わさって、動物病原体の人間への拡散が増えることになる。

[3]　森林伐採をやめることは、人間が新たな災厄にさらされるのを減らすだけでなく、熱帯雨林生息地由来の他の多数の恐ろしい病気（ジカ熱、ニパウイルス、マラリア、コレラ、HIVなど）の拡散を抑えることにもなる。2019年のある研究によれば、森林伐採が10％増える

と、マラリア患者が3.3％増えることになり、これは世界で740万人になる。しかし、長年にわたる世界的な猛抗議にもかかわらず、森林伐採は依然として(7)蔓延している。2016年以降、毎年、平均して2800万haの森林が伐採されており、減速の兆候はない。

[4]　森林伐採を防ぐために、社会は数多くの対策をとることができる。食肉の消費量を減らせば（ともあれ、医者によれば我々の健康は改善する）、作物や牧草の需要が減る。加工食品の消費量を減らせば、バイオ燃料の主要原料である椰子油の需要が減る（椰子の大半は、熱帯雨林を皆伐した土地で栽培されている）。さらに、各国の人口成長が緩やかになれば、土地への需要も(2)緩和するだろう。途上国でそうなるために女性に不可欠なのは、より良い教育、男性と平等の社会的地位、そして、手頃な値段で避妊具が手に入りやすくなることである。

[5]　単位面積あたりの食料生産が向上すれば、更なる開墾をせずとも供給を増やせる。気候変動で旱魃の長期化、深刻化が進んでいることもあって、旱魃への耐性の高い作物の開発は有益だろう。アフリカなどの乾燥地帯では、圃場での植樹などの森林農業技術で、作物の産出高を増やせる。さらに、食料廃棄を減らせば、生産量増加への圧力を大幅に減らせる。生産された食料の30～40％は廃棄されているのだ。

[6]　こうした解決策を(8)実行しつつ、伝染病の新たな発生の早期発見も可能になる。伝染病学者たちは野生動植物の生息地に慎重に足を踏み入れ、コロナウイルスを媒介することが(3)知られている哺乳動物（コウモリ、齧歯類、アナグマ、ジャコウネコ、センザンコウ、サル）を検査し、細菌がどのように移動しているかを(9)図示している。そうすれば、公衆衛生職員が近隣の人々を検査できる。しかし、効果が出るためには、こうした調査は広範囲、かつ十分な資金で行わなくてはならない。新型コロナウイルスの流行が始まるほんの数ヶ月前の2019年9月、米国国際開発庁（USAID）はPREDICTへの財政支援を打ち切ると宣言した。この10年の取り組みは脅威のある微生物を探すもので、1100種以上のウイルスが見つかっていた。USAIDは新たな調査計画を立ち上げる予定と言っており、今回はさらに広範かつ強靭な包囲網を投げかけられるだけの十分な資金を提供するように我々は要請している。

[7]　その間、各国政府はいわゆる(イ)生鮮市場における生きた野生動物の販売を禁止すべきである。病原体の人間への感染が繰り返されているのだから。市場は文化的に重要かもしれないが、リスクが大きすぎる。さらに、各国政府は野生生物の違法取引を取り締まらなくてはならない。感染体が広範に拡散されている。それに加えて、数千匹の動物をまとめて梱包している工場式農場の検査も必要である。これが2009年の豚イ

ンフルエンザ大流行の原因であり、アメリカで1万人以上、全世界で多数の死者が出た。

[8]　森林伐採を終わらせ、パンデミックを阻止するには、(ウ)国連の持続可能な開発目標17個のうち6個に取り組むことになる。健康的な生活の保障、飢餓の撲滅、男女平等、責任ある消費と生産、持続可能な土地管理、そして、気候変動への対策である（手つかずの熱帯雨林は二酸化炭素を吸収するが、熱帯雨林を(4)燃やすとそれ以上の二酸化炭素が大気に排出される）。

[9]　新型コロナウイルスの流行は災厄だが、自然界を過剰利用しないことで人類が達成可能な巨大なペイオフに我々の関心を(10)引きつけることができる。パンデミックの解決策は(5)持続可能性という解決策なのだ。

Ⅱ

〔解答〕

⒃　③　　⒄　④　　⒅　④　　⒆　③

⒇　①　　(21)　②　　(22)　②　　(23)　③

〔出題者が求めたポイント〕

⒃　get their phone order confirmed in writing
「電話での注文を書面で確定させる」
（get A done「A を～させる」）

⒄　not ～ until ... の構文
「E メールは
ネットワークが修理されるまで送信できない」
＝「ネットワークが修理されてはじめて〔ようやく〕
E メールが送信できる」

⒅　[V：prepare] [O：our final report]「最終レポートを準備する」（他動詞→目的語）の関係を踏まえると、[S：our final report] [V：be prepared] の関係が必要。

⒆　the same company as I do [= work for]
「私が働いているのと同じ会社」

⒇　lessen A by B「A を B の分だけ減らす」
（= decrease A by B）
lessen は他動詞。by は＜差＞を表す。

(21)　tourists visiting Tokyo「東京を訪れる観光客」
（= tourists who visit Tokyo）

(22)　invite の語法には
invite A to B「A を B に招待する」の他に
invite A to do「A に～するように依頼する」もある。
受動態で A be invited to do となる。

(23)　answer a question easily「質問に簡単に答える」
（他動詞＋目的語＋副詞）

Ⅲ

〔解答〕

問1　(24)　④　　(25)　②　　(26)　①　　(27)　①
　　　(28)　③　　(29)　②
問2　(30)　⑥　　(31)　①　　(32)　②
問3　(33)　④　　(34)　③

〔出題者が求めたポイント〕

問1　(24)　take advantage of a range of great offers
「さまざまな素晴らしい割引価格を利用する」

(25)　①Are you coming with your family, friends, or alone?　② And (25：how long) are you going to stay? という質問に対して、
I'll be visiting there ① with my parents, wife and children ② for 3 days. と順に答えている。

(26)　直後で It's available either online or in any of our ticket offices. と＜場所＞を答えている。

(27)　空所直後に Children under 4 travel free とあり、[A] Emma の第5発言に a child card for those under 17 とある。over / under は more than / less than と同様、その数自体は含まない。

(28)　when (they are) linked with ～「～と結びつくと」（link A with B「A を B と結びつける」の受動態）

(29)　「人々が車を使いたがらなくさせること」で持続可能なやり方で来訪者数の増加を管理する。
[A]24直前に so you really have every reason to enjoy a car-free day out.
[B]第3文にも Leave your car とある。

問2　The (⑤ longer) (③ your) (④ card) is (30⑥ valid),the (31① better) the (32② value) is.
「カードの有効期限が長ければ長いほど、価値が高まります」

問3　(33)　④が [B] 第2文に一致
(34)　[B] *All sailings are subject to tide, weather, and circumstances.
「すべての帆走は潮・天候・状況次第です」に③は矛盾する。

Ⅳ

〔解答〕

(35)　①　　(36)　⑨　　(37)　⑪　　(38)　⑥
(39)　②　　(40)　⑩

〔出題者が求めたポイント〕

完成した英文は以下の通り。

You need the right equipment to fight a fire. Public and (⑦ private) places have sprinkler systems that quickly (35① spray) water onto a fire in order to (④ contain) it. These (36⑨ autonomous) systems are currently the most (③ reliable) solutions when it (⑧ comes) to (37⑪ protecting) people and (⑤ property) from the risk of fire. As (38⑥ proof) of their effectiveness, 95% of fires are (39② brought) under (⑫ control) (40⑩ due to) the triggering of a sprinkler.

数　学

解答　　　3年度

問題1

〔解答〕

(1) ア 243　イ $\dfrac{1}{27}$　ウ 2

(2) エ a^2-2b　オ $\dfrac{4}{5}$　カ $-\dfrac{8}{5}$

(3) キ 20160　ク 1152　ケ 624

(4) コ $-\dfrac{3}{4}$　サ $\dfrac{1}{2}$　シ $\dfrac{1}{2}$

　　ス 10　セ $\dfrac{5}{6}$

〔出題者が求めたポイント〕

小問集合

〔解答のプロセス〕

(1) $y=3^{2x-1}$ は単調増加する関数なので，$x=3$ で最大

値 $3^5=243$，$x=-1$ で最小値 $3^{-3}=\dfrac{1}{27}$ をとる。

　$4^x-3\cdot2^x-4=(2^x-4)(2^x+1)=0$

　　　∴ $2^x>0$ より　$2^x=4\Leftrightarrow x=2$

(2) 解と係数の関係から　$\alpha+\beta=-a$，$\alpha\beta=b$

　$\alpha^2+\beta^2=(\alpha+\beta)^2-2\alpha\beta=a^2-2b$

　$x^2+2bx+a=0$ について解と係数の関係から

　$(\alpha+2)+(\beta+2)=-2b$，$(\alpha+2)(\beta+2)=a$

　∴　$\alpha+\beta+4=-a+4=-2b$

　　　　　　　　　∴　$a-2b=4$　　　…①

　$\alpha\beta+2\alpha+2\beta+4=b-2a+4=a$

　　　　　　　　　∴　$3a-b=4$　　　…②

　①，②より　$a=\dfrac{4}{5}$，$b=-\dfrac{8}{5}$

(3)(i) $_8P_6=20160$（通り）

(ii) 男子の選び方・並び方は $4\times3\times2=24$（通り）

　女子も同様に 24 通り。男女の並び順が 2 通りある

　ので，$24\times24\times2=1152$（通り）

(iii)(I) 女子 2 人，男子 4 人のとき

　メンバーの並び方が $_4C_2\times_4C_4=6$（通り）

　6 人で作る円順列 $(6-1)!=120$（通り）から，女

　子が隣り合う $(5-1)!\times2=48$（通り）を除いて 6

　$\times(120-48)=432$（通り）

(II) 女子 3 人，男子 3 人のとき

　メンバーの選び方が $_4C_3\times_4C_3=16$（通り）

　男女が交互に並ぶ円順列を考えて

　$(3-1)!\times3!=12$（通り）

　　∴　$16\times12=192$（通り）

　以上から，$432+192=624$（通り）

(4) $\overrightarrow{MN}=\overrightarrow{ON}-\overrightarrow{OM}=\dfrac{1}{2}\vec{b}+\dfrac{1}{2}\vec{c}-\dfrac{3}{4}\vec{a}$

　$\overrightarrow{MN}\cdot\overrightarrow{AB}=\left(-\dfrac{3}{4}\vec{a}+\dfrac{1}{2}\vec{b}+\dfrac{1}{2}\vec{c}\right)\cdot(\vec{b}-\vec{a})$

$=-\dfrac{3}{4}\vec{a}\cdot\vec{b}+\dfrac{1}{2}|\vec{b}|^2+\dfrac{1}{2}\vec{b}\cdot\vec{c}$

$+\dfrac{3}{4}|\vec{a}|^2-\dfrac{1}{2}\vec{a}\cdot\vec{b}-\dfrac{1}{2}\vec{c}\cdot\vec{a}$

ここで $|\vec{a}|=|\vec{b}|=|\vec{c}|=4$，$\vec{a}\cdot\vec{b}=\vec{b}\cdot\vec{c}=\vec{c}\cdot\vec{a}=4\cdot4\cdot\dfrac{1}{2}$

$=8$ であるから

$\overrightarrow{MN}\cdot\overrightarrow{AB}=-6+8+4+12-4-4=10$

$|\overrightarrow{AB}|=4$，$|\overrightarrow{MN}|^2=\dfrac{9}{16}|\vec{a}|^2+\dfrac{1}{4}|\vec{b}|^2+\dfrac{1}{4}|\vec{c}|^2-\dfrac{3}{4}\vec{a}\cdot\vec{b}$

$+\dfrac{1}{2}\vec{b}\cdot\vec{c}-\dfrac{3}{4}\vec{c}\cdot\vec{a}=9$

∴　$\cos\theta=\dfrac{\overrightarrow{MN}\cdot\overrightarrow{AB}}{|\overrightarrow{MN}|\cdot|\overrightarrow{AB}|}=\dfrac{10}{4\cdot3}=\dfrac{5}{6}$

問題2

〔解答〕

(1) $S=\dfrac{t^3}{6}$

(2) $a=2$

(3) $t=\dfrac{3\sqrt{2}}{2}$

〔出題者が求めたポイント〕

積分法

(3) t の値によって関数を場合分けする。本問では $3<t$

のときの面積は $\dfrac{t^3}{6}$ で表され，これが単調増加であるこ

とから，最小値は $0<t\leqq3$ の範囲にあるとわかる。こ

れはグラフを描いて理解してもよい。

〔解答のプロセス〕

(1) $S=\displaystyle\int_0^t(-x^2+tx)dx$

$=\dfrac{1}{6}(t-0)^3=\dfrac{t^3}{6}$

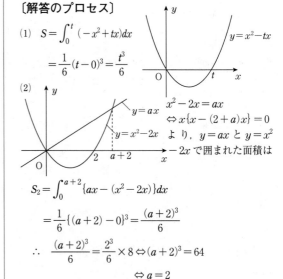

(2) $x^2-2x=ax$

$\Leftrightarrow x\{x-(2+a)x\}=0$

より，$y=ax$ と $y=x^2$

$-2x$ で囲まれた面積は

$S_2=\displaystyle\int_0^{a+2}\{ax-(x^2-2x)\}dx$

$=\dfrac{1}{6}\{(a+2)-0\}^3=\dfrac{(a+2)^3}{6}$

∴　$\dfrac{(a+2)^3}{6}=\dfrac{2^3}{6}\times8\Leftrightarrow(a+2)^3=64$

$\Leftrightarrow a=2$

(3) $0<t\leqq3$ のとき

$$\int_0^3 (x^2 - tx)\,dx = \int_0^t (-x^2 + tx)\,dx + \int_t^3 (x^2 - tx)\,dx$$

$$= \frac{t^3}{6} + \left[\frac{1}{3}x^3 + \frac{t}{2}x^2\right]_t^3$$

$$= \frac{t^3}{6} + \left(9 - \frac{9}{2}t\right) - \left(\frac{t^3}{3} - \frac{t^3}{2}\right)$$

$$= \frac{1}{3}t^3 - \frac{9}{2}t + 9$$

$\therefore\quad f(t) = \int_0^3 |x^2 - tx|\,dx$

$$= \begin{cases} \dfrac{1}{3}t^3 - \dfrac{9}{2}t + 9 & (0 < t \le 3) \\[2mm] \dfrac{t^3}{6} & (3 < t) \end{cases}$$

$\dfrac{t^3}{6}$ は単調増加なので，最小値は $0 < t \le 3$ にあり，

$$f'(t) = \frac{d}{dt}\left(\frac{1}{3}t^3 - \frac{9}{2}t + 9\right) = t^2 - \frac{9}{2}$$

ここから増減表をつくると

t	0		$\dfrac{3}{\sqrt{2}}$		3
$f'(t)$		$-$	0	$+$	
$f(t)$		$\searrow$		$\nearrow$	

よって，$t = \dfrac{3}{\sqrt{2}} = \dfrac{3\sqrt{2}}{2}$ で $f(t)$ は最小値をとる。

数 学

解答

3年度

問題 I

〔解答〕

(1) ア 10　イ 3　ウ 2

(2) エ $\dfrac{1}{11}$　オ $\dfrac{1}{3}$　カ $\dfrac{13}{55}$

(3) キ $-x+5$　ク $\sqrt{2}$　ケ $(0, 1)$

　　コ $\sqrt{10}$

(4) サ $-\dfrac{1}{6}$　シ $\dfrac{15}{4}$　ス $k<-\dfrac{2\sqrt{15}}{15},\ \dfrac{2\sqrt{15}}{15}<k$

〔出題者が求めたポイント〕

小問集合

〔解答のプロセス〕

(1) $\log_{10}3^{20}=20\cdot\log_{10}3=9,542$　∴　3^{20} は 10 桁

同様に，$\log_{10}\left(\dfrac{2}{3}\right)^{15}=15(\log_{10}2-\log_{10}3)$

　　　　　　　　　　$=-2.6415$　∴　小数第 3 位

$-2.6415=-3+0.3585$ であるから，

$2\times10^{-3}<\left(\dfrac{2}{3}\right)^{15}<3\times10^{-3}$

(2)(i) A，B のくじを引く試行が独立でないことに注意

して，2 人ともが当たる確率は　$\dfrac{4}{12}\times\dfrac{3}{11}=\dfrac{1}{11}$

B が当たりを引くのは「A も B も当たり」と「A がはず

れ，B が当たり」の 2 通りで，互いに独立であるから，

$\dfrac{4}{12}\times\dfrac{3}{11}+\dfrac{8}{12}\times\dfrac{4}{11}=\dfrac{11}{33}=\dfrac{1}{3}$

(ii) 全員が当たりを引く，$\dfrac{4}{12}\times\dfrac{3}{11}\times\dfrac{2}{10}=\dfrac{1}{55}$

a，b が当たりを引き，C が外れを引く

$\dfrac{4}{12}\times\dfrac{3}{11}\times\dfrac{8}{10}=\dfrac{4}{55}$

b，c が当たる，c，a が当たる確率も同じく $\dfrac{4}{55}$ なので

$\dfrac{1}{55}+\dfrac{4}{55}\times2=\dfrac{13}{55}$

(3) $C_1\cdot C_2$ の共有点を通る図形の式は

$(x^2+y^2-2x-4y+1)+k(x^2+y^2-4x-6y+11)$

$=0$ …(＊)

これが直線を表すのは $k=-1$ のときで，その式は

$2x+2y-10=0$　∴　$y=-x+5$

この直線と C_1 の中心 $(1, 2)$ との距離 d は

$d=\dfrac{|1+2-5|}{\sqrt{2}}=\sqrt{2}$

(＊)が $(-1, 4)$ を通るとき

$4+8k=0$　∴　$k=-\dfrac{1}{2}$

これを代入して　$\dfrac{1}{2}x^2+\dfrac{1}{2}y^2-y-\dfrac{9}{2}=0$

　　　　　　　　$\Leftrightarrow x^2+(y-1)^2=10$

∴　中心は $(0, 1)$，半径 $\sqrt{10}$

(4) $|\vec{a}+\vec{b}|^2=|\vec{a}|^2+2\vec{a}\cdot\vec{b}+|\vec{b}|^2=13+2\vec{a}\cdot\vec{b}=16$

∴　$\vec{a}\cdot\vec{b}=\dfrac{3}{2}$

$P=|\vec{a}+t\vec{b}|^2=|\vec{a}|^2+2t\vec{a}\cdot\vec{b}+t^2|\vec{b}|^2$

　$=9t^2+3t+4$

　$=9\left(t+\dfrac{1}{6}\right)^2+\dfrac{15}{4}$

∴　P は $t=-\dfrac{1}{6}$ のとき，最小値 $\dfrac{15}{4}$ をとる。

$|k\vec{a}+t\vec{b}|^2=k^2|\vec{a}|^2+2kt\vec{a}\cdot\vec{b}+t^2|\vec{b}|^2$

　　　　　　$=9t^2+3kt+4k^2>1$

$9t^2+3kt+4k^2-1>0$ がすべての実数 t で成り立つには

$D=9k^2-4\cdot9(4k^2-1)$

　$=9(-15k^2+4)<0$

∴　$k<-\dfrac{2\sqrt{15}}{15},\ \dfrac{2\sqrt{15}}{15}<k$

問題 II

〔解答〕

(1) $-2t^3+(3k-1)t^2+2kt$

(2) 最大値：$5k-3$，最小値：$-\dfrac{9k+1}{27}$

(3) $-\dfrac{1}{9}<k<0,\ 0<k\leqq\dfrac{3}{5}$

〔出題者が求めたポイント〕

微分法

〔解答のプロセス〕

(1) $f(x)=2\sin^2x\cos x+(3k-1)\cos^2x+2(k-1)\cos x$

　　　$=2t-2t^3+(3k-1)t^2+2(k-1)t$

　　　$=-2t^3+(3k-1)t^2+2kt$

(2) $g(t)=-2t^3+(3k-1)t^2+2kt$ とおくと，

$g'(t)=-6t^2+2(3k-1)t+2k$

　　　$=-2(t-k)(3t+1)$

$0\leqq x\leqq\pi\Leftrightarrow-1\leqq t\leqq1$ について増減表をつくると

t	-1		$-\dfrac{1}{3}$		1
$g'(t)$		$-$	0	$+$	
$g(t)$		↘		↗	

∴　$t=-\dfrac{1}{3}$ のとき，$g(t)$ は最小値 $-\dfrac{9k+1}{27}$ をとる。

$g(-1)=k+1$ と $g(1)=5k-3$ について

$(5k-3)-(k+1)=4k-4>0$　$(\because k>1)$

∴　$t=1$ のとき，$g(t)$ は最大値　$5k-3$ をとる。

(3) $0\leqq x\leqq\pi$ をみたすすべての x について，t の値 1 つ

に対して x の値は 1 つ対応する。

題意をみたすには

$$\begin{cases} g(-1)=k+1 \ge 0, \ g(1)=5k-3 \le 0 \\ -\dfrac{1}{3}<k<1, \ g(k)=k^3+k^2>0 \ \ g\left(-\dfrac{1}{3}\right)=-\dfrac{9k+1}{27}<0 \end{cases}$$

をすべてみたせばよい。

$$\therefore \ -\dfrac{1}{9}<k<0, \ 0<k \le \dfrac{3}{5}$$

本問では x と t が1対1で対応しているので，x の解が3つであるとき t も3つである。

条件はグラフの形状をイメージする。

題意をみたすには

$$\begin{cases} \cdot -1 \le t \le 1 \text{に極大・} \\ \quad \text{極小値があること} \\ \cdot (\text{極小})<0<(\text{極大}) \\ \cdot \text{端の値}(t=\pm 1)\text{でそれぞれ正負となること} \end{cases}$$

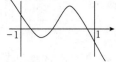

である。極値となりうる $g(k)=k^3+k^2$ が負となるのは $k<-1$ のときで，そのときは条件をみたせなくなるから，$-\dfrac{1}{3}<k$ で $g(k)>0$ と考えてよい。

物　理

解答

3年度

I

〔解答〕

問1　$\boxed{1}$② 　$\boxed{2}$③

問2　$\boxed{3}$② 　$\boxed{4}$④ 　$\boxed{5}$⑨ 　$\boxed{6}$① 　$\boxed{7}$① 　$\boxed{8}$① 　$\boxed{9}$④
$\boxed{10}$⑦ 　$\boxed{11}$① 　$\boxed{12}$①

問3　$\boxed{13}$⑦ 　$\boxed{14}$③ 　$\boxed{15}$⑥

問4　$\boxed{16}$⑤ 　$\boxed{17}$⑯

問5　$\boxed{18}$⑦ 　$\boxed{19}$⑩ 　$\boxed{20}$① 　$\boxed{21}$① 　$\boxed{22}$③ 　$\boxed{23}$⑤ 　$\boxed{24}$①
$\boxed{25}$①

〔出題者が求めたポイント〕

問1　力のモーメント　　問2　放物運動, 仕事率
問3　誘導起電力　　問4　レンズ
問5　氷から水への状態変化

〔解答のプロセス〕

問1
力のつり合いの式
水平方向：$N_p \cos30° = N_q \cos60°$ …①
鉛直方向：$N_p \sin30° + N_q \sin60° = W$ …②
p まわりの力のモーメントのつり合いの式
$$r \cdot N_q = l \cos15° \cdot W \quad …③$$
①, ②より　$N_p = \dfrac{1}{2} W$ （$\boxed{1}$①）　$N_q = \dfrac{\sqrt{3}}{2} W$

$N_q = \dfrac{\sqrt{3}}{2} W$ を③に代入して, 整理すると

$$l = \dfrac{3\sqrt{2} - \sqrt{6}}{2} \quad (\boxed{2}③)$$

問2
投射直後の仕事率 P_0 として,
$$P_0 = -mgv_0 \sin30°$$
$$= -0.50 \times 9.8 \times 20.0 \times \dfrac{1}{2}$$
$$= -49$$
$$= -4.9 \times 10^1 \quad (\boxed{3}\boxed{4}\boxed{5}\boxed{6}\boxed{7})$$

投射 2.0 秒後の鉛直方向の速度は,
$$v_{(20)} = v_0 \sin30° - gt$$
$$= 20 \times \dfrac{1}{2} - 9.8 \times 2.0$$
$$= -9.6 \, [\mathrm{m/s}]$$

このとき, 重力がする仕事の仕事率 P_2 は,
$$P_2 = mg \, v_{(20)}$$
$$= 0.5 \times 9.8 \times 9.6$$
$$= 47.04$$
$$= 4.7 \times 10^1 (\boxed{8}\boxed{9}\boxed{10}\boxed{11}\boxed{12})$$

問3
$\boxed{13}$　面積を S として,
$$S = 2 \cdot \dfrac{1}{2} \left(\dfrac{l}{2}\right)^2 \omega t$$

$$\dfrac{S}{t} = \dfrac{1}{4} l^2 \omega \quad (⑦)$$

$\boxed{14}$　右ねじの法則より, 点 O が最も高い電位となる（③）

$\boxed{15}$　図のような電池になる。

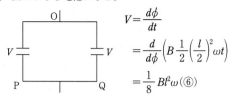

$$V = \dfrac{d\phi}{dt}$$
$$= \dfrac{d}{d\phi}\left(B \dfrac{1}{2}\left(\dfrac{l}{2}\right)^2 \omega t\right)$$
$$= \dfrac{1}{8} Bl^2 \omega \,(⑥)$$

問4
$\boxed{16}$　レンズの公式を用いて,
$$\dfrac{1}{a} + \dfrac{1}{\dfrac{3}{2}a} = \dfrac{1}{f_1} \quad (f_1：レンズ 1 の焦点距離)$$

$$f_1 = \dfrac{3}{5} a \,[m] \quad (⑤)$$

$\boxed{17}$
$$\begin{cases} A' = \dfrac{3}{2} A \\ B = xA' \quad より \quad x = \dfrac{4}{3} \\ B = 2A \end{cases}$$

レンズの公式を用いて,
$$\dfrac{1}{2a} + \dfrac{1}{-\dfrac{4}{3} \cdot \dfrac{1}{2}a} = \dfrac{1}{f_2} \quad (f_2：レンズ 2 の焦点距離)$$

$$f_2 = 2a \,[m] \quad (⑯)$$

問5
容器 A の質量を m_A として, 熱のやりとりより,
$$0.60 \times m_A \times (56 - 20) = 4.2 \times 30 \times (68 - 56)$$
$$m_A = 70$$
$$= 7.0 \times 10^1 [\mathrm{g}] \quad (\boxed{18}\boxed{19}\boxed{20}\boxed{21})$$

求める温度を T [℃] として, 氷の融解熱も考えて,
$$(0.60 \times 70 + 4.2 \times 30) \times (56 - T)$$
$$= 2.1 \times 7.0 \times 14 + 3.3 \times 10^2 \times 7.0 + 4.2 \times 7.0 \,T$$

計算して,
$$T = 34.91$$
$$\fallingdotseq 3.5 \times 10^1 [℃] \quad (\boxed{22}\boxed{23}\boxed{24}\boxed{25})$$

II

〔解答〕

問1　$\boxed{1}$① 　問2　$\boxed{2}$⑦ 　$\boxed{3}$⑧ 　問3　$\boxed{4}$⑦
問4　$\boxed{5}$⑫ 　問5　$\boxed{6}$③ 　$\boxed{7}$⑥

〔出題者が求めたポイント〕

円運動, 単振動と非慣性系

〔解答のプロセス〕

問1

①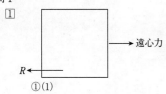

①(1)

問2

② $v_B = (r+L)\omega$ 〔m/s〕 （⑦）

③ 力のつり合いの式より，

$T = (M+m)(r+L)\omega^2$ 〔N〕 （⑧）

問3

④ 遠心力と静止摩擦力がつり合っている。

$R = (M+m)(r+L)\omega^2 = (M+m)\dfrac{V_B^2}{r+L}$

すべらない条件は，$R \leqq \mu(M+m)g$

よって，$(M+m)\dfrac{V_B^2}{r+L} \leqq \mu(M+m)g$

$V_B < \sqrt{\mu g(r+L)}$ 〔m/s〕 （⑦）

問4

⑤ 力のつり合いの位置で速さが最大になるので，

$kx_0 = M(l_0 + x_0 + L)\Omega^2$ （x_0：ばねの伸び）

$x_0 = \dfrac{M\Omega^2}{k - M\Omega^2}(l_0 + L)$ 〔m〕

よって，A の重心の位置を x_G とすると，

$x_G = l_0 + x_0 + L$

$= \dfrac{k}{k - M\Omega^2}(l_0 + L)$ 〔m〕 （⑫） …(1)

問5

⑥ $Ma = M(x_G + x)\Omega^2 - k(x + x_G - L - l_0)$

(1)式を代入して，整理すると，

$Ma = -(k - M\Omega^2)x$ （③）

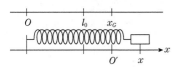

⑦ この単振動の角振動数を ω' として，

$\omega' = \sqrt{\dfrac{k - M\Omega^2}{M}}$ 〔rad/s〕

よって，周期 T' は

$T' = \dfrac{2\pi}{\omega'}$

$= 2\pi\sqrt{\dfrac{M}{k - M\Omega^2}}$ 〔s〕 （⑥）

Ⅲ

〔解答〕

問1 ①⑫ 問2 ②⑤ ③⑬ ④⑫

問3 ⑤⑭ ⑥⑥ 問4 ⑦② ⑧② ⑨③

〔出題者が求めたポイント〕

コンデンサーの性質

〔解答のプロセス〕

問1

① $C = \varepsilon_0 \dfrac{a \cdot 2a}{d}$

$= \dfrac{2\varepsilon_0 a^2}{d}$ 〔F〕 （⑫）

問2

② $q = CV$

$= \dfrac{2\varepsilon_0 a^2 V}{d}$ 〔C〕 （⑤）

③ $W_E = qV$

$= \dfrac{2\varepsilon_0 a^2 V^2}{d}$ 〔J〕 （⑤）

④ $W_E = U + J$

$\left(\begin{array}{l} U：コンデンサーにたくわえられたエネルギー \\ J：抵抗で発生したジュール熱 \end{array}\right)$

$J = W_E - U$

$= qV - \dfrac{1}{2}qV$

$= \dfrac{1}{2}qV$

$= \dfrac{\varepsilon_0 a^2 V^2}{d}$ 〔J〕 （⑫）

問3

⑤ $C_左 = \dfrac{1}{2}C$

$\dfrac{1}{C_右} = \dfrac{1}{C} + \dfrac{1}{\varepsilon_r C}$

$= \left(1 + \dfrac{1}{\varepsilon_r}\right)\dfrac{1}{C}$

$C_右 = \dfrac{\varepsilon_r}{\varepsilon_r + 1}C$

$C' = C_左 + C_右$

$= \dfrac{1}{2}C + \dfrac{\varepsilon_r}{\varepsilon_r + 1}C$

$= \dfrac{3\varepsilon_r + 1}{2(\varepsilon_r + 1)}C$

$= \dfrac{\varepsilon_0 a^2}{d} \cdot \dfrac{3\varepsilon_r + 1}{\varepsilon_r + 1}$ 〔F〕 （⑭）

⑥ q は一定

$C'V' = CV$

$\dfrac{\varepsilon a^2}{d}\dfrac{3\varepsilon_r + 1}{\varepsilon_r + 1}V' = \dfrac{2\varepsilon_0 a^2}{d}V$

$V' = \dfrac{2(\varepsilon_r + 1)}{3\varepsilon_r + 1}V$ 〔V〕 （⑥）

問4

⑦ コンデンサーに誘電体を入れた後の静電容量を C'' として，

$\dfrac{1}{C''} = \dfrac{1}{2C} + \dfrac{1}{2\varepsilon_r C}$

$$= \frac{1}{2C}\left(1 + \frac{1}{\varepsilon_r}\right)$$

$$C'' = \frac{2\varepsilon_r}{\varepsilon_r + 1} C$$

$$\Delta U = \frac{q^2}{2C''} - \frac{q^2}{2C}$$

$$= -\frac{q^2}{2C} \frac{1 - \varepsilon_r}{2\varepsilon_r}$$

$$= -\frac{1}{2} CV^2 \frac{\varepsilon_r - 1}{2\varepsilon_r}$$

$$= -\frac{\varepsilon_0 d^2 V^2}{2d} \cdot \frac{\varepsilon_r - 1}{\varepsilon_r} (J) \quad （②）$$

8 ②減少

9 外力がした仕事分が ΔU

（左向きを正として）

$f_{外} \cdot 2a = \Delta U < 0$

$f_{外} < 0$

よって，右向き，すなわち，y 軸の正の向き　（③）

物　理

解答　　　　　3年度

Ⅰ

〔解答〕

問1　①⑤　　問2　②③　③③

問3　④②　⑤③　⑥①　⑦⑥　⑧①　⑨⑤　⑩②
　　　⑪③　⑫②　⑬⑩　⑭②　⑮②

問4　⑯⑤　⑰⑩　⑱②　⑲①　⑳①　㉑⑩　㉒②
　　　㉓①

問5　㉔⑦　㉕⑮

〔出題者が求めたポイント〕

問1　力のモーメント　　問2　最大静止摩擦力
問3　ガウスの法則，コンデンサー内の電場と電位差
問4　正弦波　　問5　熱のやりとり

〔解答のプロセス〕

問1

① 左下まわりの力のモーメントのつり合いの式

$$\frac{2}{3}aF + x \cdot N = \frac{b}{2}Mg$$

回転しそうな瞬間，$x = 0$ だが
このとき

$$\frac{2}{3}aF < \frac{b}{2}Mg$$

となれば，回転しない。

よって，$F \leqq \dfrac{3b}{4a}Mg$　（⑤）

問2

② $N_A = (M+m)g$　（③）

③ 運動方程式

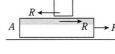

$A : Ma = F - R$ …(1)
$B : ma = R$ …(2)

(1)，(2)式より

$$a = \frac{F}{M+m}, \quad R = \frac{m}{M+m}F$$

すべり出す瞬間は，$R = \mu mg$

よって，$\dfrac{m}{M+m}F = \mu mg$

$$F = \mu(M+m)g \quad （③）$$

問3

電荷 q〔c〕から出る電気力線の本数 N は

$$N = 4\pi k_0 q \,〔本〕$$

　　（k_0：真空中のクーロンの法則の比例定数）

と定義されている。よって，

$$N = 4 \times 3.14 \times 9.0 \times 10^9 \times 20 \times 10^{-5}$$
$$= 226.08 \times 10^4$$
$$\fallingdotseq 2.3 \times 10^6 \,〔本〕 \quad （④⑤⑥⑦）$$

極板間の電場 $E = 5.0$〔N/C〕のときの，電気力線の本数は，ガウスの法則より

$$ES = N$$

よって

$$N = 5.0 \times 3.0 \times (10^{-2})^2$$
$$= 1.5 \times 10^{-3} \,〔本〕 \quad （⑧⑨⑩⑪）$$

極板間距離 $d = 4.0$〔mm〕のときの極板間の電位差は，

$$V = Ed$$

より，

$$V = 5.0 \times 4.0 \times 10^{-3}$$
$$= 2.0 \times 10^{-2} \,〔V〕 \quad （⑫⑬⑭⑮）$$

問4

グラフより，波長　$\lambda = 2.0$〔m〕

周期　$T = 4.0$〔s〕なので，正弦波の速さ v は

$$v = \frac{\lambda}{T}$$
$$= \frac{2.0}{4.0}$$
$$= 5.0 \times 10^{-1} \,〔m/s〕 \quad （⑯⑰⑱⑲）$$

2.0〔s〕で波は 1.0〔m〕進むので，$x = 1.5$〔m〕の位置の変位は

$$y = 1.0 \times 10^{-1} \,〔m〕 \quad （⑳㉑㉒㉓）$$

となる。

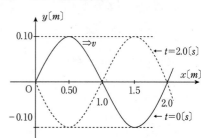

問5

㉔ 熱のやりとりを考えて

$$C_A(T_A - T) = C_B(T - T_B) \quad (T_A > T_B \text{ より})$$

$$T = \frac{C_A T_A + C_B T_B}{C_A + C_B} \,〔K〕 \quad （⑦）$$

㉕ A から B へ移動した熱量は，$C_A(T_A - T)$〔J〕
よって

$$C_A(T_A - T) = C_A\left(T_A - \frac{C_A T_A + C_B T_B}{C_A + C_B}\right)$$
$$= \frac{C_A C_B(T_A - T_B)}{C_A + C_B} \,〔J〕 \quad （⑮）$$

Ⅱ

〔解答〕

問1　①⑥　　問2　②⑪　　問3　③⑤
問4　④⑥　⑤⑧　　問5　⑥④
問6　⑦③　　問7　⑧⑧

〔出題者が求めたポイント〕

万有引力とその位置エネルギー，ケプラーの法則

〔解答のプロセス〕

問1

$\boxed{1}$　万有引力　$G\dfrac{Mm}{r^2}$〔N〕　（⑥）

問2

$\boxed{2}$　万有引力が向心力となる

$$m\frac{v_A^2}{r}=G\frac{Mm}{r^2}$$

$$v_A=\sqrt{\frac{GM}{r}}\,\text{〔m/s〕}\quad（⑪）$$

問3

$\boxed{3}$　万有引力による位置エネルギー　$-G\dfrac{Mm}{r}$〔J〕　（⑤）

問4

$\boxed{4}$　$v_A=r\omega_A$　より

$$\omega_A=\sqrt{\frac{GM}{r^3}}\,\text{〔rad/s〕}\quad（⑥）$$

$\boxed{5}$　$T=\dfrac{2\pi}{\omega_A}$　より

$$T=2\pi\sqrt{\frac{r^3}{GM}}\,\text{〔s〕}\quad（⑧）$$

問5

$\boxed{6}$　面積速度一定なので

$$\frac{1}{2}rv_P=\frac{1}{2}OQv_Q\quad\text{より}$$

$$OQ=\frac{v_P}{v_Q}r\,\text{〔m〕}\quad（④）$$

問6

$\boxed{7}$　ケプラーの第三法則より

$$\frac{T^2}{r^3}=\frac{T'^2}{\left\{\frac{1}{2}(r+OQ)\right\}^3}$$

$$T'^2=\left\{r\left(1+\frac{v_P}{v_Q}\right)\right\}^3\frac{\pi^2}{2GM}$$

$$T'=\frac{\pi}{2GM}\sqrt{\left(\frac{(v_P+v_Q)r}{v_Q}\right)^3}\,\text{〔s〕}\quad（③）$$

問7

$\boxed{8}$　力学的エネルギーを考えて

$$\frac{1}{2}mv_P'^2-G\frac{Mm}{r}\geqq0$$

となればよい。

よって，$v_P'\geqq\sqrt{\dfrac{2GM}{r}}$〔m/s〕　（⑧）

Ⅲ

〔解答〕

問1　$\boxed{1}$③　$\boxed{2}$⑧　　問2　$\boxed{3}$⑩

問3　$\boxed{4}$⑯　$\boxed{5}$⑥　　問4　$\boxed{6}$⑦　$\boxed{7}$⑨　$\boxed{8}$⑪

〔出題者が求めたポイント〕

直流電源につながれた抵抗とコンデンサー回路

〔解答のプロセス〕

問1

$\boxed{1}$　電圧降下

$$V-2R\cdot i-R\cdot i=0$$

$$i=\frac{V}{3R}\text{〔A〕}\quad（③）$$

$\boxed{2}$　$V_{R_1}=i(2R)$

$$=\frac{2}{3}V\text{〔V〕}\quad（⑧）$$

問2

$\boxed{3}$　スイッチ S を a 側につないだ直後，C_1 と C_2 は導線扱いとなる。よって R_1 に電流は流れない。

電圧降下より

$$I=\frac{V}{R}\text{〔A〕}\quad（⑩）$$

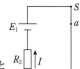

問3

$\boxed{4}$　コンデンサーの合成容量を C' として

$$\frac{1}{C'}=\frac{1}{3C}+\frac{1}{2C}$$

$$C'=\frac{6}{5}C\text{〔F〕}$$

C_1 にたくわえられた電気量 q〔C〕は

$$q=\frac{6}{5}CV_{R_1}$$

$$=\frac{6}{5}C\cdot\frac{2}{3}V$$

$$=\frac{4}{5}CV\text{〔C〕}\quad（⑯）$$

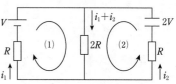

$\boxed{5}$　電荷保存則より C_1 と C_2 の電気量は等しい。よって，C_2 の静電エネルギー U_2〔J〕は，

$$U_2=\frac{q^2}{2C}$$

$$=\frac{4}{25}CV^2\text{〔J〕}\quad（⑥）$$

問4

$\boxed{6}$　回路の方程式

$$V-2R(i_1+i_2)-Ri_1=0\quad\cdots(1)$$

$$2V-2R(i_1+i_2)-Ri_2=0\quad\cdots(2)$$

(1)，(2)式より

$$i_1=-\frac{V}{5R}\text{〔A〕}$$

$$i_2=\frac{4V}{5R}\text{〔A〕}$$

よって，R_1 に流れる電流は

$i_1 + i_2 = \dfrac{3V}{5R}(A)$　（⑦）

7　$i_2 = \dfrac{4V}{5R}(A)$　（⑨）

8　$P_{R_2} = (i_1 + i_2)^2 (2R)$

　　　$= \left(\dfrac{3V}{5R}\right)^2 \cdot 2R$

　　　$= \dfrac{18V^2}{25R}(W)$　（⑪）

化　学

解答

3年度

I

〔解答〕

問1　1⃣⑥　　問2　2⃣①

問3　3⃣⑥　　問4　4⃣①，④，⑧

問5　5⃣⑤　　問6　6⃣②，⑥，⑦，⑧

問7　7⃣③，⑧　　問8　8⃣②，④，⑥

〔出題者が求めたポイント〕

小問集合

〔解答のプロセス〕

問1　1⃣

大まかに，原子半径が大きいほど融点は低いと考えられる。よって，周期表の下から K < Na < Li

問3　3⃣

内側から n 番目の電子殻に収容される電子の最大数は，$2n^2$ で与えられるので，L 殻に 8，M 殻に 18，N 殻に 32 個の電子が入る。

問4　4⃣

⑦は単原子分子，②と⑤は二原子分子である。③と⑥は分子ではない。

問5　5⃣

$$\frac{0.672}{22.4} = 0.03[\text{mol}]$$

$$\therefore [\text{OH}^-] = \frac{0.03}{1.50} = 0.02[\text{mol/L}]$$ なので，

$$[\text{H}^+] = \frac{K_w}{[\text{OH}^-]} = 5.00 \times 10^{-11}[\text{mol/L}]$$

II

〔解答〕

(1)　⑥　　(2)　②，⑤，⑦

(3)　①，④　　(4)　②，③，⑤

〔出題者が求めたポイント〕

金属のイオン化傾向

〔解答のプロセス〕

(4)　③の金 Au は濃硝酸には溶けない。

②，⑤のアルミニウム Al と鉄 Fe は不動態をつくる。

III

〔解答〕

問1　1⃣⑧　　問2　2⃣①，③　　問3　3⃣①

問4　4⃣⑧　　5⃣③　　6⃣⑪

　　7⃣①　　8⃣⑩　　9⃣②

〔出題者が求めたポイント〕

問2　2⃣

硫化水素は酸として働くので②と④は使えない。また，水にも溶けやすいので液体の乾燥剤に不向き。

問3　3⃣

$$K = \frac{[\text{H}^+]^2[\text{S}^{2-}]}{[\text{H}_2\text{S}]} \Leftrightarrow [\text{S}^{2-}] = \frac{[\text{H}_2\text{S}]}{[\text{H}^+]^2} K$$

$[\text{H}^+] = 1.0 \times 10^{-2}(\text{mol/L})$，$[\text{H}_2\text{S}] = 1.0 \times 10^{-1}(\text{mol/L})$，$K = 1.2 \times 10^{-21}$ を代入して，

$$[\text{S}^{2-}] = 1.2 \times 10^{-18}(\text{mol/L})$$

$[\text{M}^{2+}] = 1.0 \times 10^{-2}\text{mol/L}$ とすると

$$[\text{M}^{2+}][\text{S}^{2-}] = 1.2 \times 10^{-20}(\text{mol/L})^2$$

この値は硫化鉛(II)の K_{sp} より大きく硫化鉄(II)の K_{sp} より小さいので，硫化鉛(II)は沈殿するが硫化鉄(II)は沈殿しない。

問4　4⃣

鉛(II)イオンは $\text{PbS} \rightleftarrows \text{Pb}^{2+} + \text{S}^{2-}$ の溶解平衡が成り立っているので，

$$[\text{Pb}^{2+}] = \frac{K_{sp}}{[\text{S}^{2-}]} = \frac{1.0 \times 10^{-28}}{1.2 \times 10^{-18}} \fallingdotseq 8.33\cdots \times 10^{-11}(\text{mol/L})$$

鉄(II)イオンは，沈殿したイオンがいないので $1.0 \times 10^{-2}\text{mol/L}$ の全量が溶液中にいる。

IV

〔解答〕

(1)　1⃣④　　2⃣①　　(2)　3⃣③　　4⃣②

(3)　5⃣⑥　　6⃣①　　(4)　7⃣⑦　　8⃣①

〔出題者が求めたポイント〕

検出反応

出題分野が広いので，広汎な分野での知識が必要。

〔解答のプロセス〕

(1)　A にのみ含まれる塩化物イオンを検出する。B の硝酸イオンは検出できない。

(2)　B のリノール酸は二重結合(不飽和結合)をもつ。

(3)　エタノールとジエチルエーテルはさまざまな物性が異なるが，ここではアルコールのみ金属ナトリウムと反応して水素を発生する性質を利用をする。

(4)　グルタミン酸はアミノ酸で酒石酸はカルボン酸である。アミノ酸はニンヒドリンと反応する。

V

〔解答〕

問1　1⃣①　　2⃣④　　問2　3⃣⑤

問3　4⃣④　　5⃣⑤　　6⃣②

問4　7⃣④　　8⃣②

〔出題者が求めたポイント〕

有機化合物の分離

〔解答のプロセス〕

文章から物質を推定しておく

A はアニリン，B はサリチル酸，C はトルエンである。D は 1 つには決まらないが，オルト・メタ・パラクレゾールのうちのいずれかである。

問1 $\boxed{1}$ ～ $\boxed{2}$

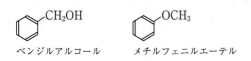

問2 $\boxed{3}$
C_7H_8O でベンゼン環をもつ化合物は

o－クレゾール

m－クレゾール

p－クレゾール

ベンジルアルコール

メチルフェニルエーテル

以上の5つ

問3, 4 $\boxed{4}$ ～ $\boxed{8}$

　最終的にウにAのアニリンが含まれていたということは，(1)ではアニリンが反応せず，(3)では反応した（イオン化した）ということである。また，題意から酸性物質であるBとDがエーテル層(エ)に同時に入ることはないから，(エ)にはCが含まれること，(1)では酸性物質とそれ以外を分割していたことがわかる。

　よって(1)はNaOHを加える④，(3)はアニリンをイオン化する②の操作とわかる。

　(2)はサリチル酸とクレゾールを分離する操作なので，⑤である。クレゾールのみが CO_2 と反応しエーテル層に現れることになる。

Ⅵ
〔解答〕
問1 $\boxed{1}$④　　問2 $\boxed{2}$②

〔出題者が求めたポイント〕
天然高分子
メチル化の際にグリコシド結合をしているとメチル化されないので，メチル化されていない部位を見れば，アミロペクチンのどこに使われていたのかがわかる。

〔解答のプロセス〕
アミロペクチンの主鎖を形成するのは1,4-グリコシド結合，側鎖をつくるのは1,6-グリコシド結合である。すなわち，1,4,6位がメトキシ基になっていないAは側鎖の基部，1,4位がメトキシ基になっていないBは主

鎖，側鎖の中間1位以外がメトキシ基になっているCは主鎖と側鎖の端の構造とわかる。

問1　端の構造が無視できるとすればアミロペクチンを構成するグルコース1単位の分子量は162なので，
$$\frac{2.43 \times 10^5}{162} = 1.5 \times 10^3$$

問2　分子量はAが208，Bが222，Cが236となるので質量比から物質量比を求めると，
$$A : B : C = \frac{0.750}{208} : \frac{18.4}{222} : \frac{6.852}{236} = 1 : 23 : 1$$

よって，枝分かれ構造はグルコース単位25個毎に1つあることになるから，
$$1.5 \times 10^3 \times \frac{1}{1 + 23 + 1} = 60$$

化　学

解答　　3年度

〔　後　期　〕

I

〔解答〕

問1　①②，④　　問2　②③　　問3　③②，⑥
問4　④①，⑥　　問5　⑤①，④　　問6　⑥①
問7　⑦①　　問8　⑧②，③，⑥
問9　⑨①，③　　問10　⑩⑤

〔出題者が求めたポイント〕

小問集合

〔解答のプロセス〕

問2　②

酸素とヘリウムが 1：3 の混合気体の平均分子量は

$$\frac{1}{4} \times 32 + \frac{3}{4} \times 4 = 11$$

同温，同圧下では密度は分子量に比例すると見なせるから，この気体の分子量は $11 \times 4 = 44$

問3　③

酸化剤は自身が還元される，酸化数が減少するものなので，酸化数の変化を見る。

問4　④

①亜塩素酸は $HClO_2$
⑥硫化鉛(II)は PbS

問6　⑥

$$\frac{63.9}{100+63.9} = 0.389\cdots　　39\%$$

問7　⑦

$$0.50[A] \times (2 \times 3600 + 8 \times 60 + 40)[s] = 96500 \times x$$
$$x = 0.04\,mol$$

流れた電子が 0.04 mol のとき発生する気体は O_2 で，

$$2H_2O \longrightarrow O_2 + 4H^+ + 4e^-$$

から，0.01 mol とわかる。

問10　⑩

オレイン酸とリノール酸はいずれも炭素数は 18(うち1つはカルボキシ基)であり，これらの C=C 二重結合がすべて単結合になると，

$$\left.\begin{array}{l}CH_2\text{-}OCO\text{-}C_{17}H_{35}\\CH\text{-}OCO\text{-}C_{17}H_{35}\\CH_2\text{-}OCO\text{-}C_{17}H_{35}\end{array}\right\}化学式\ C_{57}H_{110}O_6$$

となるから，$C_{57}H_{100}O_6$ は C=C の二重結合を 1 分子あたり 5 個もっているとわかる。

II

〔解答〕

問1　①⑤　　②⑬　　③⑨　　④⑩
　　　⑤⑭　　⑥⑯　　⑦⑮　　⑧⑰　　⑨⑤
問2　⑩⑥　　問3　⑪②，⑤　　問4　⑫⑤

〔出題者が求めたポイント〕

無機化学，第 15 族元素

〔解答のプロセス〕

問2　⑩

銅と希硝酸の化学反応式は次のように与えられる。

$$3Cu + 8HNO_3 \longrightarrow 3Cu(NO_3)_2 + 2NO + 4H_2O$$

標準状態で 269 mL の一酸化窒素は 1.2×10^{-2} mol で，反応した Cu は 1.8×10^{-2} mol ⇒ 1.143 g となる。

問3　⑪

②亜硝酸ナトリウム $NaNO_2$ の N 原子の酸化数は ＋3
⑤鉄は濃硝酸と不動態をつくる。

問4　⑫

リン 15.5 g は 0.5 mol であり，リン原子 1 つからリン酸 H_3PO_4 が 1 つ作られるとすれば，

$$\frac{0.5(mol)}{0.5(L)} = 1.00\,mol/L$$

III

〔解答〕

問1　①④　　②①　　③②
　　　④③　　⑤⑥　　⑥⑤
問2　⑦③

〔出題者が求めたポイント〕

触媒反応

〔解答のプロセス〕

問2　⑦

$$\frac{\dfrac{53.4 \times 10^{-3}}{22.4}}{30} = 7.94\cdots \times 10^{-5}(mol/s)$$

IV

〔解答〕

問1　①②　　②①　　③⑥　　④⑪　　⑤⑤　　⑥⑧
問2　⑦⑤　　⑧①　　⑨③
問3　⑩②　　⑪③　　⑫⑤　　⑬①
問4　⑭④

〔出題者が求めたポイント〕

有機合成高分子

〔解答のプロセス〕

問1　④

付加反応と縮合反応のくり返しで重合体を形成する反応。

問4　⑭

$$\left\{\begin{array}{l}CH_2\text{-}CH\\CH_3COO\end{array}\right\}_n$$
ポリ酢酸ビニル

ポリ酢酸ビニルのくり返し単位の分子量は 86 なので，ポリ酢酸ビニル 172 g 中にエステル結合は 2 mol 存在する。
∴ 必要な NaOH は 2.0 L

生　物

解答

3年度

Ⅰ

〔解答〕

問1．1-③　　問2．2-⑥　3-②③　　問3．4-⑤

問4．1．5-②　　2．6-⑤　　3．7-③

　　　4．(1)8-①　9-③　　(2)10-②④⑤

問5．1．11-④　　2．12-③④⑤　　3．13-②

問6．14-①③

〔出題者が求めたポイント〕

ラクトースオペロンに関する実験を中心に、関連する知識と実験に関わる読解力・判断力などの論理的思考力を要求している。

【ラクトースオペロン】

・β－ガラクトシダーゼの遺伝子は構造遺伝子群（オペロン）を構成する1つの遺伝子である。

・発現するには次の2つのスイッチがONになる必要がある。

　スイッチⅠ：アクチベーター（グルコースが無いときON）

　スイッチⅡ：オペレーター（リプレッサーが結合しないときON）

・ラクトースオペロンのリプレッサー：ラクトースが無いときリプレッサーがオペレーターに結合してOFF、ラクトース由来の物質（物質X）とリプレッサーが結合するとリプレッサーがオペレーターに結合せずONになる。

・スイッチⅠ、スイッチⅡが両方共にONのとき、プロモーターにRNAポリメラーゼが結合して構造遺伝子群が転写される。

問2-2．①プライマーを必要とするのはDNAポリメラーゼである。RNAポリメラーゼは必要としない。②基本転写因子は真核生物の転写には必要だが、原核生物である大腸菌には必要ない。正しい。③RNAポリメラーゼのはたらきとして、正しい。④DNAのヌクレオチド鎖を合成するのはDNAポリメラーゼである。⑤原核生物には核はない。⑥原核生物はミトコンドリアを持たない。

問4．【実験1】次表に予想も含めた結果をまとめた

グルコース	ラクトース	野生株	変異株a	変異株b	変異株c
なし	あり	(+)	+	+	－(異常)
なし	なし	(－)	+(異常)	+(異常)	－
あり	あり	(－)	(－)	(－)	－
あり	なし	(－)	(－)	(－)	－

＋：β－ガラクトシダーゼの活性あり

－：β－ガラクトシダーゼの活性ほとんどなし

（　）：文中ではっきりとは言及していないが、暗に示唆していたり推定される結果

〇推定できること

変異株aと変異株b：グルコースがないとラクトースの有無にかかわらずβ－ガラクトシダーゼが検出され

るので、「アクチベーター正常」、「リプレッサーまたはオペレーターの異常（リプレッサーがオペレーターに結合できず常にON）」、「プロモーター正常」、「β－ガラクトシダーゼの遺伝子正常」である。

変異株c：グルコース、ラクトースの有無にかかわらず、常にβ－ガラクトシダーゼが検出されないので、「アクチベーター異常（常にOFF）の可能性あり」、「リプレッサー異常（常にオペレーターに結合する）の可能性あり。」「オペレーター不明」、「プロモーター異常（RNAポリメラーゼが結合できない）の可能性あり」、「β－ガラクトシダーゼの遺伝子異常の可能性あり」である。〔問4．4．(2)：②④⑤〕

【実験2】

「ラクトースオペロン」や「{（エ）リプレッサー}をコードする調節遺伝子のDNA」の断片を変異株aと変異株bに導入した。

変異株a：あるDNA領域を導入したとき、グルコースもラクトースも無いときにβ－ガラクトシダーゼが検出されなくなったので、正常化された。→原因はリプレッサーをコードする調節遺伝子の異常である。〔問4．3．：③：DNAの「あるDNA領域」とはリプレッサーをコードする調節遺伝子である。〕〔問4．4．(1)変異株a：①〕

変異株b：正常化されなかった。→リプレッサーをコードする調節遺伝子が原因ではない。→オペレーターに異常がある。〔問4．4．(1)変異株b：③〕

問5．【実験3】導入されたプラスミドは、スイッチⅠとスイッチⅡが共にONのときにGFP遺伝子の転写が行われ、緑色蛍光を発する。ここでは各大腸菌株のコロニー形成（増殖）の有無については触れられていないことに注意して考える。

　2．「野生株が緑色蛍光を示す条件」とは、「グルコースが無くラクトースのある条件」である。この条件下でのみ緑色蛍光を発するかどうかを検証すると次のようになる。

変異株d：リプレッサーが合成されない→GFP遺伝子が常に転写される→×

変異株e：リプレッサーが物質Xと結合できない→GFP遺伝子の転写は起こらない→×

変異株f：オペレーターの異常→導入したプラスミドとは関りがない→〇

変異株g：プロモーターの異常→導入したプラスミドとは関りがない→〇

（ただし、この株はグルコースの無い培地では増殖できない）

変異株h：βガラクトシダーゼ遺伝子異常→導入したプラスミドとは関りがない→〇

（ただし、この株はグルコースの無い培地では増殖できない）

　3．「すべての培地で緑色蛍光を示さない変異株」と

は、「GFP遺伝子の転写が起こらない変異株」のこととなる。つまり、変異株eのみが該当する。誤りである。

Ⅱ
〔解答〕
問1．1-①②④⑦　　問2．2-④　3-⑥　4-⑨
問3．1．(1)5-④　(2)6-⑨　(3)7-⑪
　　　2.8-⑧　　3.9-③④　　4.10-③⑥
　　　5.(1)11-④　(2)12-④⑤　(3)13-①③⑥

〔出題者が求めたポイント〕
光合成に関する詳細な知識を要求する設問である。
問1．光合成をする真核生物を選ぶ。
問3．1．A：光化学系Ⅱ、B：電子伝達系(シトクロムなど)、C：H$^+$、D：光化学系Ⅰ、E：フェレドキシン-NADP$^+$酸化還元酵素、F：NADP$^+$、G：NADPH+H$^+$、H：CO$_2$、I：ATP、J：ADP、K：GAP(回路中にも存在するが、出題の難易度を保つために、回路から外れるもののみを表記していると考えられる)
　2．6CO$_2$(264g)からC$_6$H$_{12}$O$_6$(180g)ができるので、「264×150÷180＝220」で求められる。
　3．①酵素反応として、60℃はあり得ない。②O$_2$はH$_2$Oの分解から発生するので、誤り。③カルビン・ベンソン回路はストロマで行われるので、正しい。④糖が代謝されて生じた物質は、いろいろな場所で呼吸基質として利用され、ATPが合成される。正しい。⑤水を分解する反応の場である。誤り。
　5．(1)(2)チラコイド膜で行われる光リン酸化では、チラコイド内腔でH$_2$Oが分解されてH$^+$とO$_2$を生じる。また、プラストキノンは光化学系Ⅱから光化学系Ⅰへe$^-$を輸送する際にストロマからH$^+$をチラコイド内腔へ輸送する。その結果、チラコイド内腔のH$^+$濃度が高まりpHが低下する。(3)CO$_2$が存在しないと、カルビン・ベンソン回路ではCO$_2$を取り込めないため、RuBP→PGAの反応が停止する。その結果として、PGA量が減少し、RuBP量は増加する。光があれば光リン酸化でATPを生じるが、カルビン・ベンソン回路の反応が滞るとATPの消費量が減少するので、ATP量は増加する。

Ⅲ
〔解答〕
問1．1．1-③　2-⑥　3-⑤　4-①　5-⑩　6-⑧
　　　2.7-③　　3.8-②　　4.9-②④
問2．1．10-①②④　　2.11-②④⑤
　　　3.12-②④⑥⑧　　4.13-③

〔出題者が求めたポイント〕
シナプスのはたらきを中心とした設問である。神経伝達に関する基本的な知識と実験結果から正しく推察する論理的思考力を要求している。
問1．4．①神経伝達物質はポリペプチド以外に、アミノ酸、アミン類、NO等多様であり、ポリペプチド以

外はリボソームで合成されない。②神経伝達物質になり得るアミノ酸としては、グリシン、アスパラギン酸、グルタミン酸などがある。正しい。③神経の活動電位の大きさは全か無かの法則に従うが、神経伝達物質には該当しない。誤り。④正しい。⑤シナプス小胞の構成要素はキネシンによって微小管の＋端(軸索の先端側)へ運ばれる。ダイニンは微小管の－端へ輸送するモータータンパク質であり、シナプス小胞全体を運ぶこともないので、誤り。
問2．2．①～⑥を1つずつ読んで、それぞれのグラフを見て判断できる。
①×【実験2】より、時間当たりの接触回数は1/4以下ではない。
②○【実験3】より、正しい。
③×【実験3】より、脳と体幹部を合計するとO$_2$消費量は野生型の方が少ない。
④○【実験3】より、正しい。
⑤○【実験5】より、正しい。
⑥×【実験5】より、野生型の方が接触回数が多い。
　3．
①×②○【実験5】で、X系統にGABAを与えると接触回数が増加して野生型に近づくことから、GABAが不足していると判断できる。
③×【実験5】で、NADH生成阻害剤Yを与えるとGABAを与えた場合と同様に接触回数が増加することから、GABAの不足ではなくGABAの増加と判断できる。
④○【実験6】で、対照とされるX系統ではミトコンドリアに含まれるGABAが多いが、NADH生成阻害剤Yを与えるとミトコンドリア内のGABAが減少することから、正しい。
⑤×⑥○【実験5】と【実験6】より、X系統の神経伝達にはたらくGABAが不足する原因として、細胞質基質で合成されたGABAがミトコンドリア内に取り込まれるためと推察される。
⑦×【実験6】で、輸送体Tの阻害剤Zを用いるとミトコンドリア内のGABA量が対照より少ないので、輸送体TはGABAをミトコンドリアに輸送している可能性があり、くみ出している可能性はない。
⑧○【実験6】で、NADH生成阻害剤Yを用いても、輸送体Tの阻害剤Zを用いても、ミトコンドリア内のGABA量が対照より少ないので、NADH生成を阻害すると輸送体Tのはたらきが阻害される可能性がある。逆にNADH生成が促進されると、輸送体Tのはたらきも促進される可能性もある。
　4．リード文に「抑制性の神経伝達物質であるGABA」とあるので、その活動を増強するという表現がある②⑤⑥は誤りである。①では抑制が強すぎて接触行動が起こらないので、誤りである。④は「接触行動に必要な感覚情報の入力が全く起こらない」とあり、これでは接触行動が起こらないため誤りである。

生　物

解答

3年度

Ⅰ

〔解答〕

問1．1-②⑧

問2．1．2-②　3-⑥　4-③　5-③　2．6-⑤

問3．1．7-②③⑥　2．(1)8-②　(2)9-⑤
　　　(3)10-①　(4)11-④　(5)12-③

問4．1．13-⑤
　　　2．(1)14-③　15-⑥　(2)16-①　17-⑦

〔出題者が求めたポイント〕

　赤血球、浸透圧、血しょう・組織液・リンパ液酸素解離等の知識と酸素解離に関する計算力を要求している。

問1．赤血球はミトコンドリアを持たず、解糖を行っている。また、核がないため、分裂せず、ヘモグロビンの合成もしない。赤血球のヘモグロビンは、赤芽球(有核、ヘモグロビンなし)が赤血球に成熟する過程で合成される。この間に核はしだいに凝縮し、脱核される。赤血球は 120 日ほど経過すると脾臓や肝臓のマクロファージによって破壊され、その成分の多くは再利用される。ヘムの分解物であるビリルビンが胆汁の成分になることはよく知られる。

問3．1．ヒトの体液は、血しょう・組織液・リンパ液からなる。②は組織液、⑥はリンパ液である。

問4．2．「肺胞で酸素を結合していたヘモグロビン」は表より98％である。これを 100％としたときの63％とは、$63 \div 100 \times 98 = 61.74\%$である。

　(1)末梢組織 X における酸素ヘモグロビンの割合は、「$98 - 61.74 = 36.26\%$」となる。

　(2)安静時の末梢組織 X の酸素濃度は(1)で 36％と求められたので、表よりこの時の酸素濃度を読み取ると 30 である。酸素濃度が 3分の2になると「$30 \div 3 \times 2 = 20$」なので、酸素濃度 20 のときの末梢組織 X の酸素ヘモグロビンの割合は、表より 18％と読み取れる。このとき、末梢組織 X で解離する酸素ヘモグロビンの割合は「肺胞－組織 X = 98 － 18 = 70％」である。問題文より「血液 100mL にヘモグロビンは 15g 存在し、酸素ヘモグロビンが 100％のとき、ヘモグロビン 1g に酸素は 1.4mL 結合する」とあるので、「このとき末梢組織 X に供給できる最大の酸素量 = 1.4mL/g × 15g × 0.7 = 14.7mL」となる。

Ⅱ

〔解答〕

問1．1．(1)18-①⑤　(2)19-⑩⑪　(3)20-③⑧
　　　2．(1)21-①⑧　22-⑨　23-⑫　24-②　25-⑤
　　　(2)26-⑤　27-③　3．28-⑤

問2．1．29-①　30-②　31-⑧　32-⑨
　　　2．33-①③

〔出題者が求めたポイント〕

　生体防御に関する基本的な知識を確認する設問である。

問1．1．選んではいけない選択肢とその理由を5つあげる。②汗には好中球は含まれない。④抗体の定常部は異物と結合しない。⑥気管はぜん動運動しない。⑦キラー T 細胞に食作用はない。⑨NK 細胞に食作用はない。

　2．(1)適応免疫(獲得免疫)の1つである体液性免疫の一次応答の過程について答える。選んではいけない選択肢とその理由を7つあげる。①ヘルパー T 細胞は形質細胞にはならない。③④記憶細胞が関与するのは二次応答である。④記憶細胞も B 細胞の一形態である。⑥記憶細胞は抗体を産生しない。⑦好中球には MHC Ⅱが無いので、抗原提示能がない。⑩NK 細胞は自然免疫である。⑪NK 細胞は、生体内ではウイルス感染細胞やがん細胞の排除など免疫応答の促進に働くと認識されているが、ヘルパー T 細胞を活性化する上で重要なのは樹状細胞である。

　(2)野生型のマウスは無毒化した細菌 X の繰り返しの感染によって体液性免疫の二次応答レベルに達して十分な量の抗体を産生している。この血液が A2 である。ヌードマウスではヘルパー T 細胞も含めて T 細胞がほぼない。そのため抗体産生できないが、多量の抗体を含む血液 A2 の血清を用いることで、ヌードマウスは細菌 X に対する抗体を得て死亡しなかった。無毒化した細菌 X に感染させる過程はワクチン接種にあたる。また、血液 A2 の血清をヌードマウスに投与したのは血清療法にあたる。

　3．(エ)はアレルギーである。マスト細胞からヒスタミンが過剰に分泌されるとアレルギー症状を発する。

問2．2．①インフルエンザウイルスはコロナウイルスと同様に RNA ウイルスである。②結核菌と④破傷風菌は真正細菌である。③AIDS はヒト免疫不全ウイルス(HIV)による感染症が最も重症化した病態である。HIV も RNA ウイルスである。⑤マラリアはマラリア病原虫と呼ばれる原生生物による感染症である。

Ⅲ

〔解答〕

問1．34-①　35-⑨⑪　36-③⑧　37-⑤⑥　38-⑭

問2．1．39-⑤　2．40-⑤　41-⑥　3．42-①③⑥
　　　4．43-③④　5．44-⑥　6．45-⑥　46-③

〔出題者が求めたポイント〕

　植物ホルモンや光周性に関する基本的な知識確認型の設問と、フィトクロムに関する実験を題材にした論理的思考力を要求する設問からなる。

問1．①はアブシシン酸、②はフォトトロピンのはたら

きである。③④：オーキシンは側芽ではなく、頂芽で作られる。⑦⑧：オーキシンの屈性の方向は茎が負、根が正である。⑨⑩：フロリゲンは道管ではなく、師管を移動する。⑪⑫：短日条件は限界暗期より連続した長い暗期、長日条件は限界暗期より短い暗期である。⑬⑭⑮：ジベレリンは受精を妨げ、子房の発達を促進する。胚珠は成長すると種子になるから、種なしにはなり得ない。

問2．1．光発芽種子は正の光発芽性種子ともいい、赤色光で発芽が誘導され、近赤外光あるいは暗黒下で発芽が抑制される。貯蔵物質の少ない小型種子が多く、レタスの他、シロイヌナズナ、オオバコ、イチゴなどがある。暗発芽種子には負の光発芽性種子とフィトクロムの関与しない植物が含まれる。負の光発芽種子の発芽は赤色光により抑制され、乾燥地の大型種子に多い。カボチャ、ケイトウ、トマト、アサガオなどがある。フィトクロムが関与しない暗発芽種子には、エンドウ、インゲンマメ、トウモロコシ、イネなどがある。これらの種子は、吸水すると暗黒でも光のもとでも発芽する。

3．①：光発芽種子は赤色光を吸収するとフィトクロムがPfr型（遠赤外光吸収型）になり、これが核に移行して、遺伝子の発現を引き起こし、その結果種子発芽に関係するタンパク質が作られ、発芽を引き起こすことが知られる。ジベレリンを合成するある酵素はPfrの作用によって作られる。③④：「【実験】開始前はすべてが同一の吸収型で同じ性質を持っていたものとする」とある。また、「暗所に保管してあった光発芽種子を・・・・40（赤色光）を照射した。照射後・・・・41（遠赤外光）吸収型が85％」とあるので、③が正しいことがわかる。⑤⑥：実験で赤色光→遠赤色光→赤色光の照射後、41（遠赤外光）吸収型が85％になったことで⑥が正しいことがわかる。

4．【リード文】「40（赤色光）吸収型は40（赤色光）をよく吸収するが41（遠赤外光）もある程度吸収し、いずれの場合も41（遠赤外光）吸収型に変わる。また、41（遠赤外光）吸収型も、41（遠赤外光）をよく吸収するが、40（赤色光）もある程度吸収し、いずれの場合も40吸収型に変わる。」とある。ということは、赤色光吸収型（Pr型）は赤色光を吸収して遠赤外光吸収型（Pfr型）になるが、Pfr型の一部のフィトクロムは赤色光をある程度吸収してPr型になることがあり得るわけだ。
→赤色光を吸収してPr型からPfr型になったフィトクロムが、さらに赤色光を吸収してPr型に戻る。
【実験】十分な量の赤色光を照射しても、85％しかPfr型にならず、15％はPr型である。逆に、十分な量の遠赤色光を照射しても、Pfr型は3％残る。再度十分な量の赤色光を照射しても、85％しかPfr型にならず、15％はPr型である。
→Pr型フィトクロムが赤色光を吸収してPfr型に変わるが、一部のPfr型フィトクロムはさらに赤色光を吸収してPr型に戻るため、15％のPr型が生じる。
さて、問題文に「40（赤色光）を照射している間に起こ

ったこと」とあるので、2回の赤色光照射後にPfr型が85％・Pr型が15％である点に的を絞って解答する。選択肢から2つ選ぶとすれば、③すべてのフィトクロムがいったんPfr型になった。後に④Pfr型からPr型になるフィトクロムがあった。とするのが矛盾のない解答である。

5．6．光発芽種子では、白色光照射は赤色光照射とほとんど同じ効果を持つことが知られる。

2021年度

英 語 解 答 用 紙

2021年2月1日実施

獣医学部　獣医学科，動物資源科学科
　　　　　生物環境科学科
海洋生命科学部　海洋生命科学科

フリガナ

氏　名

受験番号

万	千	百	十	一

志望学部・学科

獣医学部
　○ 獣医学科
　○ 動物資源科学科
　○ 生物環境科学科

海洋生命科学部
　○ 海洋生命科学科

第1志望の学科のみ
マークすること。

注意事項

マークの仕方

・マークはHBの鉛筆で、はっきりマークすること。
（ボールペン・サインペンは不可）
・マークを消すときは、消しゴムで完全に消し、
消しくずを残さないこと。

（良い例）　●
（悪い例）　薄い　小さい　うすい　はみだし

I

問1
1	① ② ③ ④ ⑤
2	① ② ③ ④ ⑤
3	① ② ③ ④ ⑤
4	① ② ③ ④ ⑤
5	① ② ③ ④ ⑤

問2
6	① ② ③ ④
7	① ② ③ ④
8	① ② ③ ④
9	① ② ③ ④
10	① ② ③ ④

問3
11	① ② ③ ④
12	① ② ③ ④
13	① ② ③ ④
14	① ② ③ ④

II

問1
15	① ② ③ ④
16	① ② ③ ④
17	① ② ③ ④
18	① ② ③ ④
19	① ② ③ ④
20	① ② ③ ④
21	① ② ③ ④

問2
22	① ② ③ ④
23	① ② ③ ④
24	① ② ③ ④
25	① ② ③ ④

III

26	① ② ③ ④
27	① ② ③ ④
28	① ② ③ ④
29	① ② ③ ④
30	① ② ③ ④
31	① ② ③ ④
32	① ② ③ ④

IV

33	① ② ③ ④ ⑤ ⑥ ⑦ ⑧ ⑨
34	① ② ③ ④ ⑤ ⑥ ⑦ ⑧ ⑨
35	① ② ③ ④ ⑤ ⑥ ⑦ ⑧ ⑨
36	① ② ③ ④ ⑤ ⑥ ⑦ ⑧ ⑨
37	① ② ③ ④ ⑤ ⑥ ⑦ ⑧ ⑨
38	① ② ③ ④ ⑤ ⑥ ⑦ ⑧ ⑨
39	① ② ③ ④ ⑤ ⑥ ⑦ ⑧ ⑨
40	① ② ③ ④ ⑤ ⑥ ⑦ ⑧ ⑨

この解答用紙は133％に拡大すると、ほぼ実物大になります。

2 0 2 1 年 度
数 学 解 答 用 紙

2021年2月1日実施
獣医学部　獣医学科，動物資源科学科，生物環境科学科
海洋生命科学部　海洋生命科学科

志望学部		学部	志望学科		学科	受験番号		氏名	

注意：問題1は答えのみを記すこと。問題2は答えだけでなく解答の過程も簡潔に記すこと。解答の過程も採点の対象となる。

問題1. (1)

ア	イ	ウ

(2)

エ	オ	カ

(3)

キ	ク	ケ

(4)

コ	サ	シ	ス	セ

点

（5），（6）には解答しないこと。

問題2. (1)

答え

(2)

答え

(3)

答え

点

合計	
	点

この解答用紙は182%に拡大すると、ほぼ実物大になりま

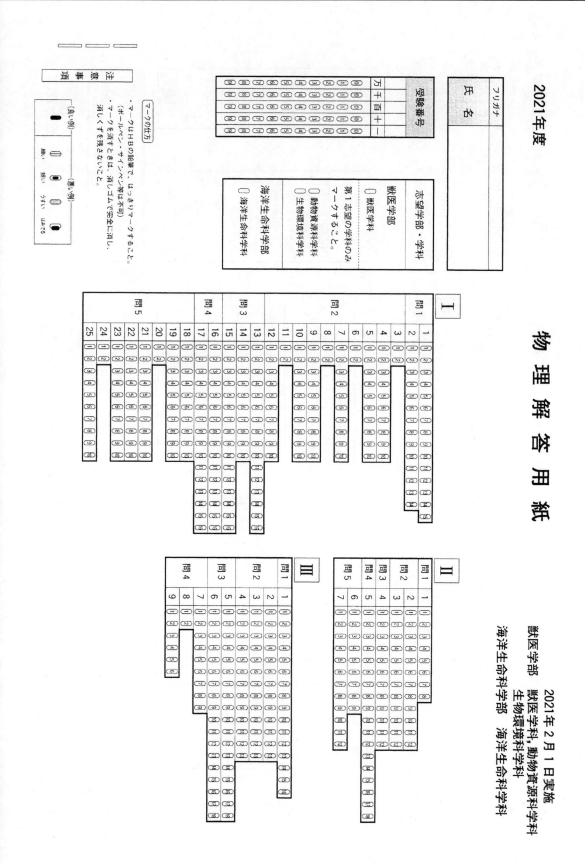

物 理 解 答 用 紙

2021年2月1日実施

獣医学部　獣医学科，動物資源科学科
生物環境科学科
海洋生命科学部　海洋生命科学科

この解答用紙は133％に拡大すると、ほぼ実物大になります。

2021年度

化 学 解 答 用 紙

2021年2月1日実施

獣医学部 獣医学科，動物資源科学科
生物環境科学科
海洋生命科学部 海洋生命科学科

フリガナ

氏 名

受験番号

万 千 百 十 一

志望学部・学科

獣医学部
○ 獣医学科

第1志望の学科のみ
マークすること。

○ 動物資源科学科
○ 生物環境科学科

海洋生命科学部
○ 海洋生命科学科

I

問1	1
問2	2
問3	3
問4	4
問5	5
問6	6
問7	7
問8	8

II

(1)	1
(2)	2
(3)	3
(4)	4

III

問1	1
問2	2
問3	3
問4	A 4
	B 5
	C 6
	D 7
	E 8
	F 9

IV

(1)	1
	2
(2)	3
	4
(3)	5
	6
(4)	7
	8

V

問1	A 1
	B 2
問2	3
	4
問3	(1) 5
	(2) 6
	(3) 7
問4	C 8
	D 9

VI

| 問1 | 1 |
| 問2 | 2 |

注意事項

・マークはHBの鉛筆で、はっきりマークすること。
（ボールペン・サインペンは不可）
・マークを消すときは、消しゴムで完全に消し、消しくずを残さないこと。

マークの仕方

（良い例） ●

（悪い例） 細い うすい はみだし

この解答用紙は133％に拡大すると、ほぼ実物大になります

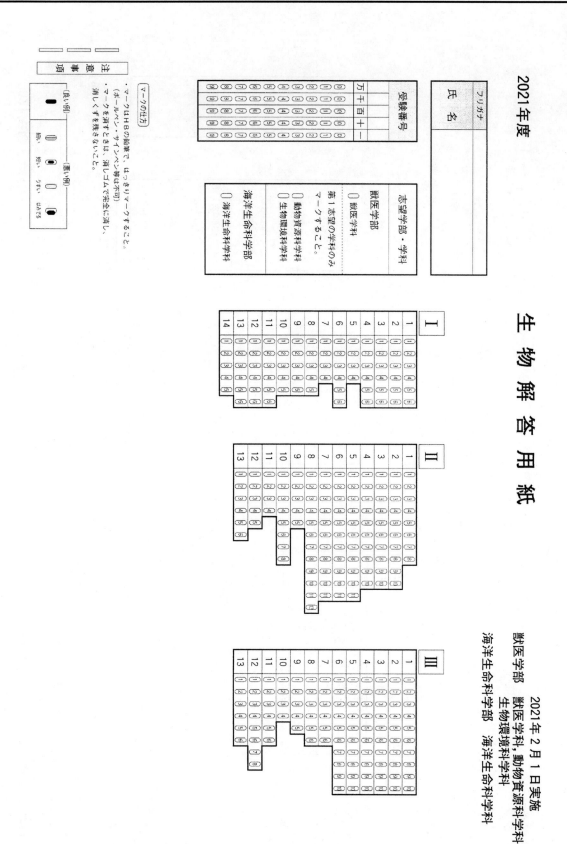

この解答用紙は 133% に拡大すると、ほぼ実物大になります。

2021年度

英 語 解 答 用 紙

2021年3月6日実施

獣医学部　獣医学科，動物資源科学科
生物環境科学科

海洋生命科学部　海洋生命科学科

フリガナ

氏名

受験番号

万　千　百　十　一

志望学部・学科

獣医学部
○ 獣医学科
○ 動物資源科学科
○ 生物環境科学科

海洋生命科学部
○ 海洋生命科学科

第1志望の学科のみ
マークすること。

I

問1
1
2
3
4
5

問2
6
7
8
9
10
11
12
13
14
15

問3

問4

II
16
17
18
19
20
21
22
23

III

問1
24
25
26
27
28
29
30
31
32

問2
33
34

問3

IV
35
36
37
38
39
40

この解答用紙は133％に拡大すると、ほぼ実物大になります

2021年度

数 学 解 答 用 紙

2021年3月6日実施
獣医学部　獣医学科，動物資源科学科，生物環境科学科
海洋生命科学部　海洋生命科学科

志望学部		学部	志望学科		学科	受験番号		氏名	

注意：問題Ⅰは答えのみを記すこと。問題Ⅱは答えだけでなく解答の過程も簡潔に記すこと。解答の過程も採点の対象となる。

問題Ⅰ. (1)

ア	イ	ウ

(2)

エ	オ	カ

(3)

キ	ク	ケ (,) コ

(4)

サ	シ	ス

点

問題Ⅱ. (1)

答え _____

(2)

答え　最大値：　　　　　　　，最小値：_____

(3)

答え _____　点

合計		点

この解答用紙は182％に拡大すると、ほぼ実物大になります。

2021年度

物 理 解 答 用 紙

2021年3月6日実施

獣医学部 獣医学科，動物資源科学科
生物環境科学科

海洋生命科学部 海洋生命科学科

フリガナ

氏名

受験番号

万 千 百 十 一

志望学部・学科

獣医学部
（ ）獣医学科
第1志望の学科のみ
マークすること。
（ ）動物資源科学科
（ ）生物環境科学科

海洋生命科学部
（ ）海洋生命科学科

I

問1	1
問2	2
問3	3 4 5 6 7 8 9 10 11 12 13 14
問4	15 16 17 18 19 20 21 22
問5	23 24 25

II

問1	1
問2	2
問3	3
問4	4
問5	5
問6	6
問7	7 8

III

問1	1 2 3
問2	4 5
問3	6 7
問4	8

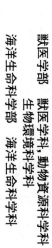

この解答用紙は133%に拡大すると、ほぼ実物大になりま

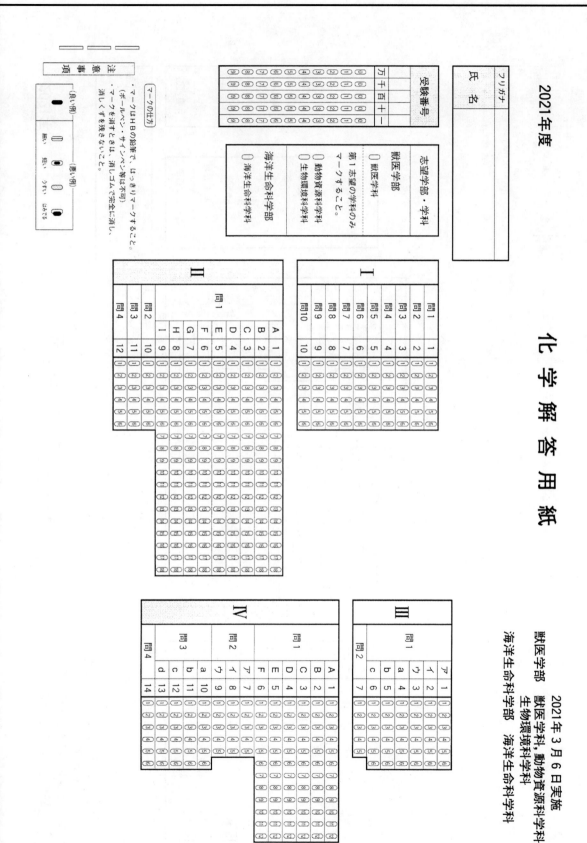

2021年度

化 学 解 答 用 紙

2021年3月6日実施

獣医学部　獣医学科，動物資源科学科
　　　　　生物環境科学科

海洋生命科学部　海洋生命科学科

この解答用紙は133％に拡大すると、ほぼ実物大になります。

生物解答用紙

2021年度

2021年3月6日実施
獣医学部　獣医学科、動物資源科学科
生物環境科学科
海洋生命科学部　海洋生命科学科

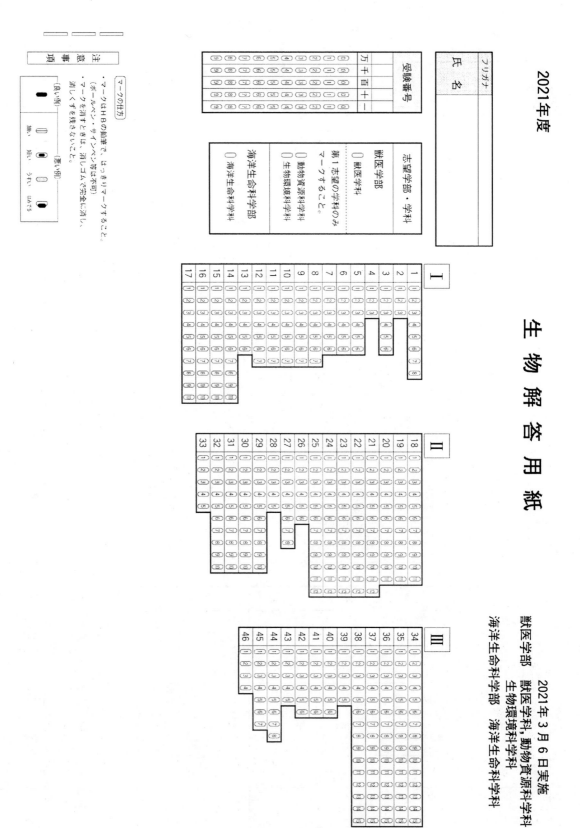

この解答用紙は133%に拡大すると、ほぼ実物大になります

北里大学　海洋生命科学部入試問題と解答

令和5年9月7日　初　版第1刷発行
令和6年1月29日　第二版第1刷発行

編　集　みすず学苑中央教育研究所

発行所　株式会社ミスズ　　　　　　　　　定価　本体 3,100 円＋税

〒167−0053

東京都杉並区西荻南2丁目17番8号

ミスズビル1階

電　話　03（5941）2924（代）

印刷所　タカセ株式会社

●本シリーズ掲載の入試問題について、万一、掲載許可手続きに遺漏や不備があると思われるものがありましたら、当社までお知らせ下さい。

●乱丁・落丁等につきましてはお取り替えいたします。

●本書の内容についてのお問合せは、具体的な質問内容を明記のうえ、ハガキ・封書を当社宛にお送りいただくか、もしくは下記のアドレスまでお問合せ願います。

〈 お問合せ用アドレス：https://www.examination.jp/contact/ 〉

ISBN978-4-86792-004-6